やわらかアカデミズム・〈わかる〉シリーズ

よくわかる
医療社会学

中川輝彦・黒田浩一郎 編著

ミネルヴァ書房

はじめに

■よくわかる医療社会学

　本書は，医療社会学の入門書である。医療社会学は，社会学という学（ディシプリン）の一部であり，医療や医療にかかわる営みを扱う。本書の狙いは，社会学および医療社会学の初学者に，医療について社会学的に考えるとはどのようなことかを伝えることである。

　「医療」とは何か。社会学では，医療を「医療として認識されている営み」ととらえることが多い。複数の人々が「医療としてみなしている営み」は，別の人々が「それは医療ではない」とみなしたとしても，医療である。社会学は，こうした視点をとることで，近代医療だけではなく非近代医療もまた研究対象としてきた。ここで「近代医療」とは診療所や病院などで提供される医療，すなわち大学（高等教育）を中心に制度化された医学研究に基づき，国家により認定された医師による診療を中心とする医療であり，「非近代医療」とはそれ以外の医療（例えばいわゆる「民間療法」）である。とはいえ，日本を含めて今日の「先進国」においては近代医療が中心的な医療であり，本書で扱うのも，主に近代医療にかかわる用語やトピックである。

　「社会学」および「医療社会学」とは何か。社会学を定義することは難しいが，その重要な問いのひとつが，どのような営みがどのような仕組みで成立しているのかであることは間違いないだろう。医療社会学者も，こうした問いを引き継ぎ，どのような医療や医療にかかわる営みが，どのように成立しているのかを問うてきた。本書も，こうした問題関心に基づく研究に負うところが大きい。なおこうした問いに基づく研究は「医療についての社会学（sociology of medicine）」と呼ばれるのに対して，医療内部で医療実践や医学研究上の関心に基づいて行われる社会学的研究は「医療における社会学（sociology in medicine）」と呼ばれる（Strauss, Roger, 1957, "The Nature and Status of Medical Sociology", *American Sociological Review*, 22; pp. 200-209）。本書が扱うのは，前者の「医療についての社会学」である。

　本書は5章からなる。I〜IV章は，それぞれ医療社会学の用語を解説した項目（4頁）と，医療をめぐる諸々のトピックを社会学的視点から解説したコラム（2頁）からなる。「I　健康・病の経験」では，健康や病は単なる身体の物理的状態ではないという観点から，病者や病者にかかわる人々が，どのような経験をしているのか，そうした経験を生みだしている仕組みは何かといった問いを考える。「II　健康・病をめぐる知識と技術」では，知識や技術は単なる

身体の物理的状態に対する認識・介入手段ではなく，人々の営みにより構築され，また人々の営みを構築するものであるという観点から，知識や技術がどのように生みだされ，どのように使われ，人々の営みにどのような影響を与えるのかといった問いを考える。「Ⅲ　医療にかかわる仕事・職業」では，現在，近代医療の重要な部分が特定の職業（医師，看護師など）の仕事として行われていることに注目して，医療をめぐる仕事がどのように組織化され，そうした組織化がどのような影響を医療や医療にかかわる営みに与えているのかといった問いを考える。「Ⅳ　医療をめぐる制度」では，医療に関係の深い諸々の団体（国家，社会運動，製薬産業，保険組合など）について，どのような仕組みでどのような活動をしているのか，医療との関係はどうなっているのかといった問いを考える。最後の「Ⅴ　研究者紹介」は，医療社会学に影響を与えた研究者の紹介（4頁）である。なお本書のこのような構成を定めるに際しては，Jonathan Gabe, Mike Bury and Mary Ann Elston eds., 2004, *Key Concepts in Medical Sociology*, SAGE Publications を参考としたことを付記しておく。

　本書を通読すれば，医療社会学，特に「医療についての社会学」の全体像をつかむことが出来るだろう。各項目（用語解説，コラム，研究者紹介）は，それぞれ完結しており，独立して読むこともできる。各項目の他の項目との関連については，注に示した。Ⅰ～Ⅳ章それぞれの冒頭の項目は，同じ章のすべての項目・コラムと関連づけられており，ここを読めば各章で扱う用語・トピックの関連性をつかむことができる。さらに学習を深めるためには，注にあげた参考文献，引用文献にあたってほしい。なお引用に際して，邦訳のある外国語文献からの引用は邦訳を参照したが，一部原文に遡って訳している（注にあげた引用元の頁は邦訳のものである）。

　本書が，医療社会学の道案内となり，さらなる学習のきっかけとなれば幸いである。

　　　　　　　2010年夏　　　　　　　　　　　　　　　　　　　　編　者

もくじ

■よくわかる医療社会学

はじめに

I 健康・病の経験

1 意味づけとしての病 …………… 2
2 病人役割 ………………………… 6
3 病気行動 ………………………… 10
4 慢性疾患 ………………………… 14
5 病の語り ………………………… 18
6 残余ルール違反 ………………… 22
  精神疾患の社会学
7 スティグマ ……………………… 26
  「烙印」としての病
8 ジェンダーと病 ………………… 30
9 医師-患者関係 ………………… 34
10 死の意識 ………………………… 38
11 健康至上主義 …………………… 42

コラム
1 健康食品 ………………………… 46
2 ターミナルケアとホスピス …… 48
3 QOL ……………………………… 50

II 健康・病をめぐる知識と技術

1 医学知識・医療技術の社会的構築 ……………………………… 52

2 生物医学 ………………………… 56
3 特定病因論と確率論的病因論 … 60
4 医療化 …………………………… 64
5 先端医療 ………………………… 68
6 新遺伝学 ………………………… 72
7 監視医療 ………………………… 76
8 新公衆衛生学 …………………… 80
9 素人の知識 ……………………… 84
10 意識変容物質 …………………… 88
   「ドラッグ」の社会学

コラム
4 人体実験 ………………………… 92
5 EBMと診療ガイドライン ……… 94
6 DSM ……………………………… 96
7 抗生物質 ………………………… 98
8 予防接種 ………………………… 100
9 人間ドック ……………………… 102
10 臓器移植 ………………………… 104
11 生殖技術 ………………………… 106
12 出生前診断 ……………………… 108
13 再生医療 ………………………… 110
14 ストレス ………………………… 112

III　医療にかかわる仕事・職業

1　医療における分業 …………… 114
2　医療における専門職支配 ………… 118
3　専門職の自己規制 ……………… 122
4　専門職とジェンダー …………… 126
5　医師と連携する専門職 ………… 130
6　感情労働 ……………………… 134
7　インフォーマルケア …………… 138

コラム
　15　赤ひげ：医療不信の神話 …… 142

IV　医療をめぐる制度

1　医療をめぐる政治 ……………… 144
2　近代医療 ……………………… 148
3　医療施設 ……………………… 152
4　多元的医療システム …………… 156
5　医療をめぐる社会運動 ………… 160
6　薬の規制 ……………………… 164
7　福祉国家における医療 ………… 168
8　グローバリゼーションと医療 …… 172

コラム
　16　健康保険 …………………… 176
　17　生命倫理 …………………… 178

V　研究者紹介

1　タルコット・パーソンズ ……… 180
2　エヴェレット・ヒューズ ……… 184
3　エリオット・フリードソン …… 188
4　アンセルム・ストラウス ……… 192
5　ミシェル・フーコー …………… 196
6　デイヴィッド・アームストロング
　　 ………………………………… 200
7　アーヴィング・ゴッフマン …… 204

さくいん ………………………… 208

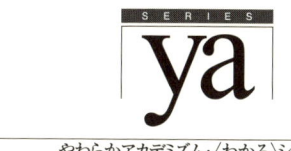

やわらかアカデミズム・〈わかる〉シリーズ

よくわかる
医 療 社 会 学

I 健康・病の経験

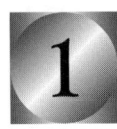
意味づけとしての病

1 「意味づけとしての病」という視点

社会学は「意味づけとしての病」という視点，すなわち，病とは「病」として意味づけられた心身の状態であるという視点に立ち，人々の営みを研究してきた。この視点は，次のような問題を提起する。誰が「病気」というラベルを付与するのか。病気ラベルの付与の枠組みとなる知識は何か。誰に病気ラベルが付与されるのか。病気ラベル自体にどのような意味があるのか。

ここでは，日本を含む「先進国」の現状を念頭におきつつ，これらの問題について検討する。まず病気ラベルの付与者について，次にラベル付与の枠組みとなる知識について，そしてラベル付与の対象について，最後に病気ラベル自体の意味について解説する。

2 ラベルの付与者

誰が「病気」というラベルを付与するのか。医師は病気ラベルの付与者として最大の権威を持つ。医師の資格・権限・義務は法律（医師法）により定められており，法律上，医師だけが診療の中心部分（診断を下すことを含む）に携わることを許されている。その意味で医師は，病気ラベルの唯一の付与者なのである。実際「公的」な文脈では，医師の権威は絶大である。学校，会社，役所といった組織の「公式」の判断を左右するのは，医師の診断書である。医師が「この人は病気だ」といえば，当該の組織はその人を「病人」として扱う（扱わざるを得ない）のである。

しかし，医師が病気ラベルの付与のすべてを管理しているわけではない。人々は，医師とは直接関わることなく，あるいは，医師の判断に反して「この人は××という病気だ」とか「私は健康だ」などと判断することがある。人々は心身の不調を感じても医師の診察を受けるとは限らない。「病気ではないだろう」とか「せいぜい風邪だろう」といった具合に判断して，いちいち医師にかからずにすませる人も少なくない。また医師の診察を受けたとしても，その診察結果に従わない人もいる。例えば「医者は病気だと言うけれど，私は健康だ」とか「医者はどこも悪くないというけど，私は病気なんだ」と主張する人もいる。こうした人の中には，国家により「正当な医療」と認められている近代医療の医師ではなく，代替医療の治療者にかかる人もいる。こうしたケース

▷1 黒田浩一郎，2001，「医療社会学の前提」黒田浩一郎編『医療社会学のフロンティア』世界思想社

▷2 ラベルを付与することについては I-3 III-2 を参照のこと。

▷3 医師は「障害」の認定にも深く関わる。例えば「身体障害者手帳」を取得するためには，障害者認定の資格を持つ医師の診断書が必要である。

▷4 厳密にいえば，裁判官は，医師による鑑定（精神鑑定など）結果に拘束されない。しかし，それを無視することもまた許されていない。

▷5 代替医療については IV-4 を参照のこと。

では，病気ラベルの付与は，医師以外の人（当人，家族，代替医療の治療者など）が行っている。

3 ラベル付与の枠組み

「病気」というラベルの付与は，どのような知識に基づいて行われるのか。医師の診断の枠組みとなるのは近代医学である。ここでいう近代医学とは，現在，高等教育機関（大学医学部）を中心に制度化されている病をめぐる知識および知識生産の営みである。近代医学の知識には，さまざまな病気カテゴリーに関する知識（どのような心身の状態を，何という病気として定義するのかに関する知識）が含まれる。医師は，こうしたカテゴリーを適用することで診断を下す（つまり病気ラベルを付与する）。ただしカテゴリーの適用は機械的なものではない。医師は，臨床経験に基づいて医学的知識を取捨選択・再構成しており，そうしてアレンジされた知識が診断の枠組みとなる。

医師以外の人々にも，近代医学は影響している。近代医学は，病に関する「正しい知識」として流通している。多くの人々は，そうした知識に影響されながら，ある人が病気か病気ではないか，どのような病気かを判断している。代替医療の治療者も，近代医学のカテゴリーを利用することがある。このような事実と，近代医学の生産者（研究者）の少なくない部分を医師が占めていることをあわせて考えると，医師は，病気ラベル付与をめぐり，直接の診療活動を介してだけではなく，間接的に知識を介して，権威を持つといえる。しかし，この点を過大に考えてはならない。医師以外の人々は，普通，医師ほど近代医学に精通してはいないし，（医師や医学研究者からすれば）近代医学の主張を「誤解」していることもある。近代医学以外の病をめぐる知識からの影響もある。病をめぐる知識は，医師と素人とでは質的に異なるとも指摘されている。

では近代医学における知識の生産，特に病気のカテゴリーの設定は，どのように行われるのか。ここで，病気の定義はあくまで「約束事」であることを忘れてはならない。どのような心身の状態を，どのような「病気」として定義するのかを決めるのは，あくまで人間である。病気カテゴリーは，その設定作業に直接・間接に関与する人々の相互作用を通じて定められるのであり，そうした人々の思惑が反映されている。例えば1990年に作成された「神経性食欲不振症」（いわゆる「拒食症」）の診断基準は，独自の介入領域を確保しようとする医師のサブグループ（精神科，産婦人科，内科）の思惑，「摂食障害」は国家として対処すべき問題だが，医療費は抑制したいという厚生省（現．厚生労働省）の思惑などが絡み合う中で定められたといわれる。また一般に製薬企業も，病気のカテゴリーが新設・拡張されれば，その治療薬の需要増が見込めるため，病気カテゴリーの設定に関わることが少なくない。

▷6 病気ラベル付与の枠組みとなる知識については II-2　II-3　II-9 を参照のこと。

▷7 医療における医師の位置については III-1　III-2 を参照のこと。

▷8 田原範子・小野尚香，1995，「精神医療」黒田浩一郎編『現代医療の社会学——日本の現状と課題』世界思想社

▷9 Conrad, Peter, 2007, *The Medicalization of Society: On the Transformation of Human Condition into Treatable Disorders,* The Johns Hopkins University Press.

4 ラベル付与の対象

誰に「病気」というラベルが付与されるのか。病気ラベル付与の契機(要因)となるものは何か。

さしあたり3つ指摘できるだろう。第一に,痛みなどの苦しみである。苦しんでいる人がすべて「病人」と見なされるわけではないが,苦しみは,病気ラベルの付与の契機となる。第二に,当該社会の複数の人々(全員である必要はない)から「望ましくない」あるいは「おかしい」と見なされている行動(例えば「酒浸り」,「有害」とされる薬物の反復摂取,子どもの「問題」行動)をする人は「病気」のラベルを付与されることがある。「病気だから,そうした行動をするのだ」と見なされるのである。第三に,与えられた「課業ないし役割」を遂行していないことが,病気ラベルの付与の契機となることもある。T. パーソンズは「病気」を「正常に期待された課業ないし役割を遂行するための個人の能力が一般的に攪乱された状態」として特徴付けている。この言明は,ラベル付与の契機について指摘するとともに,病気ラベルを付与された人は「この人は,義務を果たそうとしない(怠けている)のではなく,病ゆえに果たしたくても果たせないのだ」と見なされることを示している。

ところで病気カテゴリーは不変のものではなく,病気ラベルの付与される対象もまた変化する。前述の病気ラベル付与の3つの契機(苦しみ,「望ましくない」行動,「役割ないし課業」が遂行されていないこと)に対応する病気がない場合,病気カテゴリーが新たに設定されたり,既存の病気カテゴリーが拡張されることがある。例えば医療化研究が指摘するように,「アルコール依存症」は「酒浸り」などの「望ましくない」行動に対応する病気のカテゴリーとして,近代に入ってから確立されたのである。

苦しみも「望ましくない」行動もなく,与えられた役割・課業をきちんと遂行しているのに,その人を対象とする病気カテゴリーが設定され,病気ラベルが付与されることもある。近代医療の観点からすると,近代医学が定義する「病気」の規準(つまり「診断基準」)に合致すれば,当人の経験・行動がどうあれ,その人は「病人」なのである。例えば「高コレステロール血症」は,その典型であり,それ自体が,苦痛となったり,それ自体として「望ましくない」行動を強いたり,役割・課業の遂行を不可能とするわけではない。近代医学では,別の病気の「危険因子」とされる心身の状態が,新たに病気とされることがあるが,高コレステロール血症もそうした病気のひとつである。血清総コレステロール値が高いことが虚血性心疾患の危険因子として発見され,「高コレステロール血症」というカテゴリーが作りだされたのである。

▷10 精神疾患における病気ラベルの付与については I-6 を参照のこと。また病気カテゴリーの新設・拡張については II-4 を参照のこと。

▷11 B. グッドは,医学を「救済論」(この場合の「救済」は「苦難からの救済」を指す)のひとつとして位置づけている。グッド,B., 江口重幸・五木田紳・下地明友・大月康義・三脇康生訳,2002,『医療・合理性・経験――バイロン・グッドの医療人類学講義』誠信書房

▷12 パーソンズ,T., 武田良三監訳,1973,『新版 社会構造とパーソナリティ』新泉社,p. 361

▷13 性別に注目すると,男性より女性(に固有とされる心身の状態)が「病気」と見なされる傾向がある。I-8 を参照のこと。

▷14 佐藤純一,1999,「医学」進藤雄三・黒田浩一郎編『医療社会学を学ぶ人のために』世界思想社,pp. 2-21

5 ラベルの意味 ▷15

「病」というラベルにはどのような意味が与えられているのか。H. ブルーマーの指摘するように「人間は，ものごとが自分に対して持つ意味にのっとって，そのものごとに対して行為する」▷16のだから，病の意味を考えるとは，病をめぐる人々の行動を考えることでもある。

一般に「病気」というラベルには，それ自体「望ましくない」という意味がある。病気ラベルが，ラベルを付与された人に，必ずしも科学的に根拠づけられないネガティブ・イメージを与えることすらある。例えば「精神疾患」はそうした病気ラベルのひとつであり，精神疾患の患者は，しばしば実際以上に危険視されることがある。

ただし，こうした指摘には留保も必要である。病気の体験が「ロマン」を孕んだものとして文化的に祭りあげられることもある。例えばかつての結核がそうであった。また病の体験が，個人的に意義深い体験として意味づけられることもある▷17。例えば「この病気をしたからこそ，今の私がある」といった語りは，病に対するそうした意味付与を示している。

とはいえ第一義的には，「病」には「望ましくない状態」そして「可能ならば望ましい状態へと変えられるべき状態」，つまり「治療」という形でのコントロールの対象という含みがある。ここから派生的に「病気にはならないように努めるべきだ」という認識が導かれ，「健康」の維持・増進行動を生みだすこともある▷18。治療の対象としての病という認識は医療の大前提となっているが，この一見非の打ち所のない認識は，治癒を望めない状態にある人（多くの「慢性疾患」の患者やターミナル期の患者）への対処を難しくしている面もある▷19。

誰が病気のコントロールを担うのか。ここでも近代医療の中心的な治療者である医師の権威は大きい。ある苦痛，特定の行動（の不在）などが病によって引き起こされていると見なされると，それは医学的問題となる。つまり医学において研究されるべき問題であり，医師によって対処（診断・治療など）されるべき問題となる。もちろんラベル付与（診断）の場合と同じく，このようなコントロール（治療）においても，医師の権威は絶対ではない。例えば医師の助言には従わないが，代替療法の治療者の助言には従う人や，「自分の体は自分がよくわかっている」と「自己流」に病に対処する人もいる。しかし少なくとも「公的」な文脈では，病とは近代医療が第一の権威となるべき問題である。「病気になる」（「病人」というラベルが付与される）ことは，程度の差はあれ近代医療の影響下に入ることである。それはしばしば，何をなすべきか，何をなすべきでないかを，医師や「医師と連携する専門職」の従事者から指示され，それに従うことを期待される経験である▷20。したがって病気カテゴリーの新設・拡張は，近代医療の影響力の拡大を意味するのである。

（中川輝彦）

▷15 病気ラベルに付与される意味，および，病気ラベルをめぐる意識・行動については I-2 I-3 I-5 I-7 I-9 を参照のこと。

▷16 ブルーマー，H., 後藤将之訳, 1991, 『シンボリック相互作用論——パースペクティブと方法』勁草書房, p. 2

▷17 ソンタグ, S., 富山太佳夫訳, 1992, 『新版隠喩としての病い——エイズとその隠喩』みすず書房

▷18 健康にまつわる問題については I-11 コラム1 を参照のこと。

▷19 この点に関連して I-4 I-10 コラム2 を参照のこと。

▷20 医師と「医師と連携する専門職」の関係については，III-1 III-5 を参照のこと。

I　健康・病の経験

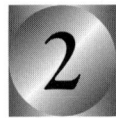病人役割

「病気になる」とは

　病気になるとは，単に心身に不調を経験することではない。それは，病人という社会的な地位につくことでもある。この病人という地位には，固有の義務と権利が伴う。このような観点から，病気・病人について考察するのが，病人役割（sick role）をめぐる議論である。以下ではまず，病人役割論の古典であるタルコット・パーソンズの議論を解説する。そしてパーソンズ以降の展開を紹介する。

2 病人役割

　病人役割とは何か。まず「役割」について考えよう。パーソンズのものを含む多くの役割論は次のように論じている。私たちは，ある地位について，その地位につく人にふさわしい振る舞いを想定し，その人が私たちの想定通りに振る舞うことを期待している。このような期待を「役割期待」という。それぞれが役割期待通りに振る舞い，それらがうまくかみ合うことで，人々の営みは秩序だったものとなる。役割期待に背いた振る舞いは，非難や罰といったネガティブな反応を周囲から招く。こうした反応ないし反応があるかもしれないという予測が，秩序だった営みを維持させている（つまり人々をして，役割期待通りの行動をとらせている）。役割とは，このような人々に共有された役割期待とそれに基づく行動からなるのである。

　教室を例にとろう。私たちは，学生には「勉強すること」を期待しているし，教師には「教えること」を期待している。学生は学生として，教師は教師として振る舞うことで授業が成立する。学生が授業を聞かずに騒いだなら，教師はその学生を注意するし，教師がきちんと授業をしなければ学生やその保護者から非難されるだろう。場合によっては学校から注意されるかもしれない。学生も教師も，ひとつにはこうした反応が予測されるから，学生は学生として，教師は教師として行動しているという面がある。

　このような役割論によれば，例えば学生なのに学校に行かないといった役割期待に反する振る舞いは，周囲の人々の非難などのネガティブな反応を招くはずである。しかし「病気」という理由があれば，学校に行かないことを非難されることはない。「病気」は，欠勤・欠席の正当な理由になることが多い。こ

れはどうしてだろうか。

　パーソンズの答えはこうである[1]。病人とは，ひとつの地位であり，この地位には，通常（健康なとき）ついている地位とは異なった役割期待が伴う。病人という地位に伴う役割期待，および，病人の周囲の人々に向けられる役割期待は，病人に一定の権利と義務を与えるものであり，これが周囲の人々のネガティブな反応を抑えるのである。病人をめぐる役割期待の内容は，次の通りである。

　第一に，家族や友人，会社の同僚といった病人の周囲の人々は，病人が通常の役割期待通りに振る舞うことができなくても，そのことを問題視しないよう期待されている。私たちの社会で，病人が学校や会社を休んでも咎められないのはこのためである。この期待は，通常の義務を免除されるという権利を病人に与える。

　第二に，病人の周囲の人々は，病人が，病気の状態にあることに対する責任を問わないよう期待されている。その期待の前提には，人は，病気にかかったりかからなかったりを選択することや，自分の意志で症状をつくり出したり抑えたりすることはできない，という認識がある。この期待は，病気になったことを咎められないという権利を病人に与える。

　第三に，病人は，病気の状態それ自体を「望ましくないもの」と考え，できるだけ早く病気の状態から回復しようとするよう期待されている。例えば病人は，病気の状態のまま無理して仕事を続けたり，遊びに出かけたりしてはならないのである。この期待は，回復を妨げることをしてはならないという義務を病人に課す。

　第四に，病人は，医師に援助を求めること，そしてその指示に従って治療に協力することが期待されている。周りの人が病人に対して病院へ行くように促すのは，このためである。この期待は，医師に従うという義務を病人に課す。

　以上のような役割期待とそれに基づく行動が病人役割である。

3 病人役割の機能

　病人役割は，次の2つの点で秩序だった人々の営みを維持する機能を果たしているといわれる。

　ひとつには，人々の健康の維持，つまり役割遂行能力の維持という機能である。病人役割があることで，病人は健康なときに課せられていた通常の義務（例えば「会社に行く」「学校に行く」）を免除され，回復に専念することができる。というより，回復に専念することが義務になるのである。このことは，病人がもともとついていた地位をめぐる秩序だった活動（例えば会社，学校の営み）の維持に貢献するであろう。なぜならたいていの活動には，一定数の健康な人々が必要であり，病人だけではこうした活動は成り立たないからである。

▷1　パーソンズ, T., 佐藤勉訳, 1974,『社会体系論』青木書店

もうひとつは，いうなれば「ガス抜き」としての機能である。病人役割に含まれる，通常の義務から正当に逃れられるという病人の権利は，人々にとって魅力的である（だから「仮病」が生じるのである）。パーソンズによると，自分の現状に不満を持っている一部の人が，（「仮病」ではなく）無意識に病気になっている可能性がある（ここでパーソンズが念頭においているのは，例えばフロイトの議論である）。こうした人々は，病気になることで不満のある現状を逃れようとしている。これは，一見，現行の秩序を脅かすように見えるが，秩序維持という観点からするときわめて好都合である。というのも，こうした人たちが団結して不満を持つ現状に挑戦すれば，現行の秩序は転覆するかもしれない。少なくとも大きな脅威になることは間違いないだろう。これに対して，不満分子が病気になってくれるのであれば，こうした「危険」は生じないからである。

❹ 病人役割論の展開

　以上のようなパーソンズの病人役割論は，医療社会学で高く評価されてきた。ただし，この議論が，あらゆる状況，あらゆる病気に対して当てはまるわけではないことは，パーソンズ以降の病人役割論が指摘するところであるし，そもそもパーソンズ自身も，このことを認めている。ここでは，以下の四点を指摘しておこう。

　第一に，パーソンズの病人役割論によると，病人は，病気になったことの責任を問われないことが，少なくとも役割期待の水準では保証されている。しかし，病気になったことの責任を問われるような病気もある。例えば，高血圧や高脂血症，2型の糖尿病など，かつて「成人病」といわれていた病気である。これらは現在では「生活習慣病」と名称が変更されているものが少なくない。この名称変更は，日々の生活習慣が病気の発症原因となるという考えが反映されたものである。このような病気の場合は，病人自身のこれまでの不適切な生活習慣が病気の原因とみなされるため，その病気になった人が「病気になったことは自業自得」として非難される可能性がある。

　第二に，パーソンズの病人役割論では，病気は一時的な状態であると想定されている。しかし「慢性疾患」のように，治癒が望めず長期にわたって病気を抱えた状態で生活しなければならない病気もある。こうした病気の場合，病気の間ずっと「通常」の役割から離れることは，ふつう難しい。例えば多くの人は，仕事をずっと休んでしまうわけにはいかない。このため，慢性疾患を患う人の多くは，病気を抱えた身体を管理しながら，「通常」の役割をこなしていかなければならない。こうした慢性疾患の経験は，パーソンズの病人役割論ではうまく扱えないのである。

　例えば慢性疾患の患者は，次のような状況にしばしば追い込まれる。患者は，医師からは患者として治療に協力するようにという役割期待を向けられる一方

▷2　フロイト, S., 懸田克躬訳, 2001,『精神分析学入門Ⅱ』中央公論新社

▷3　パーソンズの病人役割論に対する批判と反批判については，進藤雄三, 1990,『医療の社会学』世界思想社に詳しい。

▷4　これらの点については Ⅰ-4 を参照のこと。

で，周囲の人々からは「通常」の役割期待に応えることを期待される。こうした期待は，両立しがたい場合が少なくない。病気を管理するために医師からは禁酒するよう言われていたとしても，仕事上の必要から付き合いで酒を飲まなければならないこともあるだろう。慢性疾患患者は，こうした相対立するような期待を向けられることがしばしばある。

では，こうした相対立する役割期待を向けられる状況に置かれがちな慢性疾患患者は，そのうえでどのようなことを期待されるのか。おそらくそれは，病状をこれ以上悪化させない範囲で「通常」の役割をこなしていくことだろう。

第三に，パーソンズの病人役割論は，病人は病気が回復するともとの地位に復帰することを想定している。だが，そうはならない病気もある。精神疾患などのスティグマを伴う病気の場合である。こうした病気は，一時的な状態ではなく，何かその人の本質的な性質であるとみなされる。そのためスティグマとなる病気にかかった人は，通常の役割期待に添うことのできない者として取り扱われ，もとの地位に復帰することが難しくなる。例えば職場で「元精神疾患患者」として扱われ，たとえ病気が完全に治っていたとしても，もとのようには処遇されないということも起きる。

▷5 スティグマについては，I-7 を参照のこと。

第四に，パーソンズの病人役割論によると，病人は医師を頼り，医師の指示のもと治療に協力するよう期待され，その期待にそって行動する。だが，このような期待は，必ずしも共有されているとは限らない。また，たとえ期待があったとしても，病人は，必ずしもこの期待通りに行動するとは限らない。病人の治療をめぐる行動についていくつかみてみよう。

まず一時的な病気の場合，医師の治療を受けなくても治る場合がある。心身の不調を感じた際に医師を受診するのは3割程度であるといわれているように，自分で病気に対処することで回復しようとする人も多い。

▷6 こうした実際の人々の病気への対処行動については，I-3 を参照のこと。

また，医師のもとへ行く場合でも，医師の指示には従わない場合がある。例えば医師に薬を飲むように指示されても，指示通りには飲まず，自分の判断で勝手に調整しながら服用する人は多い。

さらに，医師とは違うところへと助けを求める場合もあるだろう。病気の治療には，近代医療以外にも，相補・代替医療などの多様な選択肢が存在している。近代医療では治癒が望めない場合や，副作用などの理由で，医師の指示する治療法が問題視されている場合には，近代医療以外の方法が望まれることもある。例えば，アトピー性皮膚炎の治療に用いられるステロイド外用薬は，副作用が強い薬として問題視されることがあるため，ステロイド外用薬を処方されることを恐れて近代医療を忌避する人もいる。

▷7 IV-4 参照。

このように病人をめぐる役割期待や病気をめぐる行動は多様であり，病人役割論は，こうした多様な期待・行動を解明しようとしているのである。

（佐々木洋子）

I 健康・病の経験

3 病気行動

1 病気行動とは

　痛みや不快感など心身に不調を感じたとき，人はどのような行動をとるのだろうか。ひとつには，T. パーソンズが病人役割論[41]で論じたように，病院や診療所へ行き医師の診察を受けることが考えられるだろう。だがそれ以外にも会社や学校を休み自宅で休養をとる，自分で薬を買って飲む，祈禱をする，誰かに相談する，あるいは何もしないなど，少し考えただけでも多様な選択肢がある。

　平成19年度に厚生労働省が行った「国民生活基礎調査」によると，心身の不調を訴えた人のうち，その不調に対処するために「病院・診療所に通っている」と回答した人は53.2％，「売薬をのんだりつけたりする」は20.7％，「それ以外の治療をしている」は3.7％であり，「治療していない」と回答した人は21.8％だった（複数回答）。また，こうした比率は症状によって異なっていて，例えば「熱がある」と回答した人では68.7％が病院や診療所を受診しているが，「頭痛」と回答した人で病院や診療所を受診したのは34.8％である[42]。医学的には同一の心身の状態であっても，それに対する反応は，人（または集団）によって異なっている。

　このように，自分は病気であると感じている人が自身の健康状態を定義し，適切な治療を見つけようとする行動を病気行動という[43]。病気行動論では，多様な人々の不調に対する対処行動の内実や，それらの行動を規定する要因を明らかにしようとしている。なかでも，人々（素人）が専門家の助けを求める求助行動（help-seeking behavior）がどのような時に必要とされるかに着目し，「病者」が治療を求めて「患者」となるプロセス[44]を解明することがめざされている。以下では，こうした病気行動論について，病気行動の5段階モデルと病気行動に関連する要因を中心に紹介する[45]。

2 病気行動の5段階モデル

　病気行動，つまり人が心身に不調を感じた際にとる行動には，どのようなものがあるだろうか。病気行動の生成する一般的なプロセスを，時間に沿ってモデル化したのがE. サッチマンである。彼によると病気行動には，①症状経験段階，②病人役割の取得段階，③医療ケアへの接触段階，④依存的患者役割段

▷1 I-2 参照。

▷2 厚生労働省，2009，『平成19年度 国民生活基礎調査』

▷3 Kasl, Stanislav V. and Cobb, Sidney, 1966, "Health behaivor, illness behavior, and sick roll behavior," *Archives of Environmental Health*, 12: pp. 240-266.

▷4 人が「患者」として認定されるには，診療所や病院などの医療機関を受診し，医師によって病気であると診断されることが必要になる。人々が医療機関を受診することを受療行動という。

▷5 病気行動に関する実証的研究は近代医療サービスの利用に関するものが多く，受療行動が病気行動そのものと見なされやすい。しかし受療行動はあくまでも多様な病気行動のうちのひとつである。一般には，不調への対処としてセルフケアがよく行われる。

階, ⑤回復・リハビリ段階という5段階がある。[6]

①症状経験段階とは, 人が自分の心身について「どこかが悪い」と判断する段階である。症状は, 分析的には, 身体的側面（不快感や痛みや違和感などの知覚), 認識的側面（個人の解釈や個人にとっての症状の意味), 感情的側面（恐れや不安など）の3つの側面から経験される。このうち医療ケアへの参入に特に影響を与えるのは認識的側面である。なぜなら医療ケアを受けるか否かの判断は, 医学的な観点からというよりも普段の社会生活の阻害という観点からなされるからである。K.ゾラは, 就業上の問題が生じること, 社会関係や人間関係を結ぶうえで何らかの問題を感じること, 身近な人から受診を促されること, 症状が長期にわたることが医師のもとを訪れる契機になりやすいと指摘している。[7]

②病人役割の取得段階とは, ある人が自分は病気だと規定し, 専門的な治療やケアが必要であると決定する段階である。この段階では, 病者はそうした自己規定に基づいて自分で症状を緩和させようと努めたり（セルフケア), 家族や友人などの重要な他者に情報やアドバイスを求めたりする。また病者は, 通常の義務や役割が果たせないことについて, 周囲の人々から承認を得る必要もある。

人は心身に不調を感じた際, いきなり医療機関を訪れるのではなく, 家族や友人など自分の周りの「素人」に相談し, そうした人々に促されて医療機関の受診を決定することがしばしばある。こうした親密で非公式な家族や友人への相談に始まり, 公的で権威のある専門家を訪問するという一定のパターンのなかで病者が出会う潜在的・顕在的な相談者のネットワークを, E.フリードソン[8]は「素人間の照会システム（lay referral system)」と呼んでいる。[9]この段階における医療ケアへの参入の決定には, 素人間の照会システムが重要な役割を果たす。また, 素人間の照会システムは, どの医療機関を選択するかという選択においても重要な役割を果たす。

③医療ケアへの接触段階では, 医学上の診断やそれに基づく治療が求められる。ただし医師から診断や治療を提示されたとしても, 病者がそれを受け入れず, 自身の予想や必要に基づいて他の医療ケアを求めることもあるので, この段階は長引くことがある。

④依存的患者役割段階とは, 「病者」が「患者」となる段階である。病者は身体の管理を医師に委ね, 医師に指示された治療法を受け入れ, 医師に従う患者となる。ただし, 患者は医師に依存的になってしまうことを必ずしも良しとはしていない。

この段階で病者の行動に影響を与えるものには, 例えば行政上, 社会関係上, 仕事上の問題など医師-患者関係以外にも複数ある。[10]特に大きな影響を与えるのは, 患者と医師の病の意味についての見解の相違や医療ケアに関する考え方

▷6 Suchman, Edward A., 1965, "Stages of Illness and Medical Care," *Journal of Health and Human Behavior*, 6(3): pp. 114-128.

▷7 Zola, Irving K., 1973, "Pathways to the Doctor: from Person to Patient," *Social Science and Medicine*, 7: pp. 677-689.

▷8 Ⅴ-3 参照。

▷9 Freidson, Eliot, [1960] 1980, *Patients' view of medical practice*, The University of Chicago Press. Ⅱ-9 も参照。

▷10 Ⅰ-9 参照。

の相違である。これらは，医師-患者間のコンフリクト（これが生じると，患者は医師の指示に従わなかったり治療を受けなくなったりする）を生み出し，患者を「依存的患者役割」から離脱させる要因となる。

なお，この段階で患者役割に納得いかない（もしくは患者役割に徹することができない）患者は，②や③の段階に戻ることがある。

⑤回復・リハビリ段階とは，治療が終了し，治癒またはリハビリテーションへと移行していく段階である。治癒することで以前と同じ社会生活に問題なく復帰していくこともあれば，完全に治癒せず，この段階が長引いたり，症状が再発して再び以前の段階（②や③や④）へと戻ることもある。また，以前の役割に復帰できない場合には新たな役割に適応することや，周囲の人々との新たな関係性を築くことが必要となる。

以上のようなサッチマンのモデルには，病気行動には，人々が不調を感じた初期の行動だけではなく，その後の段階で，例えば人々がより良い治療を求めてとる行動なども含まれている。そして，病気行動に複数の段階と行動があること，また，この段階移行や行動は必ずしも一直線に進むものではなく，どこかの段階で止まったり，以前の段階へと戻ったりすることがあることを示している。

③ 病気行動に影響する要因

特定の人々は医療サービスをよく利用し，別の人々はあまり利用しないといった具合に，一国の社会の内部でも，医療サービスの利用状況に違いがある。病気行動論は，こうした違いはどのように生じているのか，すなわち医療機関の受診を促進したり，抑制したりする仕組みはどのようなものかについても問うてきた。以下では，その知見の一端を紹介しよう。

まず，医療サービスの利用状況の違いをもたらすものとして，さまざまな生物学的要因がある。若年層より高齢者層の方が病気になりやすく，この違いは若年層と高齢者層の医療サービスの利用状況の違いに表れている。また男性より女性の方が，受療行動につながる病気になりやすく，このことが女性の医療サービスの利用率の相対的な高さに表れている。ただし，どのような状態を病気とみなすのか，どのような病気を医師にかかるべき病気とみなすのかを判断しているのは，あくまで人間（つまり，文化を習得し，諸々の制度に条件づけられた存在）であり，「生物学的要因」の影響といっても，純粋に「自然」の影響というわけではない。

医療サービスの利用に必要な資源の分布，およびそのような資源の分布に関連する制度の影響もある。一般に，貧しい人々より豊かな人々の方が医療機関を利用しやすく，このことは利用状況の違いにも表れている。医療機関を利用するための金銭的余裕が少なかったり（あるいは，なかったり），医療機関を利

▷11 Ⅰ-4 参照。

▷12 比較的包括的な整理としては以下を参照。ウー，R., 岡堂哲雄監訳，1975，『病気と患者の行動』医歯薬出版；Cockerham, William C., 2004, *Medical Sociology*, 9th edition, Prentice Hall.

▷13 Ⅱ-4 参照。

用するために仕事を休むとたちまち困窮する状態の人々は，医療サービスを利用したくてもできないだろう。ただし，こうした状況は制度的にある程度変えることもできる。政策的に一部の医療サービスの利用を無料化したり，それほど金銭的負担がなくとも医療サービスを利用できるような仕組み（例えば健康保険）を整備することで，貧富の差による医療サービスの利用状況の違いを，ある程度小さくすることは可能である。

また集団間の「文化的」差異も重要である。一国の社会には，複数の集団（複数の国家にまたがる集団もある）が含まれており，それぞれの集団が固有の認知的・規範的枠組みを提供する文化を発達させていることが多い。こうした認知的・規範的枠組みの違いが，医療サービスの利用状況に違いをもたらすことがあると指摘されている。例えば，階級間の文化的差異が比較的顕著であるといわれるイギリスを対象とした研究は，中産階級の人々と労働者階級の「文化的」差異が，医療サービスの利用行動の差異（すなわち労働者階級の方が医療を利用しない傾向がある）として表れていることを指摘するものも多い。[14]

また個々の人間の織りなす相互作用の影響も指摘されている。[15]これは，ある人が，どのような人とどのような相互作用を行うかが，その人の病気行動を左右するという仮定に基づいて，病気行動の違いを説明しようとするものである。例えば，人は医療機関を受診するかどうかを決める前に，自分の身近な人々に相談することが多い。とすれば，相談相手が，病気や医療について，どのように考えているのか（例えば，医療機関への受診を勧めるか否か）は，相談者の行動を大きく左右するだろう。こうした認識に基づいて，誰が病気や医療についてどのような認識を持っているのか，病気をめぐり誰と誰がどのような相互作用をするのか，そうした相互作用はどのような影響を病気行動に与えるのかを問う研究が蓄積されている。

❹ 病気行動論の意義

では，病気行動論の意義は何か。病気行動の研究は，病気をめぐる人々の意識・行動が，それを規定する仕組みも含めてきわめて複雑であること，そしてその複雑な病気行動とそれを規定する仕組みの一端を明らかにしてきた。これは，冒頭で触れたパーソンズに代表される病人役割論の限界[16]（特に，それが病気に関する制度化された「期待」に照準しており，必ずしも実際の行動の解明は十分ではない）を補うものである。

このような学問的意義に加え，病気行動論には，医療政策の策定における意義もある。例えば，ある人々の受療行動を促進したい，あるいは逆に抑制したいという観点にたって政策を策定する場合は，何が受診を促し，何が抑えるのかについての病気行動論の知見は役立つだろう。

（佐々木洋子）

▷14 例えば，Blaxter, Mildred and Paterson, Elizabeth L., 1982, *Mothers and Daughters : A Three Generational Study of Health Attitudes and Behaviour*, Heinemann Educational Books.

▷15 例えば，Suchman, Edward A., 1965, "Social patterns of Illness and Medical Care," *Journal of Health and Human Behavior*, 6(1): pp. 2-16.

▷16 Ⅰ-2 参照。

I　健康・病の経験

4　慢性疾患

1　慢性疾患とは

　医療社会学の古典とされるパーソンズの病人役割論は，一般に人は病気になると病気が治るまでの間は通常の仕事などを休んで治療に専念し，回復するともとの社会生活に戻っていくと主張する。ここで想定されているのは，相対的に短期の治療で治癒が見込まれる病気（急性疾患）である。これに対して，治癒までに比較的長い時間がかかる，あるいは長患いになり治癒が期待できないような病を「慢性疾患（chronic illness）」という。よく知られるものとして，例えば糖尿病や慢性肝炎さらに悪性新生物（がん）などがある。

　慢性疾患の場合，急性疾患とは異なり，一時的な治療だけではなく，医師に指示された治療法の継続的な実践（例えば定期的な薬の服用）や，病気によくないとされることを避けること（例えば食事制限や禁煙，禁酒）などを含めた，病の悪化や再発防止のための日常生活における生活規制という意味での療養が必要となる。患者はそれぞれ，日々の生活に療養を組み込み，長期にわたって療養を行うなかで，病に対する自分なりの考え方や対処法を持つようにもなる。

　先進諸国を中心に慢性疾患の数は増え，日本では戦後，疾病構造（主な死因や罹患率の高い疾患の構成）は「感染症から慢性疾患へ」と変化したといわれている。この点について議論の余地はあるが，現在，多くの人が慢性的な病を抱えた生活を送っていることは事実である。

　以下では，医療社会学における慢性疾患患者の経験に着目した研究を紹介する。

2　慢性疾患の経験

　慢性疾患を患うことは，患者や患者の周囲の人々にはどのような影響を与え，人々はどのように慢性疾患やそうした影響に対処するのだろうか。慢性疾患が患者や家族など周囲の人々に及ぼす影響に着目した研究として，A.ストラウスらによる『慢性疾患を生きる』がある。ストラウスらは，慢性疾患の特徴を「長期的で，不確かで，不経済で，多くの場合重複していて，きわめて侵害的であり，治療不可能なので一時的な処置を必要とする」とし，慢性疾患が，患者や家族に与える影響や，病気の管理方法，抱える困難や生活上の工夫などを描き出している。

▷1　Ⅰ-2参照。

▷2　ただし，急性疾患／慢性疾患という区分は，近代医学の概念ではない。近代医学の中心的なパラダイムである生物医学では，特定の疾患を表現するのに「急性」「慢性」という用語を用いることはあっても，病気全般の二分法分類カテゴリーとして急性／慢性というものはない。黒田浩一郎，2004，「我々の社会は『健康至上主義』の社会か(2)」『龍谷大学社会学部紀要』24：p. 26

▷3　▷2のpp. 26-27

▷4　ストラウス，A.他，南裕子監訳，1987，『慢性疾患を生きる——ケアとクォリティ・ライフの接点』医学書院

▷5　▷4のp. 20（一部改訳）

▷6　ストラウスらが提示した論点は，慢性疾患研究のうちに引き継がれ，展開されている。楠永と山崎の整理によれば，病の経験についての主要な研究テーマには，不確実性，スティグマ，養生法のマネジメント，情報の役割，気づきと共有，キャリア，バイオグラフィカルワークと自己の再編成，家族関係，セルフヘルプグループがある。楠

人は健康なときには,それぞれの地位にふさわしい振る舞いをするよう期待されており,そうした期待に応えながら日々の生活を営んでいる。だが,病のために心身の機能が低下すると,人はさまざまな面で活動を制限され,健康な時と同じ役割期待に応えることができなくなる。もし短期間での治癒が見込まれるのであれば,その地位を一時的に離れ,病人として治療に専念することができる。だが慢性疾患の場合には,いつ回復するかという予測が立ちにくく,そもそも回復が望めないこともある。生活費を稼ぐ,結婚生活を営む,子どもの世話をするといった,健康な人に向けられる役割期待に応えることを長期にわたってやめることは難しい。したがって慢性疾患患者の多くは,病気を抱えた状態で,健康な人に向けられるのと同様の役割期待を(以前とまったく同じようにはこなせなくとも)果たそうとしながら生活することになる。また,周囲の人々もそれを求めることが多い。

　このとき,慢性疾患患者が療養をしつつ健康な人と同じ役割期待を果たすために,患者やその家族,友人,同僚,医療従事者といった患者の周囲の人々が行う生活上・人生設計上の調整のことを,ストラウスらは「ワーク」という。決められた時間に注射をしなければならない場合を例にとろう。患者は,注射をするには上司や同僚から作業を中断することを認めてもらったり,場合によっては代わりに仕事をしてもらう必要が生じるかもしれない。慢性疾患患者は,健康な時と同じ役割期待に応えることと療養との折り合いをつけるために,日々の生活の多くの場面でこうしたワークを行っているのである。だが,このようなワークは患者だけで行えるわけではない。患者が通常の役割期待に応えることと療養とを両立させるためには,周囲の人々が患者を支えるというワークが必要である(前の例では「代わりに仕事をする」)。なかでも患者の家族は,病院への送迎や薬の受け取り,食事の管理から,患者の見守りや日常生活における細かな配慮にいたるまで,多様なワークを行うことになる。

　したがって,患者が何らかの理由(例えば病気がスティグマとなる)で病気のことを周囲に告げていない場合や,周囲の人々に病の深刻さを理解してもらえない場合など,他者からの協力が得られない場合には,患者は苦しい状況におかれることになる。

　こうした日々の生活上の調整というワークに加え,人生設計に関わるようなワークもある。病によっては,将来体が不自由になることや死亡することが予想されるものもあり,その場合には,残された時間がどのくらいであるかを見積もることや,残された家族が困らないような準備をあらかじめしておくというようなワークが必要となる。

③ 病の軌跡

　患者や周囲の人々のワークの内容は,病状に大きく規定される。例えば病状

本敏恵・山崎喜比古,2002,「慢性の病いが個人誌に与える影響——病いの経験に関する文献的検討から」『保健医療社会学論集』13(1):pp. 1-11

▷7　このような点に着目するのは,慢性疾患研究だけではない。障害学では,こうした経験について,医療社会学とは異なる視点から研究を進めている。障害学については,バーンズ,C.・マーサー,J.・シェイクスピア,T.,杉野昭博・松波めぐみ訳,2004,『ディスアビリティ・スタディーズ』明石書店などを参照のこと。

▷8　I-7 参照。

が悪化しているときには，日々の生活や活動を維持するためのワークよりも，状態の回復に向けたワークが優先されるだろう。そうした慢性疾患患者の動態的な生を示すのが，病状の経過とそれに関連して変化するワークを指してストラウスらがいう「病の軌跡（illness trajectory）」という概念である。

　ストラウスらによると，病の軌跡には病状に応じた以下のような複数の局面がある[9]。①前軌跡期（予防段階，徴候や症状が見られない段階），②軌跡発症期（症候や症状が見られる段階，診断の期間が含まれる），③クライシス期（生命が脅かされている段階），④急性期（病気や合併症などの活動期，そのために入院が必要となる段階），⑤安定期（症状が療養法によってコントロールされている段階），⑥不安定期（症状が療養法によってコントロールされていない段階），⑦立ち直り期（身体面が回復し，病による制限はあるが通常の生活に徐々に戻る段階。伝記の再建も含まれる），⑧下降期（身体的状態や心理的状態が進行性に悪化し，障害症状の増大によって特徴づけられる段階），⑨臨死期（数週間，数日，数時間で死に至るような段階）。局面間の移行は，悪化へ向けて一方向に進むのではなく，各局面を行き来する。また，誰もがすべての局面を経験するわけではない。

　患者や周囲の人々は，患者が現在どの局面にあるのかを捉え，どのようなワークを行うのがよいのか，また，将来のためには現在どのようなワークを行えばよいかといったことをその都度考え，判断することになる（ただし，局面や必要なワークについての判断が，人々の間で一致しないこともある）。そして，それぞれの局面をどのように管理するかによって，病の軌跡は変わっていく。

④ 伝記の断絶

　ストラウスらは，主として慢性疾患の患者と周囲の人々の相互作用を分析したが，より患者の主観に注目したのが，M. ビュアリーである[10]。彼によると一般に，人は，過去から現在までの出来事を連続性のある固有の歴史（これを「伝記（biography）」という）として意味づけ，そうした伝記の延長線上に将来の展望を持っている。だが，慢性的な病を患うことで，この伝記は機能しなくなってしまう。

　ある人がリウマチを患った場合を例にしよう。リウマチは，関節の変形や関節痛が生じる疾患であり，リウマチを患うと身体の可動範囲が狭くなる。例えば，ボタンをとめたり，ヒゲを剃る，家事をするといった，これまで自明であった行動をこなすにも誰かの手を借りなければならなくなる。また，そうした身体の変化により，生きがいとしていたことができなくなる場合もある。例えば，これまで仕事を熱心にしてきた人であれば，それまでの経験や成果をもとに今後の将来展望を描いているだろう。しかし，リウマチのために以前と同じようには仕事ができなくなってしまうと，これまでの経験に基づいた伝記とそれに連なる将来展望を維持していくことができなくなる。

▷9　後にコービンによって追加されたものも含めると，軌跡の段階は9つである。黒江ゆり子・藤澤まこと・普照早苗，2004，「病いの慢性性（Chronicity）における『軌跡』について──人は軌跡をどのように予想し，編みなおすのか」『岐阜県立看護大学紀要』4(1): pp. 154-160

▷10　Bury, M., 1982, "Chronic illness as biographical disruption," *Sociology of Health & Illness*, 4(2): pp. 167-182.

このように，慢性疾患になることで，それ以前の社会の中での自己とその人生の位置づけについての認識が通用しなくなるという経験を，ビュアリーは「伝記の断絶（biographical disruption）」と呼んだ。「伝記の断絶」が生じると，病気になる以前は自明であった患者の生活の枠組みは機能しなくなる。

▷11 I-5 参照。

　だが，伝記が断絶したままでは，ストラウスらのいうワークを行うなど，慢性疾患を抱えての生活を主体的に営んでいくことはできない。そこで多くの患者は，このように変わってしまった，そして今後変わってしまうであろう自己の状況を引き受け，慢性疾患を患うという経験そのものを自身の伝記のなかにうまく位置づけ直すように伝記の再建を促されることになる。

5　慢性疾患の経験と資源

　慢性疾患の経験は決して一様ではない。たとえ同じ病を抱えていたとしても，実際に病がどのように経験され，そこにどのような意味が見いだされるかは人により異なっている。病にポジティブな意味づけが行われることすらある。例えばHIV／AIDSであることを周囲に告げるとスティグマを付与されたり，孤立する場合があることはよく指摘されるが，逆に発病を契機として，家族との時間をよりたくさん持つようになり，良い関係性が築けた，過去のわだかまりを水に流し交流が復活したなど周囲の人々との関係性が良くなる場合もある。また，自分自身の生活の見直しや，自分に対しても他人に対しても気を遣うようになったことなどが，病になったことのポジティブな意味として見いだされることもあると指摘されている。

　こうした病に対する意味づけの違いを生む要因を具体的に明らかにしていくことは，今後の慢性疾患研究における課題だろう。その際着目したい点は，患者がワークを行う際に助けとなるもの（資源）をどれだけ持っており，またそうした資源をどのように活用しているか，という点である。病および病を抱えたことから生じる問題に対処する際に助けとなる資源が充実していれば，病になったことで生じる変化にも対応しやすく，伝記の再建も比較的スムーズに進むだろう。このとき資源となるのは，医療のほかに患者の経済的要因やワークに深く関与する患者の身近な人間関係などが考えられる。また，その病に対して文化的にどのような意味づけがなされているかといったことや，医療以外のものも含めた多様な社会制度（例えば家族，教育，福祉）なども重要な要因となる。このような患者の個別の経験を生み出す背景へと目を向ける必要もあるだろう。

▷12　Siegel, Karolynn and Schrimshaw, Eric W., 2000, "Perceiving benefits in adversity: stress-related growth in women living with HIV/AIDS," *Social Science & Medicine*, 51(10): pp. 1543-1554.

（佐々木洋子）

Ⅰ 健康・病の経験

5 病の語り

1 「病の語り」とは

一般に「語り（narrative）」とは，ストーリーを語ること，あるいは，語られたストーリーを指す語である。語られるストーリーには，自己や他者の生（生活・人生）を主題とするものがある。生についての語りの中でも，病が重要な意味を持つものが「病の語り（illness narrative）」である。

社会学・人類学は，この「病の語り」に注目してきた。[41]「病の語り」は，何を契機（要因）として語られるのか，何が語られるのか，何が語りの文脈となるのか，何をもたらすのか。こうした問題を問うてきたのである。

そこでここでは，先行する研究に依拠しつつ，特に病者が語り手となり，自分の病気と生を語る「病の語り」について，その契機，類型，文脈，帰結を解説していきたい。

2 「病の語り」の契機

「病の語り」の契機となるのは「病気になる」という体験である。特に慢性疾患にかかった人の多くは，自分の病気と生（生活・人生）を語ることを求める。これはどうしてか。ここで参考になるのは，M. ビュアリーの「伝記の断絶（biographical disruption）」をめぐる議論である。[42]

「伝記（biography）」とは何か。ビュアリー，および彼が理論的に依拠するA. ギデンズは，潜在的に不安に苛まれる存在として人間をとらえる。人は，過去・現在・未来を通じて「私」が存在していることを確信できないと，安心して生きてはいけない。[43]「私は存在しているのか」という「存在論的」と形容できるような不安に苛まれるのである。これに加えて「私」の存在が不確かなのだから，「私」に価値を見いだし，自尊心を持つこともできない。では「私」の存在を確信させるものは何か。それは，実際に「私」の身に過去に起きた出来事，現在起きている出来事，そしてこれから起きるであろう出来事，さらにそうした出来事を経験する「私」を描くストーリーである。このようなストーリーは，過去・現在・未来を通じて「私」が存在していることを示す。このストーリーがリアルなものと感じられて，初めて人は不安から逃れられる。このストーリーこそが，ビュアリーのいう「伝記」である。

では「伝記の断絶」とは何か。病，特に慢性疾患は，心身の不可逆的な変化

▷1 「病の語り」という語を広く知らしめたのは，その語をタイトルに冠したA. クラインマンの著作である。クラインマン，A., 江口重幸・五木田紳・上野豪志訳，1996，『病いの語り——慢性の病いをめぐる臨床人類学』誠信書房

▷2 Bury, Michael, 1982, "Chronic illness as biographical disruption," *Sociology of Health and Illness*, 4(2): pp. 167-182.

▷3 ビュアリーは，ギデンズのいう「極限状態（critical situation）」の1タイプとして「伝記の断絶」を位置づけている。「極限状態」については，次のギデンズの著書を参照のこと。ギデンズ，A., 友枝敏雄・今田高俊・森重雄訳，1989，『社会理論の最前線』ハーベスト社，pp. 136-142

を伴う。それによって，それまで出来ていたことが出来なくなったり，人生の「残り時間」が（それまで思っていたより）大幅に短縮することがある。こうした変化は，しばしばそれまで伝記として機能してきたストーリーを機能不全に陥らせる。例えば「私は，この仕事に打ち込んできたし，これからも打ち込んでいきたい」という伝記に支えられて生きてきた人がいたとしよう。この人が病で仕事ができなくなったとする。回復の見込みもないとすれば，この人の伝記はリアルではなくなるだろう。伝記が支える「私」の存在もリアリティを失い，存在論的な不安やそこから派生する苦しみ（例えば自分の価値を感じられない）が生じる。これが「伝記の断絶」である。

「伝記の断絶」の苦しみは，伝記が再建されるまで続く。伝記を再建するためには，病の経験を組み込んだ，新しい「私」のストーリーを作らなければならない。つまり「私」のストーリーを語りなおす必要がある。病が語りの契機となるのは，こうした事情による。病者により語られる「病の語り」は，少なくとも部分的には「伝記の断絶」のもたらす存在論的な不安に動機づけられた，伝記の再建の試みなのである。

③ 「病の語り」の類型

では伝記の再建をめざして，病者は何を語るのか。新たな伝記となりうるのは，どのような語りか。

近代医療の世界では，病者のストーリーとして最も重視されるのは近代医学のストーリーである。しかし近代医学のストーリーは，病者の伝記にはなれない。というのも近代医学は，患者の身体をモノとして捉え，その物理的変化に注目するため，近代医学が提供するストーリーでは，患者の生（人生・生活）は捨象され，せいぜい物理的変化に関わる限りで言及されるにすぎないからである。それは，身体というモノを修理することを第一の目的とする情報なのである。B. グッドが調査した医学生は，いみじくもこう述べる。「その個人のストーリーを聞きたい人はいないんです。聞きたいのは編集されたヴァージョンなんです」。「個人のストーリー」とは，その「個人」の生（生活・人生）を描くストーリーであり，「編集されたヴァージョン」とは，生物医学的に「編集されたヴァージョン」である。「個人のストーリー」を捨象する「編集されたヴァージョン」は，伝記の一部にはなれてもその代替物にはなれない。

病者は伝記を再建するために医学的ストーリーとは別に自分の病（と生）を語らなければならない。病者は，何を語り，どのような語りが伝記の再建へと結びつくのか。ここで参考になるのは A. フランクによる「病の語り」の類型化である。彼は「物語の筋書き」に注目して，3つの類型を提示する。

ひとつ目は「回復の語り」である。これは「昨日私は健康であった。今日私は病気である。しかし明日には再び健康になるであろう」という筋書きの語り

▷4 Ⅰ-4 を参照のこと。

▷5 Ⅱ-2 を参照のこと。

▷6 グッド, B., 江口重幸・五木田紳・下地明友・大月康義・三脇康生訳, 2002, 『医療・合理性・経験——バイロン・グッドの医療人類学講義』誠信書房, p. 133

▷7 フランク, A., 鈴木智之訳, 2002, 『傷ついた物語の語り手——身体・病い・倫理』ゆみる出版, pp. 111-190

である。この語りは，回復の見込みがあればともかく，「人が死を迎えつつあるとき，あるいは障害が慢性的に残ってしまうときには，もはや役に立たない」。したがって心身の不可逆的変化を伴う多くの慢性疾患の患者の「伝記の断絶」に際して，伝記を再建し，病者を安心させる「病の語り」にはなれない。

　2つ目は「混沌の語り」である。慢性疾患は，自分が今後どうなっていくのか，そもそも今どうすればいいのかがわからない状況に病者を追い込むことがある。病状がめまぐるしく変化する場合，こうした状況は生じやすい。このような状況でしばしば語られるのが，「混沌の語り」である。それは「継続性もはっきりした因果関係」もないまま，ただ「語り手が生を経験していくままに語られていく」語りで，例えば「それから○○，それから△△，それから□□」と「それから」という接続詞によって結ばれるだけのまとまりのない語りになりがちである。それはまさに「混沌」であり，一貫した「私」の存在を描くことなど到底できない。これは破綻した伝記を再建するというより，「伝記の断絶」を体現する語りである。

　3つ目は「探求の語り」である。これは「探求者」として自らを描きだす。「探求の語り」は，病によって，生活が制約されていること，能力が損なわれていること，これからどうなるか予測がつかないことを前提に，価値ある何かを探求する人として，語り手である病者を描く。「探求の語り」は，病める身体（あるいは精神）というコントロールできない要素に左右されないところで「私」の存在を描こうとする。このため，病によって破綻した伝記を再建する可能性を秘めている。ただし「探求の語り」を組み立てることや，実際に「探求者」として生きていくこと（「探求の語り」がリアルなものとなるための条件）は容易ではない。

　以上の類型は，あくまで研究者（フランク）が人為的に構成したものであって，実際の語りが常にどれかに分類されるわけではない。病者の語りにおいては，2種ないし3種の語りが渾然一体となっていることも多い。また病者の語りは，一定のパターンをとって（例えば「回復の語り」から「混沌の語り」へ，そして「探求の語り」へ）推移するわけではない。さまざまな語りを往復しつつ生きていく，というのが病者の生の実情に近いのである。

❹ 「病の語り」の文脈

　一般に語り手は聞き手を必要としている。さまざまな人が，聞き手になりうるが，ここで注目したいのは，聞き手の反応が語りのリアリティを左右するという事実である。聞き手によって肯定された場合，語り手にとっても，そのストーリーのリアリティは高まる。逆に聞き手によって否定された場合，語り手にとっても，そのストーリーのリアリティは低下する[48]。

　「伝記の断絶」から伝記の再建をめざす病者を考えよう。この病者が誰かに

▷8　語り手と聞き手の相互作用，文化的背景について，「病の語り」に限定せずコンパクトに整理したものとして，井上俊の論考があげられる。ここでの議論は，次の論考を参照している。井上俊，1996，「物語としての人生」井上俊・上野千鶴子・大澤真幸・見田宗介・吉見俊哉編『岩波講座現代社会学9　ライフコースの社会学』岩波書店

自分の病と生を語る場合，聞き手との相互作用は，語りを条件づける文脈となる。というのもこの病者は，自分の語りにリアリティを与える必要があり，そのためには聞き手を説得できるストーリーを語らなければならないからである。それには少なくとも二種類の配慮が必要であろう。

ひとつは，聞き手の伝記に対する配慮である。聞き手が，語り手のストーリーの登場人物になることがある。語り手と聞き手の関係が，親子や夫婦のような濃密なものである場合，こうしたことが起きやすい。こうした状況では，語り手は聞き手の生とそれを支える伝記に配慮しながら，自分の伝記を語る必要にせまられる。というのも聞き手は，自分の生および伝記を大きく否定するような語り手のストーリーを受け入れがたいだろうからである。そのようなストーリーは，語り手と聞き手の間に深刻な葛藤を生じさせかねない。

もうひとつは「文化的」と形容できるような配慮である。同じ文化圏にいる人々は「常識」として病の観念・イメージをある程度共有している。この「常識」には「この病気の人は，こうした生（生活・人生）を送るだろう」といった知識も含まれており，「病の語り」を組み立てる手がかりとなる。同時にこの「常識」は，病者による「病の語り」の枷ともなる。語り手は，聞き手に受け入れられようとする限り，聞き手の持つ病の文化的観念・イメージを無視できないからである。「常識」に一致する「病の語り」は受け入れられやすいが，そうではないものは受け入れられにくい。「常識」から外れた語りを聞き手に受け入れてもらうためには，工夫が必要になる。あまりに「常識」からかけ離れたストーリーは，どう工夫しても否定されるかもしれない。例えば「闘病生活」という語があるように，がんなどの病気には「闘うべき敵」というイメージがある。このイメージにとらわれた人は「闘う」以外の病との関わり方を体現する「病の語り」やその語り手を受け入れないかもしれない。

▷9 この常識は，近代医学の主張と一致することもしないこともある。Ⅱ-9 を参照のこと。

▷10 「文化」が「病の語り」に深く関わるというのは，多くの「病の語り」研究の中心的主張ないし議論の前提である。

5 「病の語り」の作用

ここまで「病の語り」の語り手に対する作用（伝記の再建）に注目してきた。しかし「病の語り」の作用は，これにとどまるものではない。ある人の「病の語り」は，別の人の「病の語り」のモデルとなることがある。セルフヘルプグループなどの同病の人々が集まる場では，こうしたことがしばしば起きているといわれる。また「病の語り」は，病の文化的観念・イメージから一方的に影響を受けているわけではない。誰かによって，既存の文化的観念・イメージから外れた「病の語り」が語られ，徐々に人々の間を流通し，病の観念・イメージを変えていくこともありうる。「物語は自分自身のために語られるものであると同時に他者のために語られるものである。物語ることの相互性の中で，語り手は自らを他者の自己形成の導きとしてさしだす」のである。（中川輝彦）

▷11 野口裕二, 2004,『ナラティブの臨床社会学』勁草書房，特に5章「集団療法の臨床社会学」を参照のこと。同書は，「病の語り」を含む「語り」を整理した書籍として参考になる（同書の「ナラティブ」は本章での「語り」にほぼ対応している）。またセルフヘルプグループについてはⅣ-5 を参照のこと。

▷12 ▷7 の p. 37

Ⅰ　健康・病の経験

残余ルール違反
精神疾患の社会学

 「先進社会」における精神医療

　18世紀の末から19世紀半ばにかけて西欧と北米では，それまで「気の違った」「狂った」とされていた人々を，精神の病に苦しむ人々として，専門の病院に入院させ，その治療的環境の中で精神科医による治療を受けさせる，という制度がつくり出される。こうした人々は，それ以前は，道徳的な堕落者，犯罪者，悪魔に憑かれた者として，刑罰を科されたり，刑務所に閉じこめられたり，死刑にされたりしていた。当時，誕生しつつあった近代医学の一部門としての精神医学とそれを身につけた精神科医は，その科学的認識とヒューマニズムに基づいて，こうした人々を中世の闇から救い出したのである。精神医学の正史は，このように語ってきた。

　しかし，以後，20世紀の半ばまで，公立の精神病院に収容される人々は増え続けるが，精神医学には，わずかの疾患を除いて，原因の解明や治療法の確立ができず，精神病院は，長期の（場合によっては終生の）強制的な収容施設となっていった。20世紀の後半になると，「画期的」とされる薬物療法が開発され，それを一因として，精神病院の収容期間をなるたけ短くするようになっていく。これに応じて，精神病院の病床規模を縮小したり，精神病院を閉鎖したり，単科の精神病院の代わりに総合病院の精神科病棟を増設するといったことが行われている。

　日本も，明治維新以後，国家主導の近代化の過程で欧米の精神医療制度を導入しようとするが，第二次世界大戦以前には，こうした制度と併存して，家族が自宅で「監護」することも認められており，数としては，精神病院入院患者よりこちらの方が多かった。戦後になると，自宅での「監護」は認められなくなり，精神病院中心になっていくが，欧米と異なり，病床のほとんどは私立の小規模な精神病院であり，かつ，精神科医が入院の必要を認め，それに家族が同意すれば，本人の同意がなくても入院させることができるという入院形態もある。こうしたこともあって，近年は，精神病院の平均在院日数が徐々に短くなってはきているが，いまだに平均在院日数は欧米と比べて格段に長いという状況である。また，精神病院の数や病床数が減少するといったことも起こっていない。

　欧米では（のみならず日本でも），1960年代後半から1970年代にかけて，精神

▷1　この動きは，「脱施設化運動（decarceration movement）」と呼ばれる。

▷2　こうした精神医学・医療への批判は「反精神医学（anti-psychiatry）」と呼ばれた。

▷3　ラベリング理論（labeling theory）
アメリカを中心に，犯罪・非行，薬物乱用などの逸脱行動とそれに対する社会統制の分野で，1960年代に登場し，有力になるパースペクティブであり，「社会的

医療制度に対する批判が相次いで起こる。精神科医，弁護士，患者の中から，精神医療制度のみならず，それを支える精神医学の知識や技術までもが告発の対象となったのだ。アメリカでは，社会学者の中からも批判が起こる。なかでも，精神医学に対して最も対立的だったのは，**ラベリング理論**の立場から精神医療にアプローチする社会学者であった。その代表が，T. J. シェフである。

❷「残余ルール違反」とは：精神疾患のラベリング理論

シェフが提示した精神疾患のラベリング理論とそれを検証するために彼が行ったいくつかの調査の結果は，『狂気の烙印——精神病の社会学』にまとめられている。シェフはまず，精神疾患の症状とされるような行動を「残余ルール違反（residual rule-breaking）」であるとする。シェフによれば，どのような社会・集団にも，そのメンバーが従うべき「規則」（一般的な社会学の用語では「規範」）があり，それに違反する行為を指し示す言葉がある（例えば，刑法やそれに準じる法律の違反は「犯罪」と呼ばれる）。しかし，そのような違反を指し示す言葉がないような一連の規範群がある。それが「残余ルール」である。これらの規範は，社会のメンバーにとっては「言うまでもない」ものであり，それを破るなど思いもよらないような種類のものである。そして，このような規範に違反する行為が「残余ルール違反」である。

シェフはこのように精神疾患を，規範違反という点では犯罪と同じレベルの逸脱行動と捉えたうえで，これに狭義のラベリング理論を適用する。彼は，自らの主張を，以下のような9つの命題にまとめている。

（命題1）残余ルール違反は本質的に多様な原因から生じる
（命題2）治療を受けている精神疾患の比率に比較すると記録されない残余ルール違反の比率は極端に高い
（命題3）大部分の残余ルール違反は「否定され」，一過的な意義しかない
（命題4）**ステレオタイプ**化した精神障害のイメージは幼年期の初期に学習される
（命題5）狂気のステレオタイプは日常的な社会的相互作用の中で，気づかれないうちに再確認される
（命題6）レッテルを貼られた逸脱者たちはステレオタイプ化された逸脱者の役割を演じることによって報酬を与えられるかもしれない
（命題7）レッテルを張られた逸脱者たちは本来の役割への復帰をくわだてると罰せられる
（命題8）残余ルール違反が公にレッテルを貼られるときに生じる危機の中では逸脱者は被暗示性が高くなり，申し出された狂気の役割を唯一の代替策として受け入れるかもしれない
（命題9）残余ルール違反者たちの間では精神病のラベリングが残余逸脱者の

反作用パースペクティブ（social reaction perspective）」とも呼ばれた。この呼び方が示すように，逸脱行動の本質を，その行動に内在する何らかの性質に求めるのではなく，その行動に対する他者による定義・規定に求めた。つまり，逸脱行動とは，他者によって「犯罪」「非行」「薬物乱用」などと定義・規定される行動と捉える。このパースペクティブから，そのような定義・規定が逸脱者と逸脱者に関わる人々の間の相互作用の過程で，当の逸脱行動を永続化させるというプロセスにも注目が集まる。これが，狭義の「ラベリング理論」である。

▷4 シェフ, T. J., 市川孝一・真田孝昭訳, 1979, 『狂気の烙印』誠信書房。この訳書では，"mental illness"は「精神病」，"residual rule-breaking"は「残基的ルール違反」となっている。前者は，"psychosis（背後に器質的な病因がある，あるいはあると想定される，重篤な精神疾患）"の訳語として使われていて，それと区別がつかなくなるので，ここでは「精神疾患」と訳し，後者は，「残基」では意味が通らないので，「残余ルール違反」と訳している。

▷5 ステレオタイプ（stereotype）
何かについての，特に人物のカテゴリーについての強固な信念やイメージで，それに反するような具体的な経験によっても修正されにくく，「嫌悪」「恐怖」などの否定的な感情を喚起するもの。

経歴の最も重要な要因である

　まとめると，精神疾患の症状とされるような行動は，何もしなければ一時的なもので終わるが，精神科医を受診させられ，「精神疾患」の診断を受け，治療を受けることになると，医療提供者も一般の人々も，彼らが強固に抱いている精神疾患のステレオタイプに従って患者が行動するように期待し，患者の側はその期待に従うほかなく，自らをそのようなものと見なすようになり，かくして，精神疾患の症状とされるような行動が永続化していく，ということになる。また，そのような「精神疾患」の診断を受けることになるか否かに関しては，逸脱の程度や目につきやすさよりはむしろ社会的な要因の方が大きいとし，特に性・階層・民族などの点で弱い立場の人ほど精神疾患と診断されやすい，とした。

　シェフはこれらの仮説群を，現実を正確に記述するものとしてではなく，精神疾患と精神医療についてこれまで見過ごされてきた側面に対する研究を刺激するためのものとして提起している。しかし，個々の命題はともかくとして，このようにまとめるとある意味で「途方もない」シェフの主張に対しては，アメリカの社会学者の中からも批判が起こる。なかでも，精神疾患のストレス説の立場に立ち，当時の精神医療の発展をある程度は評価するW. I. ゴウブからは体系的な批判が提起され，学会誌上では，2人の間で長い論争が繰り広げられた（「シェフ-ゴウブ論争」）。

3　精神疾患および精神医学・医療の社会学

　2人の間で論点となったことだけでなく，アメリカを中心に，欧米の社会学がこれまで精神疾患と精神医学・医療のどのような側面に注目してきたかをまとめると，以下のようになる。

○精神疾患について：論点１

　精神疾患は身体疾患と同じような意味で「疾患」といいうるのか。その症状は，人間の知覚，思考，感情，性格などであり，これに精神の働きの異常という原因帰属がなされて精神疾患の診断が下されるわけだが，そうなると，病気か否かの判定に文化によって異なる基準が持ち込まれているのではないか。あるいは，同じ社会の中でも，性や人種・民族や階層によって「正常さ」「望ましさ」の基準が異なる場合，精神医学はその社会で支配的な基準を採用し，その結果，非支配的なカテゴリーに属する人々は「精神疾患」と診断されやすいのではないか。

　また，精神疾患の場合，一般の人々もその判断を行っている。特定の状況で，特定の逸脱に対して，特定の解釈過程を経て，自己または他者に対して「精神の異常」という原因帰属がなされることで精神科医の受診が決定されるからだ。

▷6　経歴（career）
もともとは特定の職業において，職位・職階が段階的に上昇していくパターンを指す言葉だが，これがラベリング理論によって転用され，初発の逸脱行動から常習的な逸脱者に至るまでには，いくつかの段階・位相があるとして，その段階・位相の連続を経歴（career）と呼んだ。

こうした，自己と自己または自己と他者との社会的相互作用の中に，精神疾患の本体があるのではないか。そうだとして，どのような状況で，どのような逸脱に対して，どのような解釈過程を経て，こうした原因帰属がなされるのか。

○精神疾患の原因について：論点2

精神疾患の症状とされるような行動や状態に陥るのは，精神医学が考えているような脳の異常や，（精神分析学がいうような）乳幼児期の心的な葛藤が原因なのか。むしろ，人々が置かれている短期的あるいは長期的な社会的ストレスや役割葛藤に原因があるのではないか。男性よりも女性に精神疾患が多く，階層が低くなるほど精神疾患に苦しむ人々が多くなるのは，こうした人ほど社会的なストレスや役割葛藤の状態に置かれているからではないのか。◁7

○精神医療について：論点3

公立精神病院の強制入院は，階層や人種・民族などの点で，差別的なものになっていないか。支配的な立場の人々は，弁護士を雇って強制入院を免れたり，私費で民間の病院に入るなどして，それを免れやすいのではないか。

また，公立精神病院は，そこに収容された人々に対して，自分たちは一人前の大人ではない，と思わせ，退院して社会復帰しようとする意欲を失わせるような場所ではないのか。◁8

さらに，一般の人々は，精神疾患を病む人々に対して偏見を抱いていて，そのような人々との関わりを嫌がり，それが精神病院を退院した人々が社会復帰していくことをはばんでいるのではないか。◁9

○近代社会について：論点4

上述の精神医学の正史ははたして本当なのか。そもそも，精神疾患の人々を施設に強制収容することは中世ではなく，むしろ近代社会成立の初期に起こっている。こうした施設は，民営だったり，医療者のいない拘禁施設だったりしたが，それを国営の治療施設として改革していく過程で，精神科医に独占的な管轄権が付与されていく。では，こうした近代初期における精神疾患を持つ人々の収容はなぜ，そしてどのように始まったのか。それを国営の単科の治療施設とし，精神科医に管轄させるという改革は，なぜ，そしてどのように行われたのか。◁10

また，20世紀後半の精神医療における脱施設化は，薬物療法の開発によって精神医学が精神疾患の症状を抑えることができるようになったから起こったのか。それよりもむしろ，病院運営から退くことによる国家の財政削減が主目的だったのではないか。その結果，地域の側で受け皿が十分に用意されていなかったために，退院させられた人々はナーシング・ホームなどに移されたり，ホームレスになったりしているだけではないか。

こうした点について，社会学の研究は，近代精神医療がどこで，どのように，そしてなぜうまくいかないでいるかを明らかにできるだろう。（黒田浩一郎）

▷7 これに関する研究は，次のように行われる。一定地域に居住する人々など，特定の集団のメンバー全部またはその一部について，一方で，注目している疾患に罹患しているか否かを調査し，他方で，短期的あるいは長期的な社会的ストレスや役割葛藤など，その原因とされる状態にあるかないかや，その程度を調べ，両者の関係の有無や程度を統計学の手法を用いて明らかにする，というスタイルである。このスタイルは，医学における疫学と同じものである。ただし，原因として想定しているものが社会的な要因であることから，「社会疫学（social epidemiology）」と呼ばれることもある。

▷8 これに関する画期的な研究は，E. ゴッフマンによるものである。彼の精神病院研究については，V-7 を参照のこと。

▷9 これに関する研究で用いられる中心的な概念のひとつは「スティグマ」である。この概念については，I-7 を参照のこと。

▷10 このような，精神医学の正史を書き直すような歴史研究は「修正主義的（revisionist）」と呼ばれる。この研究は，M. フーコーの精神医学・医療の歴史に関する研究をその出発点としている。これについては，V-5 を参照のこと。

Ⅰ 健康・病の経験

 スティグマ
「烙印」としての病

1 スティグマとは

　私たちは，人と接する際，相手について知っている情報を手がかりに，相手にふさわしいと思われる自分の振る舞い方を選んでいる。このとき手がかりとなる情報には，容姿や服装や態度など外見のわかりやすい特徴から，職業や民族や宗教，犯罪歴，病歴など個人のそれまでの人生における出来事など，一見しただけではわかりにくいものまでさまざまである。

　他者と関わる際に手がかりとなる情報の中には，それを知ると他者についてネガティブな想像をさせるものもある。例えば，目の前の人に「前科」があると聞くと，「この人はまた悪いことをするのではないか」，「私に対してもよからぬことを企んでいるのではないか」，あるいは，端的に「怖い」と，私たちは思いがちである。そしてそうした想像に基づいて，その想像が正しいかどうか確かめることもなく，その人との関わり方を選ぶことがある。例えば忌避したり，排除したりするのである。

　スティグマとは，ここにあげた「前科」のような属性である。それを持っていると，他者をして，他のさまざまなネガティブな想像をさせるような属性が「スティグマ（stigma）」である。スティグマはもともとギリシャ語で，犯罪者や奴隷などの忌むべき者に押された肉体上の徴を意味する語であり，現在では不面目自体を言い表す語として用いられている。

　スティグマとなる属性を持つ人は，敬意を払われなかったり，誤った想像に基づいて貶められたり，排除されたりすることがある。スティグマとなる（正確には「なりうる」であり，この点は後述）属性には，さまざまなものがある。「前科」のような経歴がスティグマになることもあるし，身体的特徴（例えば極端に太っている，背が低い，目が見えない，耳が聞こえないなど）がスティグマになることもある。あるいは，特定の集団（例えば当該社会で差別されている集団）に属していることがスティグマになることもある。

2 スティグマと病

　病気や障害にも，スティグマとなるものがある。例えばHIV／AIDSは，感染の恐れが高いと思われていたこと，恐ろしい死を連想させること，「同性愛者の不道徳な行為に対する神の罰」という意味付与がなされていた。そのた

▷1　ゴッフマンによれば，スティグマには次の3つがある。①肉体上の奇形，②罪人や精神疾患など個人の性格上の欠点，③人種，民族，宗教などの集団に帰属されるもの。ゴッフマン，E., 石黒毅訳, 2001,『スティグマの社会学——烙印を押されたアイデンティティ』せりか書房

めHIV感染者やAIDS患者は，差別や排除の対象となってきた。

　精神疾患もそうした病気のひとつである。もし精神疾患であることが知られれば，その人は「危険人物」と見なされて，周囲の人から避けられることもある。そのため，患者は病名を隠そうとして，受診をためらうことがある。また，受診するにしても，近所の人に知られることのない遠くの病院を選んだりすることがある。

　また糖尿病患者は，会社で仕事をするうえでは，実際にそうであるかどうかにかかわらず，「満足に仕事をする能力がない」と見なされ，仕事を任せてもらえないことがある。

❸ スティグマをめぐる技法（1）

　スティグマとなる属性を持つ人は，他者とのやりとりの際に，スティグマとなる属性の扱いをめぐるさまざまな技法を持っている。そうした技法は大きく3つに分けられるだろう。

　ひとつ目の技法として，スティグマとなる属性が明らかであり，相手にそのことを知られている場合，そのスティグマが，相互作用の場面でできるだけ目立たないようにするという技法がある。ゴッフマンは，この方法を「カヴァリング（covering）」と呼ぶ。スティグマを持つ人は，スティグマが明らかな場合であっても，自分のスティグマとなる属性に相手の目が向く機会を極力減らそうとする。それは，スティグマが顕在化することによって生じる相互作用場面の緊張を解消するためである。そこで，例えば義手や義足を使わない方が自分にとっては動きやすい場合でも，なるべく相手の注意をひかないようあえて義手や義足を用いたり，スティグマとなる属性を持つことになった経緯についてたびたび質問されることがわずらわしいため，そのことについて（質問をされる前に）あらかじめ説明をしてしまったり，仮に事実とは違っていても，相手に受け入れられやすいような説明をしたりする。だがこうした技法は，それを用いる本人にとっては，しなくてもいい配慮や不本意な言動をとることになるので，負担や苦痛となることがある。

❹ スティグマをめぐる技法（2）

　2つ目に，スティグマとなる属性が人目につきにくく，相手に知られていない場合，その属性をできるだけ隠したままやり過ごそうとする技法がある。ゴッフマンは，この方法を「パッシング（Passing）」と呼ぶ。例えば，何も問題を抱えていないように振る舞ったり，通院歴を隠したり，自分の罹っている病気の話題になったときも無関係を装ったりする。

　このようなパッシングを続けることは困難を伴う。まず，パッシングすること自体が難しいことがある。例えば，てんかんは突然の発作を伴うことでステ

ィグマとなることのある病気のひとつであるが，見た目ではわからないため，多くの人はてんかんであることを隠そうとする。しかし，発作が起こることまでを防ぐことはできず，発作が起きるとてんかんであることは否応なく露見してしまう。また，病や障害がスティグマとなる場合，そうした病や障害に対処し，自らの生命や能力を維持するための器具や行動が，スティグマを露見させることもある。例えば，補聴器をつけることは耳が聞こえないことを明らかにすることであるし，糖尿病の患者が不足するインスリンを補うために定期的に行わなければならない自己注射も，糖尿病であることを露見させるのである。

　パッシングには常に，「いつか露見するのではないか」という不安がつきまとう。実際に差別された経験（enacted stigma）も患者の悩みや悲哀の要因となるが，差別されるかもしれないという「スティグマ化されることに対する恐れ（felt stigma）」もまたスティグマを持つ者の行動を大きく制約する[42]。例えば，仕事上の昇進の機会は通常は人生のチャンスとなるが，パッシングをしているてんかん患者にとっては，人前に出る機会が増え，スティグマが露見する危険性を高めるものとみなされる。このためてんかん患者は昇進を断念することもあるなど，「スティグマ化されることに対する恐れ」は，生活を大きく制約する。

　また親密な相手にパッシングをする場合，そのことに罪悪感を持つこともある。これは，秘密を持つべきではないと自分が考えている相手に秘密を持っているとか，嘘をつくべきではないと思っている相手に嘘をついているという罪悪感である。

▷ 2　Scambler, Graham, 1989, *EPILESPY*, Routledge.

5　スティグマをめぐる技法（3）

　3つ目の技法として，スティグマとなる属性を隠さない，あるいは，そうした属性を持っていることを積極的に伝えるという技法がある。これを「告白（disclosure）」という。具体的には，スティグマの徴となるようなものを積極的に身につけたり，自分からスティグマとなる属性を持つことを周囲に告げたりする。そうすることで，スティグマとなる属性を持っていることが明らかになるので，スティグマが露見することの心配や，情報を管理することの煩わしさ，嘘をつかなければならないことの罪悪感などから解放される。

　もちろんこの技法を実践すると，スティグマとなる属性を持っていることを知られることになり，さまざまな不利益を被る危険性もある。そこで，この技法をとる人は，不利益を被らないようにスティグマとなる属性を相手や状況に応じて明らかにしたり，隠したりしている。例えば，てんかん患者は，運転免許の申請時など，過去に病気を理由に拒絶された経験があれば，次の同様の機会には病気を隠したままにしておく。就職の際，病気を持っていることはデメリットになるため，面接時には事実を隠しておく。そして，しばらく一緒に仕

事をして信頼を得た後には，病気であることを徐々に明らかにしていく。自分のてんかんの発作を目にする可能性がある人には，あらかじめ事実や対処法を伝えておくことで，相手を驚かせたり，偏見を抱かれたりすることを防ごうとする。[43]

▷3 ▷2の文献

6 関係性としてのスティグマ

これまで，スティグマを，それを持っていると他者にさまざまなネガティブな属性を想像させるような属性であるとしてきたが，ある状況ではスティグマとなる属性も，他の状況では問題とならない場合がある。先の「前科」を例にすると，多くの場合「前科」はスティグマとなるかもしれないが，例えば一部の犯罪組織では，前科が誇るべき経歴になることもあるだろう。このように，どのような属性がスティグマになるかは，常に決まっているわけではなく，状況によって変わる。また，ある属性をスティグマとみなす状況そのものも，固定的なものではない。ある属性をスティグマと見なしていた人が，そうは見なさなくなることもある。

このように，ある属性とその属性をどのように見るかということとの関係性が，スティグマをスティグマたらしめるのである。

スティグマとなる属性を持つことは，常にネガティブな反応を生むわけではない。例えば，スティグマを持つことを告白することで親密さが増したり，相互理解が深まり，周囲の人びととよりよい関係性を取り結べる可能性も秘めている。

さらにスティグマとなる属性を持つ人自身も，その属性に関して恥じていたり，罪の意識を持っていたりするが，こうした意識も周囲の人々の反応次第で変化することがある。例えば，シュナイダーとコンラッドは，周囲が適切に受け止めてくれる場合には，スティグマとなる属性を持つことを明らかにすることで，スティグマを持つ人自身の，スティグマとなる属性についてのネガティブな捉え方を考え直す機会になり得ると指摘している。[44]

ただし，現時点では，スティグマをめぐる関係性が実際にはどのように変化するのか，また，どのような関係性が，ある属性をスティグマにしたり，しなかったりするのか，といった点について十分解明されてはいない。これらの点が，今後解明していくべき課題として残されている。こうした解明にスティグマを生み出す関係性を変える，という可能性があるだろう。　　　（佐々木洋子）

▷4 Schneider, Joseph W. and Conrad, Peter, 1980, "In the Closet with Illness: Epilepsy, Stigma Potential and Information Control," *Social Problems*, 28(1): pp. 32-44.

Ⅰ　健康・病の経験

8　ジェンダーと病

1　社会的カテゴリーとしてのジェンダー

　日本とか，アメリカ合衆国とか，今日，「国」と呼ばれるようなサイズの社会には，その社会のメンバーをいくつかのタイプあるいはカテゴリーに分類する仕組みがある。その仕組みに従って，社会のメンバーはいずれかのタイプ・カテゴリーに分類される。この仕組みは，「社会的カテゴリー」あるいは「社会的類別カテゴリー」と呼ばれる。

　このような分類の仕組みは，このサイズの社会において，次のように作動することがある。

①社会における仕事や役割に社会のメンバーを配分する際の基準となる
②①の仕事や役割における**権力**の源泉あるいは根拠となる
③**社会化**や**社会統制**の領域で，どのような仕方で，そして能力，意欲，外見の点でどのような人間に社会化するか，あるいはどのように矯正，治療，支援するかということに関して，こうした仕方や目標の分化の基準となる
④人間に関する知識の領域で，人間の身体や精神に関して，その特徴の記述や説明の分化の基準となる

　こうした社会的カテゴリーとしては，「こども」「おとな」「老人」など人間の成長の特定段階を指すものや，人種のように，メンバーの生物学的特徴（とされるもの）に基づくものがある。ジェンダーもそのような社会的カテゴリーであり，セックス（Sex），つまりヒトのオス／メスの生物学的な性差（とされるもの）に基づいている。社会のメンバーは，誕生の直後に，その身体的特徴に基づいて男／女のいずれかの性に分類され，その分類は，ほとんどの場合，終生，変更されることはない。

2　ジェンダーと病

　では，このジェンダーが病／医療とどのように関わるのか。
　まず，社会的カテゴリーとしてのジェンダーの仕組みそのものが，以下のような状態を「病」として構築することになる。

▷1　黒田浩一郎，2005，「病／医療と社会理論」宝月誠・進藤雄三編『社会的コントロール論の現在』世界思想社，pp. 139-156

▷2　権力
「権力」とは，ひとつの役割や集団が，もうひとつの役割や集団に対して，後者の行動（認識や価値判断を含めて）に意図的に影響力を及ぼすことができるような関係にあることをいう。

▷3　社会化
「社会化」とは，特定の社会に生を受けた新たなメンバーが一人前のおとなに育てられていくプロセスをいう。また，特定の役割の遂行者に養成されるプロセスも「社会化」という。さらに，ライフサイクル上の特定の段階にふさわしい能力，意欲，外見を身につけていくプロセスと，ライフサイクルの開始と終了，つまり特定の社会に新たなメンバーとして生み出されるプロセス（出産／出生）およびメンバーではなくなっていくプロセス（死者をおくること／死ぬこと）を合わせて「社会化」という場合もある。最後の意味での「社会化」の用法については，▷1 のpp. 139-156を参照のこと。

30

(a) 身体の，染色体，器官，機能などのレベルで，一方の性の特徴とされるものが十分に発達していなかったり，欠けているという状態
(b) 身体の，染色体，器官，機能などのレベルで，一方の性の特徴とされるものと他方の性の特徴とされるものの両方をそれぞれいくらかずつ持っているという状態（「インターセックス」）
(c) 身体の点では一方の性なのに，社会的カテゴリーとして他方の性別を与えられているという状態
(d) 身体の点では一方の性で，社会的カテゴリーとしてもその性別を与えられているのに，当人は他方の性別に同一化しているという状態（「トランスジェンダー」）
(e) 身体の点では一方の性で，社会的カテゴリーとしてもその性別を与えられ，当人もその性別に同一化しているが，当人が反対の性にふさわしいとされる能力，意欲，外見を発達させたり，示したりしているという状態（異性ではなく同性だけを性愛の対象とする場合は「同性愛」）

なお，今日の「先進社会」では，(b)，(d)，そして特に(e)の状態にある人々の中から，そのような状態を「正常な」状態として自ら肯定したり，社会に認めさせようとする動きも起こっている。こうした動きは，そのような状態を「病気」と規定する近代医学に対する異議申し立てを伴っている。特にアメリカにおける男性同性愛者による運動は際立っており，1974年に，アメリカ精神医学会の精神医学領域の疾患・障害の診断と統計のためのマニュアル（DSM）で「同性愛（homosexuality）」を診断名から外させることに成功した。

また，上記の社会的カテゴリーの社会における作動の仕方に対応して，次のようなジェンダーの病／医療への関わり方を指摘できる。

まず①の，仕事や役割への社会のメンバーの配分の基準という点では，いわゆる「先進社会」においては，成人女性の方が成人男性よりも，相対的に，健康状態の自己評価が低く，また，「患者役割」に就きやすいという点が注目されている。この差に関しては，以下のような，いくつかの仮説が提起されている。

(1) 女性は男性より生物学的に病気になりやすい
(2) 女性は男性より病気を引き起こすような職業上あるいは仕事上のストレスに多くあるいは強くさらされている
(3) 女性は男性より，社会化の結果，自己の心身の不調に敏感であり，また，それに対して，他者の援助も求めやすい
(4) 女性は男性より，医師を受診しやすい職業あるいは仕事に就いている

▷4　社会統制
「社会統制」とは，「逸脱」に対して，それを正常な状態に戻そうとしたり，それが引き起こす危害を防ごうとしたりする活動を指している。また「逸脱」とは，社会のメンバーとしてふさわしいとされる能力，意欲，外見についての社会的な規準につき，それに違反したとか及んでいないとされる事態を指す。たとえば，刑法に違反する行為は，成人がそれを行えば，警察・司法制度において「犯罪」とされることがあるが，この意味での「犯罪」は「逸脱」の1タイプである。

▷5　このほかに，一方の性にふさわしいとされる能力，意欲，外見を過剰に発達させ，示しているような状態が病とされる場合もある。男性的な特徴とされるものの過剰の例としては，虚血性心疾患の危険因子としての「タイプA」，女性的な特徴とされるものの例としては，パーソナリティ障害の1タイプとしての「マゾヒスティック・パーソナリティ障害」がある。

▷6　このマニュアルについては，コラム6を参照のこと。

▷7　①に関して，医療を受ける側ではなく，医療（看護，介護を含めて）を提供する側についても，仕事・役割への社会のメンバーの配分の基準としてジェンダーが大きく関わっている。職業としての医療提供者役割へのメンバーの配分に対するジェンダーの関わりについては，Ⅲ-4 を参照のこと。ここでは，一方

ただし，日本では，第二次世界大戦後しばらくの間は，あらゆる年齢層で，男性の方が女性よりも医療機関を受診する頻度が高かった。当時はまだ，今日のように，国民全員が何らかの公的医療保険でカバーされるに至っておらず，被用者保険では，被用者本人とその扶養家族の間で自己負担の割合に大きな差があった。また，農家や自営業者とその扶養家族が加入する国民健康保険も，加入は任意であり，自己負担の割合も大きかった。つまり，今日のように，病気の際に近代医療を利用することが権利として全員に保障されていない時代にあっては，むしろ，男性の方が女性より「患者役割」に就きやすかったといえる。[49]

また，発症が一方の性にかたよっている疾患や疾患群もある。このうち，そのような性差を説明する生物学的な要因が明確にわかっていないような疾患（群）に医療社会学は注目してきた。

例えばそのような疾患に，19世紀のヨーロッパにおける「ヒステリー」（神経症のひとつで，精神的な原因で，運動麻痺，失声，けいれんなどの身体症状や健忘，意識の昏迷などの精神症状を示すとされる）と19世紀末から20世紀初めにかけての「広場恐怖症」（特別な理由もなく外出が恐ろしくてできない状態）がある。これらの疾患は，上・中流の女性に多かったが，医療社会学は，この階層の女性が置かれた社会的・文化的状況から来る葛藤の表れとして，そして，その葛藤を解決するために，彼女らに残された戦術としてこれらの疾患を理解しようとする。

また，今日の「先進国」における「神経性食欲不振症」「過食症」といった「摂食障害」がある。これらの疾患は，圧倒的に思春期から20代前半にかけての女性に多い。これらの疾患では，スリムな身体の実現と維持がめざされる。しかし，極度の体重減少は，月経の停止や体毛の増加など成人女性に相応しからぬ身体の変化を伴う，また，その方法が禁欲的かつ計画的で完璧主義的である，などの特徴がみられる。それゆえ，これらの疾患の発症を子どもから成人女性への移行期にある今日の女性の置かれた社会的・文化的な状況やそこでのアイデンティティの葛藤に関連させる多様な「解読」を生み出している。

③ ジェンダーと医学・医療

次に③の，社会化や社会統制の仕方や目標の分化の基準という点で，医療社会学，特にフェミニズムの影響を受けた医療社会学は，近代医療において，患者の性によって診断や治療に差があるような場合に注目してきた。例えば，精神安定剤の処方は圧倒的に女性に対して多いが，これは，ひとつには，患者がうつや不安などの精神症状を訴える際に，患者が男性の場合よりも女性の場合に，医師はそうした精神症状を引き起こしている社会的な要因を探ったり，それに働きかけたりせずに，薬によって症状を押さえることを選びやすいからではないかと言われている。

最後に④の，人間の身体や精神に関する知識の分化の基準という点では，医

の男性が多いある職業が他方の女性が多い職業に対して支配を及ぼすという意味で，②の点でのジェンダーの関わりもみられる。家族・親族などのインフォーマルなセクターにおける医療提供者役割へのメンバーの配分に対するジェンダーの関わりについては，Ⅲ-7 を参照のこと。

▷8　今日の「先進社会」においては，死亡率や平均寿命の点では，男性の方が女性よりも，相対的に劣っている。つまり，死亡率は全体として男性の方が高く，平均寿命は男性の方が短い。しかし，このようなパターンは，すべての時代，すべての社会にみられる普遍的なパターンではない。

▷9　このような医療へのアクセスや毎日の食事の量と質など，健康維持・増進や病気の予防，病気の治療に効果的な，あるいは当該の社会で効果的とされるようなことが，男性に比して女性には許されないという状況は，女性の平均寿命が男性より短いような社会においては顕著であるといわれている。

療社会学，特にフェミニズムの影響を受けた医療社会学は，医学，特に近代医学が男性の身体／精神と女性の身体／精神をどのように異なるものとして捉えてきたかに注目してきた。特に，19世紀の欧米の医学および精神医学が注目されている。そこには，「男性／女性」の二分法的な認識枠組みがみられ，男性の身体／精神は強く，理性的であり，生殖の器官や機能の影響を受けにくく，フォーマルな世界に適しているのに対して，女性の身体／精神は弱く，非理性的であり，生殖の器官や機能の影響を受けやすく，インフォーマルな世界に適しているとみなす傾向があった。

このように，男性に比して，女性の身体・精神を潜在的に病理的なものとみなし，医療の名のもとにそれをコントロールしようとする傾向は，今日においても，精神医学・医療や生殖に関わる医学・医療（産婦人科学と産婦人科医療）などにみられる，とフェミニズムは主張する。この文脈で，月経の前や閉経の前後に現れるとされる，特定の心身の不調が疾患とされ（「月経前症候群」と「更年期障害」），精神安定剤や合成ホルモン剤などの薬物治療の対象となる動きにもフェミニズムは警戒的である。また，フェミニズムのこうした主張は，欧米において，そうした主張を裏づけるような，精神医学・医療や産婦人科学・医療についての医療社会学の研究を多数，生み出した。それだけでなく，女性のためのクリニックの設立・運営や助産師の介助のもとでの出産など，近代医学・医療によらない代替的な医療の実践にも結びついている。こうした動きは，「女性の健康運動（women's health movement）」とも呼ばれている。

しかし，こうした医療社会学の研究は，ややもすると，何らかの性差があれば，そこに女性差別，女性の抑圧，女性のコントロールやそれらの強化を読み込んでしまいがちである。この傾向は，体外受精に代表される，新しい生殖技術についての研究においていちじるしい。その結果，こうした研究では，医療技術の「先端医療」としての側面が無視されがちである。また，この傾向のために，男性の方が女性に比べて近代医学や近代医療の対象になりやすい文脈もあること（例えば，医薬品の臨床試験の被験者は圧倒的に男性であり，病院で死亡した場合に，病理解剖に付されやすいのも男性である）をうまく説明できない。

なお，欧米では，近年，近代医学・医療の関心・関与をより少なくではなく，反対により多く求める運動も起きている。例えば，出産後のうつや乳がんの場合がそうである。

ここで指摘したようなジェンダーの病／医療との関わりと同じような関わりが，人間の成長段階を表すカテゴリー，人種，民族・エスニシティ，社会階級・階層など，他の「社会的（類別）カテゴリー」にも見られる。また，ジェンダーと社会階級・階層など，2種類の「社会的（類別）カテゴリー」が組み合わさることで新たに生み出されるような関わり方もある。　　（黒田浩一郎）

▷10　ここでいう「先端医療」については，Ⅱ-5 を参照のこと。

Ⅰ 健康・病の経験

9 医師 – 患者関係

1 医師 – 患者関係とは

　医療社会学でいう「医師 – 患者関係論」とは，診療場面において医師と患者とがどのような相互作用を行い，そしてどのような関係性を作りあげているのか，そのプロセスを分析したり，その関係性を類型化したりする議論である。以下では，代表的な医師 – 患者関係論について解説する。

2 パーソンズの「合意モデル」

　パーソンズは，医師 – 患者関係について，①医師と患者の役割が相互補完的な関係にあり，②これらの役割を医師と患者の双方が合意のもとで担っていることを強調した。

　こうしたパーソンズの「合意モデル」において，医師と患者の役割はそれぞれ以下のような権利・義務とされる。まず患者は，権利として病気状態に対する本人の責任の免除と通常の役割責務からの免除，義務として病気状態から回復する努力と専門的援助を受ける（治療に協力する）責任を負う。これに対し医師は，患者が病気から回復することを自己の利益より優先させること，医学的な専門知識と技術を習得し絶えず更新すること，患者と感情的な関係を持たないこと，患者を個人的な側面や社会的な属性で区別しないこと，患者の医学的な側面のみを扱うこと，を義務として担う。

　これらの医師と患者の役割は，相互補完的な関係にある。例えば，患者の専門的援助を受ける義務に対して，医師の患者の病気からの回復を自己の利益より優先させるという義務は，相互補完的である。

3 フリードソンの「相互交渉モデル」

　パーソンズが，医師と患者の役割に関する「合意」に注目したのに対して，フリードソンは役割をめぐる医師と患者の「交渉」に注目する。すなわち，医師と患者は独自の評価基準と利害関心とを持つ別々の世界に属しており，両者の出会いは2つの異なった「視点の衝突（clash of perspectives）」を伴うことを強調するのである。

　フリードソンによると，医師と患者は相互に相手に対して統制力を持っている。医師は専門職として診療という「サービス」提供や，治療に必要な薬など

▷ 1　パーソンズ, T., 佐藤勉訳, 1974, 『社会体系論』青木書店

▷ 2　進藤雄三, 1990, 『医療の社会学』世界思想社

▷ 3　Friedson E., 1970, *Profession of Medicine : A Study of the Sociology of Applied Knowledge*, University of Chicago Press.

表I-9-1 医師 - 患者関係の三類型

類型	医師の役割	患者の役割	想定されている病気
能動 - 受動	何かを患者になす	受容者	麻酔時, 昏睡状態など
指導 - 協力	患者に行動を指示する	協力者	急性感染症など
相互参加	患者自身が行動するのを助ける	同僚として参加する協同者	慢性疾患など

出所:Friedson, E., 1970, *Profession of Medicine : A Study of the Sociology of Applied Knowledge*, University of Chicago Press, p. 586より作成。

の「資源」にアクセスする排他的権利を有している。そのため, 患者がこれらのサービスや資源を得るには, 医師の意向を無視できない。他方で患者もまた医師に対して統制力を持っている。というのも医師は生計を立てる手段として患者を必要としているからだ。人々は家族・友人・近隣の人々と情報交換をしており, そのため医師は患者の評判を気にせざるを得ないのである。

このようにフリードソンは, 政治的な相互交渉として医師 - 患者関係を描く。医師 - 患者関係とは, それぞれの「力」を背景に, 異なる評価基準と利害関心の調整をめざして行う交渉だというのである。

▷4 ▷2の文献

4 スザッスとホランダーによる三類型

パーソンズ, フリードソンのモデルは, 医師 - 患者の相互作用のプロセスを分析するためのツールであり, そこには医師 - 患者関係を分類するという関心はあまり見られない。これに対し, スザッスとホランダー, 後述するチャールズの議論は, 医師 - 患者関係の類型化を強く志向している。

スザッスとホランダーは病気のタイプを軸として医師 - 患者関係の三類型を提示した(表I-9-1)。

第一の「能動 - 受動」類型では, 緊急性を要し, 麻酔時や昏睡状態など患者に意識がないタイプの病気を想定している。この場合, 医師のみが医療に関与し, 患者はそれを受け入れる受容者とされる。

第二の「指導 - 協力」類型では, 急性感染症といったタイプの病気を想定している。この場合, 患者は意識があり, 痛みなどの自覚症状があるため医師と協力する動機を持っており, 医師と患者の双方が医師 - 患者関係に関与し, 医師が患者に行動を指示し, 患者はそれに従う協力者とされる。

第三の「相互参加」類型では, 慢性疾患や精神疾患といったタイプの病気を想定している。慢性疾患の場合, 診断や治療法の決定に患者が果たす役割が大きい。診断や治療法の決定には, 患者の持つ症状の経過や自覚症状といった情報が必要になるからである。ここでは医師は患者自身が行動するのを助け, 医師も患者も医療に同僚として参加する協同者とされる。

医療社会学における医師 - 患者関係の類型化に関する研究は, 以上の三類型に言及されることが多い。

▷5 Szasz, T. S. and Hollender, M. H., 1956, "A contribution to the philosophy of medicine ; the basic models of the doctor-patient relationship," *AMA Archives of Internal Medicine*, 97(5): pp. 585-592.

▷6 フリードソンは「受動 - 能動」類型も理論的にはありうると指摘している。▷3の文献参照。

5 チャールズの「SDM (Shared Decision Making) モデル」

近年チャールズらは，「SDM (Shared Decision Making) モデル」を提唱している。「SDM モデル」とは，医師と患者の双方が診療や治療に関する情報を共有し，協同で意思決定を行うというモデルである。「SDM モデル」は，スザッスとホランダーが三類型モデルの中で提唱した「相互参加」類型と類似する。しかし，「相互参加」類型では治療において患者は「同僚として参加」するがあくまでも意思決定主体は医師であり，患者はあくまでも意思決定を補助し，それに従うものとされる。それに対し，「SDM モデル」では，医師と患者の双方が意思決定主体であるという点が異なる。

「SDM モデル」に示されるような医師-患者関係を生み出す要因として以下が指摘されている。

第一に，患者の医学的知識の増加である。マスメディア，IT (information technology) やセルフヘルプグループなどの情報源から患者が医学的知識を得る量が増加すると，医師と患者の医学的知識の格差が小さくなる。このことにより SDM の成立条件である，治療に関する情報の共有が容易になる。

第二に，疾患の特徴である。多くの慢性疾患の場合，複数の治療法が存在し，医師の側からみて特定の治療法を選択するべき明確な理由はないが，患者の側からみると患者個人によって異なる選好が，特定の治療法を選択する理由になる場合がある。このような場合においては，医師と患者の双方が意思決定主体となる SDM が成立する。

第三に，近年の医療における消費者志向である。「相互参加」類型における医師-患者関係では，専門職である医師に対する「依頼人」としての患者という関係が想定される。他方 SDM モデルにおける医師-患者関係では，医療サービスの提供者である医師とそれに対する「消費者」としての患者の関係となる。換言すれば患者は「消費者」として特定の医療サービスを選択する行為によって，医療サービスの内容の選択に関与することとなり，自らの意向をより医療サービスに反映させやすくなるのである。

SDM モデルに示されるような医師-患者関係は，乳がんや前立腺がんといった病気において議論されることが多い。例えば少なくとも90年代初期の乳がんでは，まず初めに①乳房全摘術か②乳房部分切除術かという選択肢，次に，手術後に化学療法や放射線治療を実施するか否かという選択肢がある。そして，医師にとってはこれらの選択肢のいずれを選択するべきかを判断する明確な理由がない。一方で，患者は治療法や治療の結果に対して，個々によって異なる選好を持っている。例えば，セクシャリティやボディーイメージへの影響を最小限にするよりも，がんが再発するかもしれないという不安を最小限にすることに重点を置く患者は，乳房全摘術を選択するだろうし，また別の選好を持つ

▷ 7 Charles, C., Gafni, A. and Whelan, T., 1999, "Decision-making in the physician-patient encounter: revisiting the shared treatment decision-making model," *Social Science and Medicine,* 49(5): pp. 651-661.

▷ 8 Reeder, L. G., 1972, "The patient-client as a consumer: some observations on the changing professional-client relationship," *Journal of Health and Social Behavior,* 13(4): pp. 406-412; Bury, M., 1997, *Health and Illness in a Changing Society,* Routledge.

▷ 9 Charles, C., Gafni, A. and Whelan, T., 1997, "Shared Decision-making in medical encounter: what does it mean？（or it takes at least two to tango)," *Social Science and Medicine,* 44(5): pp. 681-692.

場合もありうる。

　この治療の選択プロセスにおいて医師は，患者が患者自身の価値観を十分に吟味した選択ができるよう，医学的な情報を提供したり，患者の潜在的な価値観を顕在化させ，治療法の選択を助けるという役割を担う。

　スザッスとホランダーが，病気のタイプによって3つに区分し，それぞれに対応する形で医師‐患者関係のモデルを構築したように，「SDMモデル」も特定の病気のタイプ，つまり慢性疾患でも特に競合する複数の選択肢があるタイプ，において成立しうると指摘されている。[10]

6 医師‐患者関係モデルと実際の医師‐患者関係

　以上のような医師‐患者関係論が想定していなかった状況が，今，臨床には起きている。ITの導入である。近年，患者の価値観によって結果が異なるような決定の場面において，患者への説明を補うものとして，ビデオ，対話型コンピューターソフトを利用して患者が遭遇する問題や選択肢，帰結を提示するツールが開発されている。[11] 例えば未破裂脳動脈瘤は，血管内手術，開頭術，経過観察といった複数の治療法の選択が可能だが，患者のそれぞれの治療法に対する選好が異なり，さらに手術を行うことによって合併症が生じる確率と，手術を受けずに経過観察した場合に破裂する確率とを同じ天秤で比較することも難しい。したがって，手術と経過観察それぞれに対する患者の選好を明らかにし，それに基づいた治療法の選択を支援するためのツールが開発されている。[12]

　さらにアメリカやイギリスにおいては，ITを介して医師と患者が直接対面しなくても診療が可能となるようなシステムの開発も進んでおり，今後わが国においても非対面での診療の増加が予測される。

　こうした変化は，従来の医師‐患者関係論の修正を迫るものなのか否か，また迫るものであるならば，どのように医師‐患者関係論を修正すべきなのか，こうした問いは，医療社会学がこれから取り組まなければならない課題である。

　さらにいえば，ここでいう医師‐患者関係モデルは，あくまでも二者関係をモデル化したものであるが，実際の医療は多くの場合，組織医療またはチーム医療で行われる。つまり，病院組織において専門分化した多様な医師とコメディカルとの協業として医療提供がされているのである。[13] 医師の側にとっても，患者の側にとっても，複数の医療関係者と関係を持つという状況が，医師と患者の二者関係にどのように影響を与えうるのかという検討も，さらなる課題といえるだろう。

（横山葉子）

▷10　Whitney, S. N., McGuire, A. L. and McCullough, L. B., 2003, "A typology of shared decision making, informed consent, and simple consent," *Annals of Internal Medicine*, 140 : pp. 54-59.

▷11　O'Connor, A. M., Rostom, A. and Fiset, V. et al., 1999, "Decision aids for patients facing health treatment or screening decisions: systematic review," *British Medical Journal*, 319（7212）: pp. 731-734.

▷12　Aoki, N., Sakai, M. and Nakayama, T. et al., 2007, "u-SHARE: web-based decision support/risk communication tool for healthcare consumers with unruptured intracranial aneurysms," *Studies in Health Technology and Informatics*, 129（Pt 2）: pp. 1012-1016.

▷13　進藤雄三，1999，「医師」進藤雄三・黒田浩一郎編『医療社会学を学ぶ人のために』世界思想社，p. 45

Ⅰ 健康・病の経験

10 死の意識

1 死と死にゆくことへの注目

　死の意識の社会学では，人々の「死」についての意識と，「死にゆくこと」にまつわる意識とを区別している。前者は死の現象全般に関わる意識であり，他界観なども含まれるが，後者は死という生の終点に向かってゆく者や，その者に関わる人々の意識であって，時間的過程を持つ現実世界の問題に照準している。医療社会学は特に後者と密接に関連している。

　社会学は，19世紀に遡るその草創期から死に着目してきた。デュルケームの『自殺論』やエルツの「死の集合表象研究への寄与」は無論のこと，ヴェーバーの『プロテスタンティズムと資本主義の精神』も，近代資本主義を下支えしたカルヴァン派などの禁欲主義の源泉が彼らの他界観にあったと説いていることから，やはり死への注目があったといえる。1930年代になると，アメリカで死別悲嘆や葬儀会社に関する社会学的研究が散見されるようになる。そして，1955年にイギリスでゴーラーが「死のポルノグラフィー」という小論を発表し，後のアリエスの『死と歴史』に代表される死のタブー視の社会学的考察に先鞭をつけた。

　しかし，社会学によって「死にゆくこと」が注目されるには，1960年代後半を待たねばならなかった。この時期，グレイザーとストラウスが『死のアウェアネス理論と看護』や『死にゆく時』を，そしてサドナウが『病院でつくられる死』を，それぞれアメリカの病院での詳細なフィールド調査をもとに刊行し，死にゆくことの医療社会学的研究の基盤を築いた。1960年代から死に関する医療社会学的な研究が増えた背景には，欧米社会で高齢者の人口に占める割合が増え，病院死の数が在宅死のそれを上回るという社会状況の変化があり，それに伴い医療の技術革新を背景に治療をひたすら重視することに対する疑いが，人々の間に芽生え始めたためだといわれている。

　そして，こうした状況に起因する死にゆくことという問題への関心は，40年を経た現在の欧米や日本でもいまだ存在している。したがって，この時代の古典からわれわれは依然として学ぶものが多いといえる。以下では，特にグレイザーとストラウスが提示した，病院で死にゆくことに関する認識の理論を軸に，死の意識に関する医療社会学的研究の展開を概観してみたい。

▷1　デュルケーム，E., 宮島喬訳, 1985,『自殺論』中央公論新社

▷2　エルツ, R., 吉田禎吾・内藤莞爾・板橋作美訳, 2001,『右手の優越』筑摩書房

▷3　ヴェーバー, M., 大塚久雄訳, 1989,『プロテスタンティズムの倫理と資本主義の精神』岩波書店

▷4　ゴーラー, G., 宇都宮輝夫訳, 1986,『死と悲しみの社会学』ヨルダン社

▷5　アリエス, P., 伊藤晃・成瀬駒男訳, 2006,『死と歴史』みすず書房

▷6　グレイザー, B.・ストラウス, A., 木下康仁訳, 1988,『死のアウェアネス理論と看護』医学書院

▷7　Glaser, Barney G. and Strauss, Anselm L., 1968, *Time for Dying*, Aldine.

▷8　サドナウ, D., 岩田啓靖・志村哲郎・山田富秋訳, 1992,『病院でつくられる死』せりか書房

▷9　石川弘義, 1990,『死の社会心理』金子書房

❷ 死にゆくことに関する認識文脈

　『死のアウェアネス理論と看護』のもととなる調査がされた1960年代のアメリカでは，医師による患者や家族への終末期告知は基本的に避けられていた。つまり患者からすると，自らの病名や予後を知らずに，あるいは自分なりに気づいていても，確信なく死んでゆくことが多々あった。このような状況下では，患者が終末期かどうかに関する情報をめぐって，患者，医療者，家族が駆け引きを繰り広げることになる。そして，互いがその情報について何を知っており，また相手がそれについて何を知っていると各自が考えているかによって，それぞれが相手と持つ相互作用の文脈が決まってくる。これをグレイザーとストラウスは，死にゆくことに関する「認識文脈（awareness context）」と呼んだ。

　終末期情報をめぐる認識文脈が問題になるのは，そのありようによって死にゆく患者の精神状態が変わるだけでなく，患者に対して医療者や家族がどのように接するか，どのようなケアをするのかが規定されるからである。例えば，もう回復の望みがないことを唯一知らない若い患者が，健康をとり戻した後に実現させたい夢を家族や看護師に語るとき，彼らは自分自身が受けたショックや悲しみを巧みに隠しながら患者を励まさねばならないかもしれない。また，患者と医師の双方が，患者の終末期状態を互いに認識している状況では，医師は患者のそれでも生き延びたいという希望を利用して，彼を新薬の臨床治験に参加するよう誘うかもしれない。

　こうした死にゆく患者にまつわる認識文脈には4つのフェーズがあるとされ，それぞれ「閉鎖認識文脈」，「疑念認識文脈」，「相互虚偽認識文脈」，「オープン認識文脈」と呼ばれた。「閉鎖認識文脈」とは，患者だけが自らの迫り来る死を知らされていない状況である。「疑念認識文脈」は，本当はもう長く自分は生きられないのに，周りの者がそれを隠しているとの疑いを患者が抱き，それを確認または否認しようとする状況をいう。「相互虚偽認識文脈」は，患者も周りの者も互いに患者の終末期を知りながら，あたかもそうではないかのように装いあう状況である。そして「オープン認識文脈」は，患者・医療者・家族ともに患者の終末期を事実として認め，その共通認識に基づいて相互作用する状況を指す。

　認識文脈は，時間とともに病状が変化して患者自らがその変化に気づけば，例えば「閉鎖認識文脈」から「疑念認識文脈」へと移行する。また，患者が自分の状態について他者から何か情報を得たり察知したりしても移行する。ただし，4つの認識文脈は段階的に推移するわけではない。例えば，自らの終末期を知らない患者に家族がそれを告知してしまい，医師もその事実を患者に認めると，一挙に「閉鎖認識文脈」から「オープン認識文脈」へと移行する。しかし，しばらくして患者がその事実の受け入れを拒否し，自らの終末期を否認し

始めて，周りの者を「相互虚偽文脈」に無理やり引きずり込むこともある。このように，死にゆくことに関する認識文脈の理論によって，患者・医療者・家族の認識と行動を，われわれは把握したり予測したりすることができる。

③ オープン認識文脈の洗練

　現在のアメリカや日本の社会では，以前よりも医師による患者への終末期告知が増えている。例えば，日本では末期がんの病名告知が全患者の66％，余命告知が30％という結果が2006年の調査で出ている[10]。認識文脈理論でいうと，この状況は「オープン認識文脈」であり，患者が終末期にあるとの認識が本人と医療者との間で共有されることで，延命を主目的としない緩和ケアやターミナルケアが明示的に実践されたりする。「オープン認識文脈」においては，患者も周りの者も終末期を隠そうとしたり探り合ったりすることなく，患者にとって最良のケアが行われる，とグレイザーらは考えていた。

　しかし，ティマーマンスは，グレイザーらが考えるほど，ことは単純ではないと指摘する。ティマーマンスによれば，「オープン認識文脈」はさらに3つに分けられる[11]。ひとつ目は「一時停止中のオープン認識文脈」であり，患者や家族が医師の終末期診断を無視したり，信じなかったりする状況をいう。2つ目が「不確かなオープン認識文脈」で，患者や家族が医師の診断から自分にとって都合のよい情報だけを受容する状況をいう。そして3つ目がグレイザーらのいう「オープン認識文脈」に該当する「積極的なオープン認識文脈」で，全員が患者の終末期を了解して相互作用する状況を指す。

　オリジナルの認識文脈理論では，終末期告知に対して患者や家族が表す強い情動的反応が，彼らの終末認識のありようを実際に規定しているのを捉えきれないために，理論を洗練することが必要だったとティマーマンスはいう。つまり，認識文脈は，誰が何を知っているかだけでなく，誰がどう感じているかにも影響される。例えば，医師から患者・家族への終末期告知は，すべての相互作用者をその情報の共有者にする。しかし，告知直後の患者・家族は，ショックからその「事実」を一度否定することが多々ある。あるいは，病状が予想外に好転したりすると，患者・家族は楽観的な気持ちから医師の終末期判断を疑い始めることがある。これらは，両者ともティマーマンスのいう「一時停止中のオープン認識文脈」に該当する。

　こうしたティマーマンスの指摘は，われわれが彼のいう「積極的なオープン認識文脈」が唯一の「オープン認識文脈」だと思いこみ，この思いこみに基づいて，告知に対する患者・家族の反応を理解することを防ぐ。またティマーマンスの議論は，終末期告知における情動的反応の重要性と多様性に注目する必要性だけでなく，死にゆくことに関する認識文脈で，家族が相互作用に及ぼす影響にもっと注目する必要性をも示唆している。『死のアウェアネス理論と看

▷10　松島英介，2007，『わが国の尊厳死に関する研究』2004-2006年度厚生労働省科学研究費補助金総括・分担研究報告書，東京医科歯科大学

▷11　Timmermans, Stefan, 1994, "Dying of Awareness: the theory of awareness contexts revisited," *Sociology of Health and Illness*, 16(3): pp. 322-339.

護』では，くしくもその邦題が示すように，終末期の相互作用における看護師と患者の認識や感情に，その記述の重点が偏ってしまっていた。

❹ 死の意識における感情の問題

認識文脈理論に相互作用者の感情面の考察をしっかりと組み込むことで，死にゆく患者と彼をとりまく家族や医療者の意識のありようは，より緻密かつ鮮明に浮かび上がってくる。ティマーマンスの議論をさらに発展させたマモによれば，人間は，得られる情報の認識に基づいて理性的にのみ行動する存在ではない。ましてや，死に直面した状況では，さまざまな感情の起伏や交錯を経験する。つまり，死の意識は，認識と感情が相互作用を介して絡み合い，複雑な様相を示す総体として捉えるべきものである。[12]

終末期告知をめぐる死の意識を，こうした複雑なものとして緻密に描き出そうとする試みは，「オープン認識文脈」での死の受容を理想とする前提に注意を喚起する。この前提を実証的な裏づけなしに採用すれば，われわれはそれに収まらない死を「よくない死」と定義づけ，相互作用者の感情を無視または異常視することに加担しかねない。マモのいうように，社会学者の役割は，唯一の理想的な死に方があると主張することではなく，人々に多様な死のありようについてより広汎な理解の仕方を提供することにある。

そのひとつの方法として，内省的なエスノグラフィーが有効であると，ティマーマンスとマモは述べている。内省的なエスノグラフィーとは，参与観察を主体としたフィールド調査において，自らを観察主体と同時に観察対象として位置づけ，内省を駆使して分析する方法であり，自己エスノグラフィーとも呼ばれる。この方法の強みは，自らが相互作用の当事者として出来事に入り込むことで，そこに感情がどのように関わってくるかを考察できる点にある。現にティマーマンスは自分の母親の看取りを，マモはパートナーが親を看取る状況を観察し，終末期の認識文脈における家族や近親者の感情に肉薄している。

今後の死の意識に関する医療社会学的研究では，患者と医療者だけでなく，家族や近親者を，患者のケアにおける重要な相互作用者とみなす視点が要請される。こうした視点は，近年再び増えつつある在宅での看取りにおいて，多様かつ複雑な様相をみせる死の意識を理解する鍵となろう。また，『死のアウェアネス理論と看護』で看護師ほど広範かつ緻密に考察されなかった医師についても，その感情や視点に照準した研究の蓄積が望まれる。これはクリスタキスの『死の予告』によって先鞭がつけられてはいるとはいえ，まだ十分とはいえない。[13]さらに，死の意識についての比較文化的な研究も不足している。日本の医療社会学者によるこのような研究と，認識文脈理論への新たな貢献が求められる。

(山崎浩司)

▷12 Mamo, Laura, 1999, "Death and Dying: confluences of emotion and awareness," *Sociology of Health and Illness*, 21(1): pp. 13-24.

▷13 クリスタキス，N., 進藤雄三監訳，2006,『死の予告』ミネルヴァ書房

I 健康・病の経験

11 健康至上主義

1 「健康至上主義」とは

「健康至上主義」とは，"healthism" の訳語であり，「健康主義」あるいは「健康第一主義」と訳されることもある。この概念を日本の医療社会学に紹介・導入したひとりである黒田は，この概念を以下のように定義している。[41]

①生活上の追求すべき価値として健康が高く位置づけられること
②健康の追求は，他の何かを実現するための手段としてではなく，それ自体が目的としてなされること
③その価値を実現することを，他者から強制されるのではなく，自ら進んで追求すること
④健康の実現のために，個人的な努力によって実行可能な健康維持・増進あるいは病気予防のための行動を行うこと

この "healthism" という言葉を医療社会学の専門用語として初めて用いたとされるのはゾラである。[42]しかし，ゾラのこの論文をよく読むと，「健康至上主義」の用語は，タイトル中と本文の最後でしか用いられておらず，この用語の定義をしている個所はどこにもない。また，本文中で議論されていることは，「社会の医療化」，すなわち「人間存在のますますの大きな部分と医療や，『健全』，『病気』のレッテルを，関係あるものにすること」[43]についてである。

上記の①〜④の意味で「健康至上主義」を初めて用いたのは，おそらくクロフォードであろう。[44]彼は「健康至上主義」を，「幸福の定義および達成の主要な（そしてしばしば第一の）焦点として，自分の健康に重大な関心を寄せることであり，この場合，健康が，主要にはライフスタイルの変容を通して獲得されるべき目標となっていること」[45]と定義している。彼はまた，論文が書かれた1980年の時点のアメリカにおける現象として，次のことを指摘している。

エクササイズとランニングの爆発的な流行。声高で，しばしば攻撃的な喫煙に反対する倫理の出現。一般向けの健康雑誌の増大。新聞，雑誌，そして，健康とは最も縁遠いような製品の広告においてすら，健康を話題としたものが驚くべき頻度で現れていること。ビタミンやその他の健康補助食品が健康

▷1 黒田浩一郎，1992，「情報の観点からみた現代医療」『思想』817：pp. 95-107；黒田浩一郎，1993，「文化としての現代医療」井上俊編『現代文化を学ぶ人のために』世界思想社，pp. 279-299；黒田浩一郎，1994，「医療」金屋平三編『変貌する世界と社会学』法律文化社，pp. 150-175

▷2 ゾラ，I. K., 尾崎浩訳，1984，「健康主義（ヘルシズム）と人の能力を奪う医療化」イバン・イリイチ他『専門家時代の幻想』新評論，pp. 51-92（原著1984）

▷3 ▷2 の p. 55

▷4 Crawford, R., 1980, "Healthism and medicalization of life," *International Journal of Health Services*, 10(3): pp. 365-388.

▷5 ▷4 の p. 368

にいいという理由で，ますます多く消費され，その他のものは健康に悪いという理由でますます消費が少なくなっていること◁6。

しかし，これらが1980年当時，それ以前と比べて顕著な傾向であることを示す証拠を彼はまったく示していない。彼は別の論文では，その典拠としてTime誌のカバーストーリーを参照していて◁8，その記事には，「合衆国では，今年［1980年：引用者］のどの日であっても，その日に7000万という記録的な数のアメリカ人——成人人口のほぼ半数——が何らかの形で身体の自己改良を実践しているということになる。この数字は驚くべき数字である。なぜなら，1960年には，わずか24％が運動をしていただけだからである◁9」という記述がある。しかし，この記事でも，これらの数字がどの調査に基づくものなのかは示されていない。

日本では，先の黒田の一連の論考やそれに続く文献で◁10，「健康至上主義」が1970年代の半ばあるいは後半に人々の間で急激に高まり，その高まりが今日まで一貫して持続していると主張されている。のみならず，黒田の一連の論考以前にも，「健康至上主義」という言葉こそ用いていないものの，それが指示するようなこと（上記の①～④）が，1970年代半ばあるいは後半に高まったという主張が，社会学者や人類学者によってなされていた◁11。

❷ われわれの社会は「健康至上主義」の社会か？

このように，アメリカでも日本でも，1970年代半ばあるいは後半に，人々の間で「健康至上主義」が急激に高まったとされている訳だが，アメリカと比べた日本の特徴は，黒田の一連の論考を除いて，この主張を裏づけるような資料，特に統計資料が引用・参照されているという点である。この意味では，アメリカよりもむしろ日本の方が，「健康至上主義」に関する研究が盛んだといえる。

日本ではこれまで，以下のようなことがこの時期に高まったとされてきた。

① 自分にとって一番大切なものとして「健康・生命」を挙げる者，生活を充実させるために必要なものとして「健康な体」と答える者，今以上に健康を増進したいとか今の状態を保ちたいと思う者，健康は充実した生活を実現するための手段というよりも，それ自体が目的であり，最も優先して考えなければならないと考える者，自分のやりたいことがあっても，健康によくないことは我慢してまでやらないとする者
② 健康のために何かをしている者
③ 健康に関する本の売り上げ，「健康雑誌」の創刊や売り上げ
④ 健康食品，健康機器などの「健康産業」の市場規模，これらの商品の家計消費

▷6　▷4のp. 365

▷7　Crawford, R., 1984, "A cultural account of "health": control, release and the social body," McKinlay, K. ed., *Issues in the Political Economy of Health Care*, Tavistock, pp. 60-103.

▷8　Time Magazine, 1981, "The fitness craze: America shapes up," 2 November: pp. 52-60.

▷9　▷8のp. 53

▷10　池田光穂・佐藤純一，1995，「健康ブーム」黒田浩一郎編『現代医療の社会学』世界思想社，pp. 263-278；三浦正行，1995，「ヘルスビジネスの隆盛と『健康ブーム』の意義について」『立命館大学人文科学研究所紀要』63：pp. 1-64；津田真人，1997，「『健康ブーム』の社会心理史：戦後篇」『一橋論叢』118(3)：pp. 503-521；上杉正幸，2000，『健康不安の社会学——健康社会のパラドックス』世界思想社；高木学，2000，「健康法——二一世紀の願掛け」鵜飼正樹他編『戦後日本の大衆文化』昭和堂，pp. 175-199，など

▷11　伊藤公雄，1986，「日本人とクスリ」宝月誠編『薬害の社会学』世界思想社，pp. 12-57；吉田集而，1989，「からだにいいこと，何かしてますか——健康神話をめぐって」中牧弘允編『現代日本の"神話"』ドメス出版，pp. 128-149；上杉正幸，1990，「不安としての健康」亀山佳明編『スポーツの社会学』世界思想

社, pp. 142-164, など

▷12 黒田浩一郎, 2003, 「我々の社会は『健康至上主義』の社会か(1)—序説」『龍谷大学社会学部紀要』23：pp. 1-17；黒田浩一郎, 2004, 「我々の社会は『健康至上主義』の社会か(2)—既存研究のレビュー」『龍谷大学社会学部紀要』24：pp. 11-35. 取り上げられている調査・資料およびそれに対する信頼性・妥当性の批判の詳細については，この２つの文献を参照のこと．

▷13 資料とした調査・資料は以下である．
①（価値，関心，配慮の対象としての健康に関するものとして）統計数理研究所「国民性の研究」調査，総理府（現，内閣府）内閣総理大臣官房広報室による世論調査
②（健康維持・増進行動に関するものとして）総理府（現，内閣府）内閣総理大臣官房広報室による世論調査，厚生省（現，厚生労働省）の「保健衛生基礎調査」（現，「国民生活基礎調査」）
③（ベストセラーに関する資料として）『出版指標年報』（全国出版協会，出版科学研究所発行）と『出版年鑑』（出版ニュース社発行）
調査結果は，以下の論文で報告されている．黒田浩一郎, 2004, 「厚生省『保健衛生基礎調査』，『国民生活基礎調査』にみる，日本人の健康維持・増進行動の変化——戦後日本の『健康至上主義』」『龍谷大学国際社会文化研究所紀要』 6：pp. 307-324；野村佳絵子・

⑤『現代用語の基礎知識』などの年鑑類に占める健康に関連する記述の割合
⑥住民の健康に関する意識と行動を調べる公的機関による調査の数
⑦自分の健康についての不安や悩み
⑧自分をあまり健康でないと感じている者

引用・参照されているのは，研究・調査機関や研究者が行った，全国の住民あるいは特定地域の住民を対象とするサーベイ調査や世論調査，業界団体や業界新聞ないし市場調査会社による調査である．

日本における「健康至上主義」に関する議論をまとめると，1970年代半ばあるいは後半に，健康をそれ自体で大切だと考える人がそれ以前よりも増え，同時に自分はあまり健康でないと感じる人や自分の健康に不安を感じる人も増え，その結果，健康のために何かをする人が増え，それが健康関連商品の購入・消費を増加させると同時に，こうした変化は公的機関や年鑑作成者などの注目するところとなり，このことが今日まで変わらずに続いており，なおかつ，これは種々の調査結果や信頼に足る資料によって十分に裏づけられている「事実」である，ということになる．はたしてそうだろうか．

これに疑問を抱いた黒田は，こうした議論で引用・参照されている調査や資料について徹底的にその信頼性と妥当性を吟味している．[12] それによると，業界団体・業界新聞・市場調査会社による調査では，調査方法や調査手続きがほとんど，あるいはまったく示されておらず，調査の信頼性が判定できないとか，行政や調査機関や研究者による調査では，調査そのものには信頼性はあるが，1970年代後半およびその前後の期間に渡って継続して調査がなされていないため，1970年代半ばあるいは後半に上記のような変化があったかどうかはわからないとかいった具合に，全国レベルで，あるいは業界全体として，上記のような変化があったことを確実に示していると解釈できる調査はひとつもないという結果であった．

黒田らはさらに，全国レベルの調査で，戦後，継続的あるいは定期的に行われ，1970年後半とその前後の期間をカバーしている既存調査・資料を用いて，上記のような主張を裏づけることを試みている．[13] しかし，価値，関心，配慮の対象としての健康という点でも，健康維持・増進行動という点でも，日本において「健康至上主義」が高まるのは1970年代半ばや後半ではなく，むしろ1960年代後半であり，その高まりもそれほど急激なものではなく，また1970年代にはそれが1960代前半のレベルか，あるいはそれ以下のレベルにまで低下しており，1980年代およびそれ以降では，低下したままで，ほとんど変化が見られない，という結果であった．

③ 健康追求への批判的まなざし

このように，1970年代は，日本において「健康至上主義」がむしろ低下した時代であるが，70年代後半から1980年代前半にかけては，紅茶キノコ，漢方薬，ジョギング，ヨガ，エアロビクス，ビタミンなどがブームとなっているとマスメディアで報じられ，これらを総称する言葉として「健康ブーム」という言葉が作られ，マスメディア，特に論説誌で，こうした「健康（追求）」がブームとなる背景やそれがはらむ問題が論じられている。社会学者，人類学者，社会心理学者がこうした現象に注目し，それを研究対象とするのは，年代的には1980年代後半からであり，医療社会学がこの現象を「健康至上主義」の概念で捉えるようになるのは，さらにその後の1990年代前半である。しかし実際には，先に述べたように，1970年代から今日まで，健康を大切に思うとか，健康を気にかけるとか，健康のために何かをする，といったことが人々の間で盛んになるということはなかったのである。そうなると，これらの時期の，それ以前の時代と比べた特徴は，論説誌の記事を執筆するような有識者や社会学，人類学，社会心理学などの社会科学者の一部の間で，人々の健康への関心や健康維持・増進行動を疑問視・問題視するような意識が誕生したということであろう。

もちろん，何の変化もなかったわけではない。ジョギング，ヨガ，エアロビクスなどは，路上，公園，運動場，施設など家の外で行うものであり，ジョギングシューズ，レオタード，レッグウォーマーといったファッションを伴っていたため目につきやすかった。こうした形の健康追求はそれ以前にはなかったのかもしれない。また，先の黒田らの調査によれば，健康への関心度や健康維持・増進行動の頻度は，戦後しばらくは女性よりも男性，老人よりも若者の方が高かったが，徐々に，男性よりも女性，若者よりも老人の方が高くなる方向に変化していっている。

こうしたことを踏まえて，医療社会学がこれから「健康至上主義」に関して追究すべき課題は，「健康至上主義」の人々の間での高まりやその時期，その背景，その問題性といったことではなく，むしろ次のようなことであろう。

① 人々の健康への関心や健康追求を疑問視・問題視するような意識が，有識者や社会科学者の一部の間で，いつ，どのような背景から生まれたのか
② 人々の間で，健康への関心や健康追求に関して，性や年齢や階層の点で，どのような差異があるのか，そしてその差異は何を意味しているのか
③ 人々は何が健康によく，何が健康に悪いと考えているのか，その考えはどこから来るのか，そしてそうした考えに時代的な変化は見られないのか

（黒田浩一郎）

黒田浩一郎，2005，「戦後日本の健康至上主義——健康に関する書籍ベストセラーの分析を通して」『社会学評論』55(4)：pp. 449-467；多田敦士・玉本拓郎・黒田浩一郎，2005，「いちばん大切なものとしての，および注意しているものとしての健康——戦後日本の健康至上主義」『保健医療社会学論集』15(2)：pp. 115-126；玉本拓郎・黒田浩一郎，2005，「総理府調査にみる戦後日本人の健康維持・増進行動の変化——戦後日本の健康至上主義」『龍谷大学社会学部紀要』27：pp. 1-14

▷14 中川輝彦・黒田浩一郎，2006，「論説のなかの『健康ブーム』——健康至上主義と社会の医療化の『神話』」森田洋司・新藤雄三編『医療化のポリティクス——近代医療の地平を問う』学文社，pp. 223-242；中川輝彦・黒田浩一郎，2006，「大衆紙のなかの『健康ブーム』」『京都精華大学紀要』30：pp. 109-112

▷15 ▷13の文献参照。

コラム 1

健康食品

1 「健康食品」とは

　今日の日本で,「健康食品」について次のようなことが報じられている。人々の健康への関心と健康不安の高まりや,西洋医学に対する不信の増大などを背景として,1970年代の前半頃より流行し続けいると同時に,誇大な,あるいは違法な宣伝や,死亡も含めた健康被害,さらに訪問販売や通信販売を通じた不当に高額な商品の販売などが社会問題となっていると。果たして本当だろうか？

　まず,ここでは,特定の病気あるいは病気全般の予防や健康の維持・増進,活力の増強や長命に効果的であると信じられて体内に摂取される物から,特定の病気の治療や予防だけを目的として特別に食される「薬」を除いたものを,「健康食品」としておこう。

　今日の,いわゆる「先進社会」では,国家の薬事行政の立場では,そのような「健康食品」は存在しない。「薬」を「医薬品」として販売するためには,事前に国家の承認を受けなければならず,承認を受けていない「薬」を,特定の疾患の治療や予防の効果をうたって販売するのは違法である。また,正統的な栄養学の立場からすると,食品は,種々の栄養素から構成されているものとして捉えられ,健康の維持・増進にとって大切なことは,通常の食事を通して,全体として必要なカロリーとそれぞれの栄養素を適量摂取することである。したがって,個々の食品が健康の維持・増進に効果的か否かを論じることは意味がない。

2 「健康至上主義」の表れとしての「健康食品」

　このような「健康食品」の利用増大を,日本の医療社会学は「健康至上主義」の表れとして捉えてきた。日本では,1970年代中頃あるいは後半に,人々の間で健康への関心が高まり,健康を実現するためにいろんなことをやり始めた,そしてそのひとつが「健康食品」の利用である,とされる。また,「健康食品」の市場規模の急速な拡大や,「健康食品」の家計消費に占める割合の増大が注目されている。さらに,「健康食品」についてのマスメディアでの報道や,「健康食品」の広告が分析され,それらが,「健康食品」について何を語り,どのように人々を健康追求に駆り立てているかが分析されている。しかし,黒田によれば,1970年代半ばあるいは後半における「健康至上主義」の高まりが実際にあったかどうかは疑わしいし,「健康食品」の市場規模の拡大も信頼性のある調査によって裏づけられたものではない。

3 「健康食品」をめぐる政治

　1960年代後半から1980年代後半にかけての「健康食品」をめぐる社会の動きとして,まず「健康食品」という言葉が用いられるようになる。最初は,1960年代の後半に,非正統的な研究者あるいはアマチュア研究者によって,健康の維持・増進,疾病の予防・治療に効果があるとされる「食品」だが国家によって「医薬品」として承認されないものや,「自然食品」(今日いうところの「有機食品」と「自然食品」)や,「減塩食品」「油脂調整食品」「ダイエット食品」など「成人病」予防に効果的とされるものを総称して用いられた。

　市場では,1970年代の前半に,この意味での「健康食品」に市場調査会社が注目し始める。この時期,いくつかの会社が,「健康食品市場」が非常に有望な市場であるとの予測を立てる。また,「健康食品」の業界団体が,当時の「成人病」予防の文脈で,取りすぎに注意すべきとされた食品成分を減らしたり除去したりした食べ物や,積極的に摂取すべきとされた食品成分を強化した食べ物について,国家の承認・認定を求

めた。

　これに対して国家は，一方で「医薬品」を管轄する厚生省内の一部門が，「未承認医薬品」を本格的に取り締まるという姿勢をみせ，他方で「食品」を管轄する厚生省内のもうひとつの部門が，市場からの要請に応える形で，「健康食品」の一部の承認・認定の動きを見せたものの，承認・認定には至らなかった。

　1980年代半ばから今日にかけての動きとしては，まず国家の「食品」を管轄する部門に「健康食品」を専門的に所轄する部署が設置される（1984年に生活衛生局食品保健課に「健康食品対策室」を設置，現在は「厚生労働省医薬食品局食品安全部基準審査課新開発食品保健対策室」）。専門職の領域では，食品を通しての健康維持や疾病，特に慢性疾患の予防に関する研究領域（食品の「生体調節機能」や「機能性食品」の概念とその研究分野）が確立される。この研究成果を根拠のひとつとして，「健康食品」を所轄する部署が中心となって，「健康食品」が法的に認定される（1991年に「栄養改善法」12条に規定された「特別用途食品」のひとつとしての「特定保健用食品」）。

　同時に，日本内外の市場の規制緩和や市場開放要求に屈する格好で，国家の「医薬品」を管轄する部門が，それまで「無承認無許可医薬品」として取り締まりの対象としてきたものの一部を，取締りの対象から外していく。剤形については規制しないと同時に，ビタミン，薬用ハーブ，ミネラル類を規制対象外としたのである。これによって，いわゆる「サプリメント」の生産・販売が合法化される。このうちのいくつかは，「食品」を管轄する部門によって，「栄養機能食品」と規定され，健康維持の効能をうたうことが一部認められる。

　このように，「健康食品」には，国家，市場，科学といった，社会のいろいろなセクターが関わり，こうしたセクターやセクター内の部門の間の協力・対立・交渉といった関係の中で種類ごとに「健康食品」が規定されている。こうした過程の解明も医療社会学の課題であろう。

　ところで，「健康食品」を利用する人々は，このような動きに影響されているのだろうか，それとも，このような動きに影響されることなく，独自の基準やカテゴリーを用いて「健康食品」を利用しているのだろうか。これもまた医療社会学の課題であろう。

（黒田浩一郎）

▷1　このコラムは，下記の文献を要約したものである。より詳細な記述・説明や，個々の主張の根拠・典拠についてはそれを参照のこと。黒田浩一郎，2007，「『健康食品』の社会学―序説」『龍谷大学国際社会文化研究所紀要』9：pp. 289-311
▷2　「健康至上主義」については，I-11 を参照のこと。
▷3　黒田浩一郎，1992，「情報の観点からみた現代医療」『思想』817：pp. 95-107
▷4　三浦正行，1995，「ヘルスビジネスの隆盛と『健康ブーム』の意義について」『立命館大学人文科学研究所紀要』63：pp. 1-64；伊藤公雄，1986，「日本人とクスリ」宝月誠編『薬害の社会学』世界思想社，pp. 12-57；津田真人，1997，「『健康ブーム』の社会心理史：戦後篇」『一橋論叢』118(3)：pp. 503-521
▷5　柄本三代子，2002，『健康の語られ方』青弓社；柄本三代子，2003，「現代社会と健康の科学」野村一夫他『健康ブームを読み解く』青弓社，pp. 183-229
▷6　野村一夫，2000，「健康クリーシェ論―折込広告における健康言説の諸類型と培養型ナヴィゲート構造の構築」佐藤純一他『健康論の誘惑』文化書房博文社，pp. 27-101；野村一夫，2000，「メディア仕掛けの民間医療――プロポリス言説圏の知識社会学」佐藤純一編『文化現象としての癒し――民間医療の現在』メディカ出版，pp. 77-141；野村一夫，2003，「メディア仕掛けの『健康』」野村一夫他『健康ブームを読み解く』青弓社，pp. 13-56；作道信介，1995，「健康への対処――健康食品の広告分析からの予備的考察」『弘前大学保健管理概要』17：pp. 29-47
▷7　黒田浩一郎，2004，「我々の社会は『健康至上主義』の社会か(2)――既存研究のレビュー」『龍谷大学社会学部紀要』24：pp. 11-35

コラム 2

ターミナルケアとホスピス

1 死にゆく人々を対象とした医療またはケア

　死にゆく人々を対象とした医療（あるいはケア）は，終末期医療，ターミナルケア，ホスピスケア，緩和医療，エンドオブライフケアなど，多くの呼称を持つ。近年では，ホスピスと緩和ケアがそれほど区別されずに使用される傾向があり，例えば1978年に設立された全米ホスピス協会は，2000年に全米ホスピス・緩和ケア協会へと改称している。ここでは，現在「ホスピス緩和ケア」と呼ばれる医療・ケアについて解説する。日本ホスピス緩和ケア協会は，次のようにホスピス緩和ケアを定義している。「生命を脅かす疾患に直面する患者とその家族のQOLの改善を目的とし，様々な専門職とボランティアがチームとして提供するケアである」。

　英米を中心としたホスピス運動の興隆は1960年代後半に遡るが，ホスピス緩和ケアの創始者とされているのが，C. ソンダースである。彼女は1967年，イギリスに末期患者へのケアを提供するための聖クリストファー・ホスピスを設立した。ソンダースの功績のひとつは，より効果的なペインコントロールを発展させた点にあるが，彼女は身体的な痛みに限定せず，精神的，社会的そしてスピリチュアルな痛みからの解放をめざし，トータルなケアの重要性を説いた（こうしたケアを全人的アプローチともいう）。なおかつ，このようなケアの対象には患者の家族も含むと考えていた。

　ホスピス推進者によれば，1960年代後半，病院に収容された末期患者が迎える死は，テクノロジーによって無理に引き延ばされた悲惨なものであったという。19世紀から20世紀にかけて近代医療への期待が高まり，多くの患者が治癒を期待し受診するなかで，回復が見込めない患者も病院に収容されるようになったが，治療を第一義的な目的とする近代病院は，死を迎える場所として必ずしも理想的ではなかった。こうした状況を批判的に捉えたE. キュブラー＝ロスは，従来の医療をテクノロジーによる「過剰な治療」として否定し，「伝統的な周囲の状況の中で起こる自然な死」への復興を唱えた。

　ホスピスケアは，従来の延命中心の医療とはまったく異なる革新的なケア提供を目標にすると主張して登場し，以降いわゆる「先進国」，特に英米を中心として展開していった。こうして1990年代後半には，イギリスにおけるがん患者の17.5％がホスピスまたは緩和ケア病棟で死を迎え，39％が緩和ケアの在宅介護を受けたとされる。一方，アメリカには3,300以上のホスピス・プログラムが存在し，年間90万人以上の患者がホスピスケアを受けている。

2 ホスピスの変容

　ホスピス運動の興隆から約40年が経過し，少なくとも英米においてホスピス緩和ケアは，死にゆく人々を対象とする医療の一形態として定着しつつある。例えば，ホスピス発祥の地であるイギリスでは，ホスピスケアを提供する施設やサービスが増大するに伴い，ホスピスはひとつの医療あるいはケアの形として国家の制度内に位置づけられていくという経過をたどった。もともとソンダースは，NHS（国民保健サービス：国家が徴収する税金によって医療費が賄われ，病院は公営，診療所は国家と契約した医師による開業）から独立したホスピスの運営を主張していた。NHS枠内の病院におけるターミナルケアを批判し，その枠外で組織された当初のホスピスであったが，徐々に終末期医療全体に対する優れた手本として，政策に大きな影響力を持つようになったのである。

　ホスピスの制度化やルーティン化に伴い，ホスピス運動あるいは創始者であるソンダースが持っていたカ

リスマ性が失われたとの分析や，聖職意識が支えていた，「死にゆく人々」を助けるという職業が帯びていたスピリチュアリティも次第に希薄化したと指摘されている[9]。また，制度化に伴う経済評価，臨床評価等の対象となることによって，数値化できないケアの側面を重視してきたホスピス推進者も，最終的には身体症状の軽減という，客観的かつ明確な指標に傾斜せざるをえなくなったという。

3 社会統制としてのホスピス

ホスピス推進者からは理想とされる全人的アプローチだが，社会統制という観点からは，患者の全体的コントロールであるという見方もある。医療が持つ社会統制という機能が，患者の身体のみならず，その精神や信仰，社会関係を含めた全体に及びうる[10]，という解釈もまた可能である。

この点に関して，ホスピス緩和ケアに従事する医療者を「死のブローカー」と捉えて分析した S. ティマーマンスの論考がある[11]。死のブローカー，それは個々人の死を文化的に意味あるものへと構築する営みを担う人々である。どのような死が「よき死」として受け入れ可能なのか，反対に，どのような死が「悪しき死」として避けるべきなのか，それを選別するのが彼らの役割である。ホスピス緩和ケアの推進者が理想としてきた死の内容は，さまざまに変化してきた。理想的な死の3つの典型として「自然死」，「よき死」，「尊厳ある死」が挙げられ，それらに反する「テクノロジーによって引き延ばされた死」や「病院での孤独な死」が避けられるべき死として対置される。

いうまでもなく，実際には，望ましい死を実現しようとの努力が常に実るわけではない。それでも，医療者がこうした役割を担い続ける背景には，死の過程に医師が関わることによって，その死はよりよいものとなり，さらにどのような死も無意味ではなくなるとの希望があるという。しかし，厳格な医学的コントロール下にあるホスピスケアの現状は，死ぬ権利を求める運動と並んで，死にゆく過程を医師の支配下から取り戻そうとしたホスピス運動の結果としては，皮肉なものであったともいえるだろう。　　　　（福島智子）

▷1　http://www.hpcj.org/what/kijyun.html（2009. 7. 7）
▷2　Seale, C., 1989, "What happens in hospices: a review of research evidence," *Social Science and Medicine*, 28(6): pp. 551-559.
▷3　Abel, E. K., 1986, "The Hospice Movement: Institutionalizing Innovation," *International Journal of Health Services*, 16(1): p. 73.
▷4　Kellehear, A., 1984, "Are we a 'death-denying' society?" *Social Science and Medicine*, 18(9): pp. 713-723.
▷5　Seale, C., 1998, *Constructing Death: the sociology of dying and bereavement*, Cambridge University Press, p. 105.
▷6　Field, D. and Addington-Hall, J., 1999, "Extending specialist palliative care to all?" *Social Science and Medicine*, 48: pp. 1271-1280.
▷7　Connor, S. R. et al., 2004, "Measuring Hospice Care: The national Hospice and Palliative Care Organization National Hospice Data Set," *Journal of Pain and Symptom Management*, 28(4): pp. 316-328.
▷8　ドゥブレイ，S.，若林一美他訳，1989，『シシリー・ソンダース』日本看護協会出版会，p. 116
▷9　James, N. and Field, D., 1992, "The Reutilization of Hospices: Charisma and Bureaucratization," *Social Science and Medicine*, 34(12): p. 1370.
▷10　Clark, D., 1999, "'Total pain', disciplinary power and the body in the work of Cicely Saunders, 1958-1967," *Social Science and Medicine*, 49: pp. 727-736.
▷11　Timmermans, S., 2005, "Death brokering: constructing culturally appropriate death," *Sociology of Health & Illness*, 27(7): pp. 993-1013.

コラム3

QOL

1　QOLとは何か

　QOLとは，Quality of Life の略称であり，QoL，QL と略称されることもある。直訳すれば，「生命・生活・人生の質」となり，文字通りには「よき生・生活・人生をおくっていること」といった意味になる。日本では，これを訳さずに，「クオリティ・オブ・ライフ」と呼び，略す場合は QOL を用いている。今日の医療においてこの概念が用いられる場合，病（特に慢性的な疾患や致命的な疾患）の状態や，それに対する治療や介入の効果を測る基準として価値ありとされる生・生活・人生の側面が実現されているかどうか，あるいはそれが実現されたり妨げられたりしている程度を表している。これを明示するために，「健康・保健に関連するクオリティ・オブ・ライフ（health-related quality of life, 略して HRQoL, HRQL）」と呼ぶこともある。

　医療において，この概念が導入される以前は，病因とされるものの体内からの減少や消失（感染症の場合など），病気の本体とされるものの減少や消失（悪性腫瘍や糖尿病など），病気の症状の減少や消失（病因や病気の本体とされるものの完全な除去がむずかしい場合），死亡までの時間の長さ（致命的な病気の場合）などが病気の診断や医療の効果判定の基準として用いられていた。これらは，生物医学の検査によって測定可能なものであり，数字やスケールなどの客観的な指標で示すことができる。

　これに対して，QOL では，痛みなどの主観的な自覚症状，当人の自覚する健康状態，身体的・精神的な機能，心理的安定，社会的役割の遂行，現在の心身の状態に対する満足などが基準として用いられ，病の状態や特定の治療や介入の効果が測られる。

2　QOL概念の成立と展開

　上記のような意味で，この概念が人々の生・生活・人生のあり方を測る測定基準として用いられるようになるのは，1960年代のアメリカにおいてである。当時のアメリカでは，公民権運動などを背景にして，経済的な繁栄や全般的な所得水準の向上にもかかわらず，一部の人々はその豊かさを享受できず，劣悪な生活環境に置かれていることが新たな貧困として注目された。

　そこで，このような生活環境や人々の生活のあり方を測定することが試みられ，例えば，客観的なものとしては，その地域の離婚率，犯罪率，環境汚染などを総合して，地域の QOL を測定することが試みられた。他方，主観的なものとしては，全般的な生活あるいはさまざまな生活領域についての満足度を問うものがある。このような試みは，1970年代に盛んになるものの，1980年代に入るとすたれていく。

　1980年代には，これに代わって保健・医療の分野で QOL 概念が用いられるようになり，今日まで，いくつかの領域，いくつかの仕方・方法で用いられている。

　領域としては，がん，精神疾患，リューマチなどが挙げられる。総じて，致命的な病ないしは慢性疾患で，治療は症状のコントロールが中心となるが，その結果として生活に支障をきたすような副作用が起こりやすいものである。また，ホスピス，リハビリテーション，介護などの領域でもこの概念が用いられる。つまり，医学的な治療・介入がむずかしく，他の介入が用意されている，あるいは他の介入が望ましいとされるような領域で用いられる。

　仕方・方法としては，ひとつには，これまでの医学的な治療・介入に代わる治療・介入の目標を示すものとしてこの概念が用いられる。すなわち，先に述べた，病因・病気の本体の消失，客観的な症状の消失，可能

な限りの延命といったものに代えて，病者・患者のQOLを高めることが介入の目標とされる。ここでは，どちらかといえば抽象的な理念としてこの概念が用いられる。

もうひとつは，治療・介入の効果を測る測定尺度としてこの概念が用いられる。ここでは，先に述べた，主観的な自覚症状，健康状態，身体的・精神的な機能，心理的安定，社会的役割の遂行，現在の心身の状態に対する満足などについて，いわゆるアンケートの方法を用いて，病者・患者（場合によってはその代理人）にたずね，それに対する回答を得る。そしてこの回答を数量化することで，治療・介入の効果を測る。いくつかの測定尺度が開発されているが，あらゆる疾患に適用可能なものもあるし，特定の疾患・状態・機能にのみ適用可能なものもある。いずれにせよ，これらの尺度では，QOLの実現にとって何が重要かは最終的には尺度作成者が決定している。また，これらの尺度は多次元的な尺度であり，いくつかの次元における得点の組み合わせとして，QOLの高低が示される。

こうしたQOL測定に関する問題や難点を解決する試みもある。前者の点に関しては，回答者にとって何がどの程度重要かを判断させるような尺度の開発が試みられ，後者の点に関しては，医療経済学者によって「効用尺度（utility measures）」と呼ばれる1次元的な尺度の開発が試みられている。この尺度の背後には，特定の症状や問題を抱えた状態についての「選好」を，完全な健康を1とし，死を0とする連続体のどこかに位置づけうるという前提がある。「質で調整した生存年数（quality-adjusted life years, 略してQALY）」もこうした1次元的な尺度のひとつである。医療経済学者はこれらの尺度を用いて医療資源の配分などを経済合理的に決定できるというが，その前提や尺度の構成方法については異論も多い。

3　QOLと社会学

医療社会学のQOLに対する関わり方には，「医療における社会学」としての関わり方と，「医療についての社会学」としての関わり方がある。

前者については，「疾患（disease）」と「病気（illness）」の区別に表れているように，病者・患者が自らの病をどのように体験し，意味づけているかに注目してきたのは医療社会学者（と医療人類学者）であることから，「QOLにおける社会学」として貢献できるところはあろう。ただし，医療（リハビリテーションや介護を含めて）における専門職間の縄張り争いに巻き込まれ，何がよき生・生活・人生かに関して社会学者の価値観を押しつけてしまう危険もあることに注意すべきである。

後者は，今までのところD.アームストロングらによるものだけである。彼らは，QOL概念やQOL尺度の普及に，病を捉える視座の根本的な転換を読み取っている。つまり，病の本質（とみなされるもの）が，病者の身体の器質的・機能的な損傷から，病者の体験に転換したという。ただし，QOL概念・尺度の普及は，領域が限られ，以前の疾病観も破棄されてはおらず，医療専門職以外もその普及に関わっている。したがって「QOLについての社会学」が追求すべきは，医療のどの領域でどのような関係者がなぜこの概念・尺度の普及を推進（あるいはそれに反対）してきたかであろう。
　　　　　　　　　　　　　　　　　（黒田浩一郎）

▷1　この区別については，「はじめに」を参照のこと。
▷2　生物としてのヒトの身体の病理，あるいは近代医学が捉えるところの病気が「疾患（desease）」であるのに対して，病者が捉えるところの自らの病気が「病気（illness）」である。
▷3　Armstrong, D. and Caldwell, D., 2004, "Origins of the concept of quality of life in health care," *Social Theory & Health*, 2 : pp. 361-371 ; Armstrong, D. et al., 2007, "Health-related quality of life and the transformation of symptoms," *Sociology of Health & Illness*, 29(4) : pp. 570-585. アームストロングについては V-6 も参照。

Ⅱ 健康・病をめぐる知識と技術

1 医学知識・医療技術の社会的構築

1 医学知識・医療技術とは何か

　医学知識とは，人間の病と，それに関連する限りでの人間の身体と精神についての知識，および病を治療したり病を防いだりする方法に関する知識である。また医療技術とは，病の本体，原因，治療法を解明したり，病を診断したり，治療したり，防いだりする仕方であり，そこでは，人間の身体と精神に対して薬などの物質，聴診器やメスなどの器具，エックス線撮影装置などの装置が用いられる。それだけでなく，実験や調査の結果を解析する統計処理の技法なども技術に含まれる。

　医学知識は，人間以外の生物や無生物に関わる知識，特に人間とその社会にとっての有用性／有害性と関わらない知識と比べて次のような特徴がある。

①人間の身体・精神を対象とし，病気の発見や治療，予防を志向する応用的な知識である。
②①の人間の状態のうち，当人の意志の力のコントロールの及ばない領域に限定された知識である。
③②の領域を正常／異常の次元上に位置づけるような評価的な知識であり，この意味で「病理性」の概念を伴う知識である。
④③の病理性に関して，その原因についての概念を伴う場合もある。その原因は①の人間の内部に帰属されることもあればその外部に帰属されることもある。外部の中には，他者の意志の力によって当人に向けられた行動も含まれる。原因が外部に帰属される場合，その原因（とされたもの）に対する病についての責任の帰属がなされることもある。
⑤③と④，およびそれに関連する限りでの①に関して，性や人種や年齢階梯などの，人間の生物学的な特徴に基づく（とされる）「社会的カテゴリー」間の相違に言及しやすい知識である。この場合，そのような「社会的カテゴリー」に基づく社会的な秩序や支配を正当化するように働くこともある。

　医療技術は，上記のような医学知識の応用ともいえるが，用いられているすべての技術が知識によって根拠づけられているとは限らない。ましてや根拠づ

けを待って初めて用いられるようになるわけではない。知識と技術はある程度独立に発展しうる。

このような医学知識・医療技術には，特定の社会において，以下のような分化がみられる。

①病気の治療についての知識・技術と病気の予防についての知識・技術の間での分化
②医学知識の探求者と医療の実践者の間での分化
③医療を業とする者と素人の間での分化
④医療を業とする者の中で，正統的とされる者と非正統的とされる者の間での分化
⑤正統的な医療者の中の，業種や専門科の間での分化

常識的には，このような医学知識・医療技術は人間の身体や精神を写し取っており，その写し取り方の正誤・正確さや技術的な効果の点で，種々の知識・技術に優劣をつけることが可能である。また，医学知識・医療技術は進歩の方向にあり，より正確な知識，より効果的な技術の方向に発展している。

これに対して，社会学では，ある時代，ある社会，そして社会内のある部分においてどのような医学知識・医療技術が用いられているかを記述し，その医学知識・医療技術がなぜ用いられているのかを説明することに関心がある。その場合，ある正確な知識（とされるもの）を標準とし，それからどれほど隔たっているかという形で記述したり，ある効果判定法を基準とし，それに照らして効果的かどうかでもって特定の医学知識・医療技術が採用されるようになるか否かを説明することはできないと考える。

社会学が注目するのは，むしろ時代間，社会間，そして社会の部分間の医学知識・医療技術の差異であり，その差異の間に優劣をつけることなく，その差異を記述しようとする。また，その差異を生み出す要因を探求するが，以下のような，医学知識を持ち，医療技術を用いる者の置かれている社会的な状況（の差異）にそれを求める。

①その者の属する時代・社会の世界観・コスモロジー
②その者と研究や治療の対象との関係
③その者の属する職業集団や専門科が有する，人間の身体／精神とその病についての基本的な前提や理念・利害
④その者の属する職業集団や専門科の，他の職業集団や他の科との関係

このような立場は，知識の誕生や保持を社会的な要因で説明しようとするこ

とから「社会的構築主義（social constructionism）」と呼ばれる。

医療技術には，これとは逆の意味で，「社会構築的」な面がある。つまり，技術によって新たな社会的存在が「構築」されるという面である。例えば，輸血という医療技術にあっては，それを通常の医療技術とするためには，血液を誰からどのように集め，それをどのように保管・輸送し，どのような人に提供するか，という問題を解決し，その社会的な仕組みを確立しなければならない。ここにおいて，血液は人体から切り離され，人体とは別個の存在となり，社会的にその生産，保管・輸送，提供を管理しなければならい「もの」となる。

2　近代（西洋）医学

　18世紀末頃の西ヨーロッパに誕生し，それから20世紀前半にかけて，いわゆる「先進国」で発展していく医学知識・医療技術の体系があり，その医学は，今日では，ほとんどの国で，唯一のあるいは第一の医学として国家によって公認されている。また，ほとんどの人々が病気の際に真っ先に頼るべきものとして，その正しさと効果を信じている。この医学は，①人間の身体／精神およびその病に関する知識を，人間の身体の内部の，直接的あるいは間接的な観察だけによって獲得しようとしたという点と，②人間の身体の内部に直接的に働きかけることによって病を治療しようとした点で，医学の歴史上，きわめて特異な医学であった。この医学は「近代（西洋）医学」と総称されるが，その中核をなすような，人間の身体／精神およびその病についての基本的な前提を「生物医学」と呼ぶ。

　この医学の，病の治療という点での最初の成果とされているもののひとつは，細菌学およびそれに基づく細菌感染症の化学療法（体内の病原菌を選択的に攻撃するような物質による治療）である。ここでは，個々の疾患には個々別々の単一の原因が存在すると仮定され，そのような原因となるものの体内での発生や体内への侵入は，必然的に病を発生させると仮定された。このような仮定を「特定病因論」と呼ぶが，近代医学には別の仮定，つまり，単一の原因ではなく複数の原因を，また決定論ではなく確率論を仮定するものもある。近代医学において，こうした複数の仮定がどのように付置（支配／従属・対立・並存）しているか，その付置がどのように変化してきたかはⅡ-3「特定病因論と確率論的病因論」で論じられる。

　また，この医学は，その誕生以来，それが扱う人間の身体／精神の異常の範囲を拡大させている。この過程は「医療化」と呼ばれるが，これまでどのような人間の状態・行動がどのように「医療化」されてきたかはⅡ-4「医療化」で論じられる。

　さらに，近代医学の発展の過程で，20世紀の後半，特に1970年頃から新しいタイプの医学が生まれてきている。ここで，「新しい」というのは，それまで

▷1　近代医学は，近代科学の一部門に位置づけられている。しかし，近代科学で標準的とされる知識探求の方法を医学研究に適用したり，その結果を通常の診療に応用する際には，いくつかのむずかしさがある。研究対象が人間の身体／精神であることから来るむずかしさ，特に被験者への危害とその危害防止の取り組みについては，コラム4を参照のこと。また，実験とその結果の統計解析，およびその結果の診療への適用のむずかしさについては，コラム5を参照のこと。さらに，精神医学において，研究対象が精神であることから来るむずかしさについては，コラム6を参照のこと。

▷2　Ⅱ-2を参照。

▷3　化学療法，特にその成功例とされる抗生剤による治療については，コラム7を参照のこと。また，細菌学（とウイルス学）および免疫学の成果とされ，近代医学のうち，予防の分野で，細菌およびウイルスによる感染症の予防の中心となってきたのは予防接種である。これについてはコラム8を参照のこと。抗生物質および予防接種が感染症の死亡率の大幅な低下やその結果として平均寿命の大幅な伸長にどれほど寄与してきたか（というよりどれほど寄与してこなかったか）については，佐藤純一，2001，「抗生物質という神話」黒田浩一郎編『医療社会学のフロンティア』世界思想社, pp. 82-110を参照のこと。

発見できなかったものを発見できるようになったとか，治療できなかったものが治療できるようになったということではない。むしろ，先に述べたような，「生物医学」や「特定病因論」とは異なった前提・仮定に基づいているとか，技術がこれまで社会的に存在しなかったようなものを創りだしているとかいった「新しさ」である。このような意味での「新しさ」を持つ医学知識・医療技術を，ここでは「先端医療」と呼ぼう。このような「先端医療」にどのようなものがあり，どのような点で「新しい」かは，Ⅱ-5「先端医療」で考察する。

次に，このような「先端医療」の事例として注目すべき展開を3つ取り上げる。ひとつは，遺伝性の疾患や遺伝性があるとされる人間の状態や能力に関わるものであり，Ⅱ-6「新遺伝学」で扱う。もうひとつは，人間の加齢に伴って起こりやすい，器官の損傷や生理機能の異常（低下，過剰，消失）に関わるものであり，Ⅱ-7「監視医療（surveillance medicine）」で扱う。さらにもうひとつは，公衆衛生の分野に関わるものであり，Ⅱ-8「新公衆衛生学」で扱う。ここでは，それぞれの分野で，それまでの支配的な医学と比較して，どのような点で「新しい」知識・技術が展開し，それが医療のみならず社会のどのような部分にどのようなインパクトを与えているかが考察される。

ところで，吸ったり，飲んだり，注射することによって体内に取り入れられ，人間の精神に作用する物質があり，これは「意識変容物質」と呼ばれる。このような物質は，今日の社会では，一部は「医薬品」とされ，病気の治療に用いられている。病者は，これらの物質を薬局などで購入できるが，その際に医師の処方箋が必要なものもあるし，必要としないものもある。他の一部は，「嗜好品」とされ，資本制市場において生産・販売されている。さらに他の一部は，生産・販売などが法律によって禁じられており，警察などの取り締まりの対象になっている。また，どの種類のものであれ，こうした物質の使用をなかなかやめられないという状態は，先に述べた意味で「医療化」されている。この「意識変容物質」の種類，生産，流通，使用，そしてこの過程の国家および近代医療によるコントロールについては，Ⅱ-10「意識変容物質」で扱う。

最後に，今日の社会にあっても，冒頭に記した意味での医学知識・医療技術を有するのは，医学研究者や医師のみではない。一般の人々も医学知識・医療技術を有している。医療社会学は，このような知識を，医学研究者・医師の知識・技術と比べて，劣った，二流のものとはみなさない。むしろ，両者を対等のものとして扱う。では，一般の人々はどのような医学知識・医療技術を持っているのか，どうしてそのような知識・技術を持つに至るのか，こうした知識・技術が医療のどのような場面で問題化するのか。こうした点はⅡ-9「素人の知識」で扱う。

（黒田浩一郎）

▷4　「生物医学」および「特定病因論」の前提・仮定とは異なる前提・仮定をもちながらも，近代医学内で一定の位置を占めてきたものにストレス学説がある。これについてはコラム14を参照。

▷5　ここでいう「先端医療」の事例として注目すべきもので，以下に述べる「新遺伝学」「監視医療」「新公衆衛生学」以外については，コラム10 コラム11 コラム12 コラム13を参照のこと。

▷6　「監視医療」の展開のひとつとして，日本独自とまでは行かないが，欧米諸国と比べて際だって普及しているものとして「人間ドック」がある。これについてはコラム9を参照。

▷7　**公衆衛生**
近代社会において，人間個々人ではなく，「人口」と呼ばれる人々の集合をターゲットとして，国家および医療に関わる専門職によって試みられる，病の予防の取り組みが，「公衆衛生（public health）」である。

Ⅱ　健康・病をめぐる知識と技術

2　生物医学

1　「生物医学」という訳語

　「生物医学」とは，欧米の医学哲学・医療社会学・医療人類学などの領域で，1960年代から使われ始めた「バイオメディスン（bio-medicine）」という用語の日本語訳である。

　バイオメディスンのバイオ（bio-）は「生物」「生体」「生命」という意味を表す接頭語で，biology（生物学）や biochemistry（生化学）や，社会学でいわれる「バイオの権力」「バイオ・ポリティクス」などの，バイオ（bio-）と同じ接頭語である。そのため，バイオメディスンの訳語としては，翻訳され始めた頃には，「生医学」や「生体医学」という訳語も出たが，現在は，社会科学・人文科学領域では，「生物医学」という訳語が定着している。

　しかし，日本の医学領域では，バイオメディスンを，「medicne（メディスン）」と同じく「医学」と訳している場合が多い。そのため，日本の医学領域では，「生物医学」という用語はほとんど使われていない。これとは逆に，最近の日本の社会科学者・人文科学者が，欧米の「medicne（メディスン）」を，文脈によっては「生物医学」と訳している場合もあり，「バイオメディスン＝生物医学」という訳語は，非常に「不安定」な用語であるともいえる。

2　「生物医学（バイオメディスン）」の意味

　現在，われわれが一般に「医療」と呼んでいる医療（実践・システム）は，制度化された「近代医療」を指しており，その近代医療（実践・システム）の構築・実践のための知識・理論系が「近代医学」である。

　現在の近代医学における支配的パラダイム（理論的枠組み）では，病気実体・病理過程・原因を，生物学的・物理学的・化学的概念と理論を用いて説明し，それらの知見に基づいた治療法を指示する。このような生物科学中心の医学パラダイムをバイオメディスン（生物医学）と呼ぶ。また，このようなパラダイムを基本的モデルにしている近代医学それ自体をも，バイオメディスンと呼ぶ。そして，このバイオメディスンの理論・方法論で行われる医学研究や治療実践を「バイオメディカル・アプローチ（Biomedical approach）」と呼んでいる。医学の領域では，バイオメディスンという用語は基本的には使われないが，このバイオメディカル・アプローチという用語が，バイオメディスンという用

語とは関係なく使われている。例えば、医学者・医学生向けのある医学大辞典には、「biomedicine」という項目はないのだが、「biomedical」という項目があり、そこでは「医学に関連したり基礎となる自然科学（特に生物学、生理学）の側面」と記載されている。

3 「生物医学」という用語の出現と適用

19世紀末までの近代医学は、さまざまな理論・方法から構成される多層的多元的な理論系であったといえる。そのような近代医学において、19世紀末に成立し、最も支配的になったパラダイムが生物医学である。その後の医学・医療の展開において、生物医学は、近代医学における支配的パラダイムとして、きわめて深く近代医学の思考と実践のあり方に織り込まれてきた。そのため近代医学の医師は、生物医学パラダイムが近代医学そのものであると認識するようになり、また、医学のパラダイムが病気を定義して治療するための概念モデルであるとの認識は希薄になり、生物医学パラダイムにより定義される病気は、むしろ、現実の病気そのものであると認識するようになっていった。つまり、生物医学は、近代医学および医師にとっては、このような「語られざる仮定」として支配的であり、そのため、あえて特別な「生物医学」というような用語は1960年代までなかった。

1960年代に、科学哲学（科学論）の影響を受けた医学哲学と、病気・医学・医療を社会科学の方法論で議論する医療社会学・医療人類学によって、「生物医学」という用語が用いられるようになる。

この医学哲学は、近代医学が語る病気は、医学者が信じているような「現実」ではなく、概念的モデルのひとつにすぎないとし、さらに、近代医学それ自体と考えられてきた生物医学モデルは、医学のモデルとしては、歴史的にも論理的にも必然的絶対的なものではないと指摘して、生物医学モデルとは違う医学モデルの可能性を論じた。

また、医療社会学・医療人類学の領域では、病気・医学・医療を、社会的・文化的側面から捉え、「病気は、社会関係の障害や文化的適応の障害として、社会的文化的に構成されるもの」とする、生物医学モデルとは異なった概念モデル（いわゆる「社会モデル」や「文化モデル」）が提示されていく。

社会的文化的視点から病気・医学を捉えようとするこの立場は、近代医学の支配的モデルに対して「バイオメディスン（生物医学）」という用語をあてることを通して、近代医学の相対化を試みた。それは、生物医学モデルは社会モデルや文化モデルと同じく、病気に関する概念モデルのひとつに過ぎないという生物医学モデルの相対化と、近代医学自体が非近代医学や異文化医学と同じく、社会的・文化的に規定された医学のひとつに過ぎないという近代医学の相対化という、2つの方向性を持っていたといえよう。

▷1 ステッドマン医学大辞典編集委員会，2008，『ステッドマン医学大辞典――英和・和英』メジカルビュー社

▷2 Engel, G. L., 1977, "The need for a new medical model: a challenge for biomedicine," *Science*, April 8, 196: pp. 129-136.

④ 生物医学モデルの基本原理

「生物医学」という用語を提起した人たち，つまり生物医学モデルの相対化を試みた人たちは，生物医学モデルを支配している基本原理として，以下の4つを指摘し，生物医学の姿を描こうとした。[43]

○「正常な生物学的機能からの逸脱としての疾患」原理

この原理は，疾病は身体の生物学的機能の障害とみなせる，その機能は変数をもって測定できる，その測定により機能は「正常と異常」に分別できる，その「生物学的機能の異常」が病気である，というさまざまな仮説によって構成される。そして，「疾患とは測定可能な生物学的変数の基準からの逸脱」という命題が導かれる。しかし，この原理においては，「正常・異常とは何か，どのように正常・異常が弁別できるのか，何のための正常・異常の弁別なのか，なぜ異常が病気となるのか」などは，問われることはない。

○「特定病因論」原理

「特定病因論」とは，「疾患には，その疾患に特定の原因があり，その特定の原因によってのみ，その疾患は引き起こされる」とする，病気の発症を「特定の原因―特定の結果（病気）」というように因果論的に説明する理論である。この「特定病因論」は，19世紀末の感染症研究の中から，「すべての病気はバイ菌（微生物）によって引き起こされる」という「微生物病因論」の形で出現し，すべての病気の原因を説明する理論として展開され，生物医学モデルを構成する，最も基本的な原理になっているといわれる。[44]

○「疾患普遍概念ないし疾病分類概念の普遍性」原理

これは，「各疾患は，少なくとも人間という種の範囲内では，普遍的な，それ自身の弁別的な特定の際だった様相を有している」という理論ないし仮定である。つまり，「疾患の症状や過程は，すべての人間において，歴史・文化・社会を超えて，同じである」とする疾患概念の普遍性の主張でもある。自然科学の生物（物質）普遍概念に擬した，この疾患普遍概念は，18世紀の医学理論から見られ，19世紀末には，上記の特定病因論と並んで，近代医学の基本理念になる。この理念により，近代医学は，病気における社会性・文化性・歴史性を，さらに捨象することになり，このことはまた，近代医学の世界化（つまり異文化への普及）を可能にすることになったとも指摘されている。

○「医学の科学的中立性」原理

近代医学は，自然科学の科学的合理的方法を手に入れることにより，自然科学の持つ客観性と中立性をも自己のものにしたという理念である。この理念は，「医師による医学研究も治療行為も医療それ自体も，客観的な科学的方法と基準によって行われるので，社会的文化的判断から自由なものである」という近代医学の主張として展開されることになる。前述の「疾患普遍概念」を前提にこ

▷3 ミシュラー，G. 他，尾崎新他訳，1988，『医学モデルを超えて』星和書店

▷4 「特定病因論」に関しては，Ⅱ-3 も参照。

の「医学の中立性」が主張されることは，医学が定義して医師が診断する「病気」が，社会的・文化的価値から自由なものであるということを指示するだけではなく，何をどのように治療するかという「治療の判断基準」も，病気と診断された「病人・患者」も，治療という医師の仕事もその組織も，社会的・文化的価値から自由なものであるということを指示することになる。さらには，これらの主張から，医学・医療そして医師の治療または医師集団には，医学・医師以外の第三者は，介入してはならないという規範的主張が導かれることになる。医療社会学は，この「理念（主張）」に対して，特に関心を寄せたともいえる。

▷5 コンラッド，P.・シュナイダー，J. W., 進藤雄三監訳，2003，『逸脱と医療化——悪から病いへ』ミネルヴァ書房

5 「生物医学」という用語をめぐる構図

「生物医学」は，近代医学とその理論モデルを批判し，相対化する視点から作り出された用語であり，その批判のポイントは，生物医学的説明が，あくまでも科学主義・要素還元主義の立場に立ち，社会的・文化的視点を捨象しているという点にある。社会的・文化的視点の対概念として，生物学化された近代医学の理念や方法を，生物医学的な方法，または生物医学と呼んだのである。現在でも，医学哲学・生命倫理学・医療社会学・医療人類学などで，「生物医学」「生物医学モデル」という用語が使われる際は，近代医学批判の文脈で，あるいは批判的ニュアンスで使われることが多い。

▷6 Lock, M. and Gordon, D. ed., 1988, *Biomedicine Examined,* Kluwer Academic Publishers.

これに対して，近代医学側にとっては，「語られざる仮定」だったので，「生物医学モデル」を自分たちの理論モデルとして明示的に掲げることはなく，自らの医学を「生物医学」と呼ぶことも，20世紀末までほとんどなかった。

近代医学側は，基本的には，生物医学という用語を使わないことによって，「自分たちの方法（生物医学）だけが医学・医療である」と主張し，社会的・文化的アプローチの側は，この用語を使うことで「社会的・文化的アプローチも医学・医療において同様に重要な方法である」と主張しているのが，この生物医学という用語をめぐる現在までの構図である。

▷7 ブラクスター，M., 渡辺義嗣訳，2008，『健康とは何か——新しい健康観を求めて』共立出版

21世紀になり，近代医学側は，自らの医学のある形態を「バイオメディスン（生物医学）」と呼び始めている。それまでは「ライフ・サイエンス（生命科学）」と呼ばれていた，分子生物医学・遺伝子医学などの学問方法や生物工学・遺伝子工学などのテクノロジーを含んだ領域を，「バイオメディスン（生物医学）」と呼び始めたのである。多様な方法を含む「ライフ・サイエンス」領域を，すべて近代医学の生物医学の方法の下に展開されているとし，バイオメディスンと呼び始めたのである。この意味（使い方）での「生物医学」「バイオメディスン」の名前を冠する学術誌，大学講座，研究所が出現し始めており，医学の内部でも，社会科学・人文科学が使う意味とは違った意味での「バイオメディスン」という用語が使われ始めたのである。現在，「バイオメディスン＝生物医学」という用語は，さらに「不安定」な用語となりつつある。　　（佐藤純一）

Ⅱ 健康・病をめぐる知識と技術

3 特定病因論と確率論的病因論

1 病因論とは

　医学理論において，何が病気の原因であるかを措定する理論は「病因論」(etiology) と呼ばれる。「なぜ病気になったのか？」という病気の原因への問いは，いつも，病人として置かれた状態の責任の追求と，その病気の状態からの解放の方法の追求とを含んでいる。つまり病因論は，「病気の原因」という因果関係だけを示すものでなく，「何が病気か」という病気の措定から，「誰のせいで，何のせいで」という原因・責任の所在と，「どうしたら治る」という治療方法まで提示する理論である。医学理論の歴史は病気の原因追求の歴史ともいえ，何らかの病因論を前提とし，原因が措定され，それに基づく治療法が採択されてきた。

　近代医学における支配的病因論は，19世紀末に近代医学理論の成立時に出現した「特定病因論」といわれるものであり，これが今日まで近代医学の生物医学モデルを構成する基本的理念となってきた。[1]

　20世紀後半になると，この特定病因論が支配的な近代医学に，「確率論的病因論」と呼ばれる新たな病因論が出現し，急激な勢いで病因論としての影響力を強めている。

2 特定病因論

　「特定病因論」とは，「疾患には，その疾患に特定の原因があり，その特定の原因によってのみ，その疾患は引き起こされる」とする，病気の発症を「特定の原因─特定の結果（病気）」という因果論によって説明する理論である。この「特定病因論」は，19世紀末の感染症研究の中から，「すべての病気はバイ菌（微生物）によって引き起こされる」という「微生物病因論」の形で出現し，すべての病気の原因を説明する理論として発展・展開された。

　特定病因論を構成している論理は，「単一原因主義」である。自然界の現象は多数の関連因子によって成り立つと考える時，それらの多数の関連因子の中から，必要条件・十分条件という論理的手続きで，特定の因子を決定的因子として取り上げることができるという考え方である。

　単一原因主義に対して，すべての自然界の現象は諸条件の複合によって起こるものであり，特定の因子のみを決定因子とすることはできないという考え方，

▷ 1　小林忠義, 1988,『病因論の諸問題』東海大学出版会

例えば、「条件主義」や「多重原因主義」もあり、それを病因論に用いる医学も多くある。特定病因論は「特定の因子をその病気の原因と見なす」原因論で、近代医学以外の他の医学から見れば、非常に特異的ともいえるのである。

この特定病因論は、19世紀末の細菌学研究の中から出された作業仮説（細菌学的病因論）に典型的に示されているといわれている。それは、医学史的には「コッホの条件（要請）」と呼ばれるものに表現されている。

「コッホの条件」（いわゆる「コッホの三原則」）とは、コッホが結核研究の中で提出した方法論を、後に弟子たちが細菌学的病因研究の原則として定式化したものであり、引用者によって若干異なるが、次のように要約できる。

ある菌が次の条件で確認された際に、その病気の原因菌とすることができる。
① 菌は問題の疾患の病変および臨床過程に相応して、すべての例に見られる。
② 菌は他の疾患では、偶然の非病原性のものとしても、存在することは決してない。
③ 患者からの分離培養菌によって、あらためて問題の病気を発生させることができる。

コッホは、臨床的に異なった病状を示し、それまでは別々の病気とされていた病気群（るいれき、肺癆、粟粒結核症など）から、結核菌を発見し、この「コッホの条件」という方法で、これらの病気の原因を結核菌として、「これらの病気は、同一の細菌（原因）によっておこるがゆえに、同じ病気（結核症）である」とした。このことは、病気のカテゴリーを、措定した病因（ここでは結核菌）に従って編成し直すことを意味しており、近代医学の疾患モデルと生物医学パラダイムの出発がここに見いだせる。

しかし、純粋な医学的観察・実験から検討すれば、このコッホの条件は、出発当時から、実験的にも臨床的にも問題があった、もしくは破綻していたといえる。例えば、第二条件に関して、医学的観察からは、菌を持っていても発病しない保菌者の問題があり、また第三条件に関しては、コレラなどの発病実験失敗が問題として存在していた。しかも、特定病因論に基づく有効な治療法も、かなり後の時代まで開発されなかった。

にもかかわらず、「コッホの条件」は、近代医学の中で受け入れられ、感染症だけでなく、すべての疾患に適用できる病因論として拡大され、近代医学理論の病因論として今日まで支配的である。

拡大されて定立した「特定病因論」は、以下のような論理になる。

ある物質の存在が、次の条件で確認された際に、その病気の原因物質とすることができる。

①同じ病気には，特定の原因物質の存在（や増加），もしくはその反対に欠如（や減少）を証明できる。
②その病気のないところには，その様な変化は出現しない。
③その原因物質を分離し，存在（や増加）による発症の場合は正常個体に与えることで，原病（その病気）が再現でき，欠如（や減少）による発症の場合は原病個体に与えることで正常に回復できる。

このように，一般化すれば，この原則が，細菌やウイルスによる感染症だけでなく，ビタミン欠乏症，代謝異常，遺伝子病，免疫疾患，高血圧，がん，そして精神疾患までの，近代医学の「原因 - 診断 - 治療」論，つまり現代までの近代医学におけるほとんどの疾患の原因解明や治療法の開発に，共通して適用されているといえるであろう。この拡大された特定病因論は，今日でも，近代医学の生物医学的アプローチにおいては，「科学的」に最も妥当な理論とされ，まさに常識としての支配力を持っているのである。

しかし，20世紀の後半になり，この「特定病因論」を「修正・変更」する動きが出現する。それが「確率論的病因論」である。

③ 確率論的病因論

近代社会では，衛生状態や食生活の近代化により，18世紀から多くの感染症（死亡）が激減してきていたが，20世紀後半に入ると感染症（死亡）の代わりに，がん，心臓疾患，高血圧，糖尿病などの，いわゆる「慢性疾患」（による死亡）が急増し，近代医学にとっては，これらの「慢性疾患」が最大の治療対象となってきた。「病原菌が病気の原因である。その病原菌を撲滅すれば病気が治る」という，細菌学的特定病因論は，これらの慢性疾患には通じなかった。そこで医学は，特定病因論を「修正」して，新たな病因論（確率論的病因論）とそれに基づく治療戦略を打ち出した。この新たな病因論の特徴は，「多重原因論」と「リスクファクター（危険因子）概念」である。そして，その理論成立に貢献したのが統計学であり，医学の場での**疫学**の発展であった。

確率論的病因論を単純化していえば次のようになる。

「病気は，さまざまな危険因子（体質・刺激・環境・年令など）の複合的作用で発症する。これらの危険因子を減らすことで，病気になる確率が減少する。」

この確率論的病因論がどのような論理構造になっているかを見るために，ある「病気概念」の（確率論的病因論による）構成過程についてみよう。

近年，アメリカでも日本でも死因の上位にランクされているのは，心筋梗塞などの虚血性心疾患である。この病気は，細菌などの単一原因で起きるものでなく，長期にわたる近代的な生活様式に従った生活を通して，血管の動脈硬化による心臓の血管の閉塞が準備され，狭心症・心筋梗塞として発症する。

▷2　▷1参照。

▷3　疫学（epidemiology）
人間集団を対象として，人間の健康および疾病の原因を宿主（人間）・病因・環境の各面から研究する学問。近年の疫学では，その中心的方法に統計学が使われている。

▷4　ササー，M., 松本悠紀雄・玉城英彦訳，1982,『疫学的原因論』三一書房

そこで、さまざまの要因を考えて、病気発症との相関性を明らかにするための疫学的調査を行うと、統計的に有意な相関性を持つ（つまり、関係していると思われる）要因が浮かび上がってきた。その要因とは、喫煙、高血圧、コレステロール高値、糖尿病、肥満、ストレス、タイプA性格、男性、加齢などである。そこで、これらの要因を病気発症の危険因子と定め、「これらの危険因子を減少させ、病気発症の確率を下げる」ことを目標とすることになった。

これら措定された危険因子の中で、加齢を止めることや性別を変更させることは、原理的には困難である。喫煙を排除するのに、社会からタバコを排除してしまう方法では、タバコ産業の利益や国家の税収の問題で困難らしい。また、タバコを矢面にすると工場や自動車による大気汚染の問題も顕在化するのでさらに困難になるという。そこで、タバコは個人の喫煙行為の排除（つまり禁煙）という治療文脈の外で対応することにした。高血圧・糖尿病は、これ自体が病気ということで、それぞれ別の治療が用意されている。そこで「コレステロール高値」という危険因子にクスリを投与しコレステロール値を下げることにより、危険因子を減少させる介入方法が、時代・情況・技術にあった治療法として登場する。「高脂血症」という病気概念の誕生である。

この確率論的病因論での危険因子概念の特徴は、物質や微生物や生物学的身体だけでなく、さまざまな事象・行為・性格までも危険因子として措定できることである。つまり、空気中の化学物質も、ある物質の血中濃度も、身長・体重も、生物学的年齢も、睡眠時間も、一日の歩行数も、飲酒量も、教会に通う回数も、喫煙本数も、統計的に相関性を検討できる形に「操作化（測定可能な形に定義すること）」ができれば、疾病発症との相関性から危険因子と措定できるのである。このことは、社会学的視点からは、確率論的病因論が、近代医学による「日常世界の医療化」の推進力になったといえるであろう。

④ 現代近代医学の病因論

今日の近代医学においては、近代医学成立時からの「特定病因論」と、20世紀後半からの「確率論的病因論」が併存しながら、生物医学モデルを構成している。そのため、現在の近代医学の疾病分類（表）は、特定病因論からの疾病概念（病態型疾病モデル）と、確率論的病因論からの疾病概念（リスク型疾病モデル）が混在した非常に煩雑なものになっている。近い将来、予防医学の領域ではもちろんのこと、臨床医学の領域においても、確率論的病因論が特定病因論を凌駕し、旧来の生物医学モデルを変容させ、「病気を管理（治療）する医学」ではなく、「リスクを管理（治療）する医学」へと近代医学を変容させていくと思われる。このことは、社会学における近年の「リスク社会」「リスク論」との関連からも、考察研究の対象になるであろう。

（佐藤純一）

▷5　病態型疾病（モデル）としては、結核症、コレラ症などの感染症が、リスク型疾病（モデル）としては、「高血圧症」や「高脂血症」や「メタボリック症候群」などがあげられる。

▷6　ベックによると、現代社会においては、社会が生み出すさまざまな問題に対して、社会それ自体が再帰的（reflexive）に対処することになり、「リスク」は人々の関心の焦準となる。ベックは、そうした「リスク」によって構成される社会を「リスク社会」という。ベック, U., 東廉・伊藤美登里訳, 1998, 『危険社会』法政大学出版局

Ⅱ 健康・病をめぐる知識と技術

4 医療化

1 医療化とは

かつては教室で椅子にじっと座っていることができない落ち着きのない子どもは，「躾のなっていない子ども」と思われていた。しかし今では，そうした子どもたちは，脳機能上の障害が疑われ，「ADHDという障害を持つ子ども」とみなされるようになっている。このように従来は医療の問題として考えられていなかった事柄が，医療専門職（医師）が中心となって取り扱うべき事柄（つまり「病気」や「障害」）とみなされていく現象を「医療化（medicalization）」という。医療化の対象となってきたのは，落ち着きのなさや不登校といった学校での子どもの「問題」行動だけでなく，過度の飲酒や特定の薬物の反復使用，容姿や体型をめぐる悩み，妊娠・出産，加齢や死など，日常生活を送るうえで何らかの支障をきたすような事柄から，多くの人が経験する人生上の事柄まで多岐にわたっている。

以下では，医療化について，まず医療化のプロセスを，次いで医療化の帰結を，最後に近年の医療化の特徴を解説する。

2 医療化のプロセス

医療化はどのように進むのか。コンラッドとシュナイダーは，かつて「悪」「よくないもの」「望ましくないもの」などとみなされていた事柄，つまり逸脱が医療の問題とみなされていくプロセスを，5段階の時系列モデルとして提示している。以下では，このモデルにそって医療化のプロセスを見てみよう。

○逸脱としての行動の定義（第一段階）

医療化の対象となるのは，医療化が起こる以前にすでに，何らかの逸脱とみなされていた行動や状態である。逸脱とは，当該社会（コンラッドらが直接論じたのはアメリカ社会）において望ましくないとみなされている事柄であり，何らかの統制の対象となるような事柄である。

○探査：医学的発見（第二段階）

そのような逸脱を，医学的な観点で説明しようとする動きが生じることで，医療化の可能性が生まれる。ある逸脱を，医師が対処すべき問題であると考え，自分たちで扱おうとする医師の存在なしには，医療化は起こりえないのである。

そのような医師は，逸脱を医学的な観点から説明するための研究を始め，逸

▷1　ADHD
ADHDとは，不注意，多動性，衝動性を主な症状とする発達障害のひとつである。

▷2　医療化という現象について，医療社会学を越えて広い範囲の人々の注目を呼び起こした著作として，イリイチの『脱病院化社会』がある。イリイチ, I., 金子嗣郎訳，1998，『脱病院化社会──医療の限界』晶文社クラシックス

▷3　コンラッド, P.・シュナイダー, J. W., 進藤雄三監訳，2003，『逸脱と医療化──悪から病いへ』ミネルヴァ書房

▷4　ただし，「何が逸脱であるか」という判断それ自体もまた定義の問題である，という点には留意が必要である。

脱を説明するような医学上の知見（原因論や治療法など）が，医学専門誌に報告される。こうした知見が医師の世界で知られるようになっても，まだそのままでは，その逸脱が病気であり，治療することができる，という医師による主張が広く一般の人々にまで知られ，受け入れられることはない。

○クレイム申し立て：医療化をめぐるさまざまな関心（第三段階）

では，医師による主張は，どのようにして広く一般に知られ，受け入れられるようになるのか。そのためには，医師はもちろん，医師以外にも企業，当事者や家族，さらに運動団体やセルフヘルプグループなどの組織化された集団といった多様な集団が，医師の主張（すなわち，その逸脱は医学的な問題であるという主張）を支持することが必要となる。

▷5 共通の悩みや問題を抱えた当事者同士が自助を目的に集まる集団のこと。Ⅳ-5 参照。

主張を広めるための医師による活動は，医師やその逸脱に関わる人々を中心に，学会やセミナーなどを通じて行われる。ただし，そうした場に参加する人は限られているため，医師の主張や医学上の知見が広まるのは限定的な範囲に留まる。

他方，医師以外の集団による主張は，一般の人々に対して行われる。そのためこのような活動は，専門的知見を広く一般に普及させ，医学的な見方が広く受け入れられるようになるための（すなわち医療化の進展を促すための）大きな役割を果たすことになる。例えば製薬企業は，その逸脱が自社の薬を治療薬とする病気であるとの認知が進めば莫大な利益につながるため，医師の主張を普及させることに熱心になるだろう。

このように，診断技術の向上や治療法の開発などをめざす医学的な関心だけではなく，経済的利益や道徳的関心，自分たちの地位向上といった利害・関心からも，さまざまな集団がクレイム申し立て運動に関わってくる。このとき，医師の主張がそうした集団に利益をもたらす可能性が大きければ大きいほど，医療化は進展しやすくなる。

○正統性：医学の管轄領域の確保（第四段階）

ある逸脱が医学的な問題であるという主張に対し反対の主張がなされ，論争となる場合もある。医療の取り扱うべき範囲を定めているのは，国家の制定する法であり，医療の問題かどうかという論争に決着をつけるのは国家である。そこで，クレイム申し立て者は，国家による正統性を得るよう働きかけることが必要となる。具体的には，政策に取り入れられるよう運動したり，訴訟に持ち込んだりする。こうした活動が成功し，国家による承認を得て初めて，その逸脱が医療の扱うべき問題として正式に医学に組み込まれることになる。

○医療的逸脱認定の制度化（第五段階）

ある逸脱を医療の問題として定義することについて国家の承認が得られると，制度化が進む。その逸脱を病気として研究や治療の対象とする法律が制定され，裁判の判決で支持されたり，予算が分配されて治療機関が設立されることでさ

らに研究が進んだりする。こうしてある逸脱を医学的な問題と見ることは当然とされるようになり，そのような「問題」解決のためには，医師のもとに行くことが当然視されるようになる。

以上のようなプロセスを経て逸脱の医療化が達成される。46

3 医療化の帰結

では，医療化が達成されると何が起きるのだろうか。コンラッドとシュナイダーによれば，医療化の帰結には「明るい面」と「暗い面」がある。具体的にはどのようなものか。

まず，「明るい面」について見てみよう。医療化の対象となった事柄は，そもそも逸脱として「問題」視されていた事柄である。治療という解決方法は，他の解決法（例えば司法による統制）に比べ，人道主義的で，柔軟で効率的である。また治療対象となることで，この問題は治療可能である，つまり解決可能であるという希望が生みだされる。

次に，医療化の「暗い面」を見てみよう。ある逸脱が医療化されることによって逸脱者に病人役割が適用されると，その逸脱は病気の一症状とみなされ，本人の意志によるものではないとみなされる。そうすると，その人は自分の行動の責任を取ることができない人（自分の意志では行動をコントロールすることができない人）とされ，一人前の人間として扱ってもらえない可能性が生じる。また，ある逸脱を病気の症状とみなして治療を施すことは，その行動の原因を個人に帰することになり，個人ではなく現在の社会制度が逸脱の原因となっているかもしれない，という可能性を無視してしまいやすい。例えば，子どもの多動は教育や家族などの制度的な問題に起因しているかもしれないが，そういった可能性は考慮されず，子どもを矯正することのみが優先されてしまう。そして，ひとたびある事柄が医学的な問題と定義され，医師に委ねられると，一般の人々は，その事柄や，そう定義された経緯について，考えたり議論したりしなくなり，自分たちでその事柄を対処することも困難になる。その「問題」を抱えたときには，とにかく医師のもとを訪れるべきだと考えるようになるだけでなく，時には，そうしなければ周囲から責められる場合もある。

4 医療化の推進力の変遷

社会学者が医療化の研究を始めてから，少なくとも約30年が経とうとしている。この間，医療化にはどのような変化があっただろうか。コンラッドは，現代アメリカ社会における医療化を次のように捉える。47

アメリカ社会における医療化は，近年ますます広範囲にわたって進行している。医療化の対象となるのは逸脱だけでなく，人々が日常生活を送るうえで抱える問題の医療化も進んでいる。コンラッドは，こうした医療化に着目し，医

▷6　ただし，医療化の現象とは逆に，かつて医療の問題として捉えられていた事柄が，医療の問題としては扱われなくなるような現象もある。これを脱医療化という。例えば同性愛のように，アメリカ精神医学会の診断マニュアルのリストに載せられていた診断名が，当事者を中心とした運動によって，診断マニュアルから外されたようなケースもある。現在，アメリカ精神医学会では，本人が自ら治したいとは思わないような同性愛は病気とはみなされなくなっている。コラム6も参照。

▷7　Conrad, Peter, 2007, *The Medicalization of Society: On the Transformation of Human Condition into Treatable Disorders*, The Johns Hopkins University Press.

療化の主要な推進力が，かつての医療専門職から企業へとシフトしていると主張する。企業はこれまでも医療化の推進力のひとつであったが，現在ではその影響力が以前に比べ増大している。それには次の2つの要因がある。

ひとつ目は，FDA[8]の規制緩和による製薬企業の宣伝形態の変化である。従来，製薬企業による処方薬（医師による処方が必要な薬）の宣伝は，患者に対してではなく医師に対してのみ（または医師を介して）行われていた。だが，規制緩和によって一般の人々を直接ターゲットとする宣伝が可能となり，製薬企業はこれに力を入れるようになった。こうした広告には，病名と薬品名とが載っており，一般の人々に病気や治療法を広く知らせることができる。また，特定の薬や治療法については言及しないものの，自分の問題解決のために医師のもとを訪れることを勧めるような広告もなされるようになった。これらを目にした人々は，自分の抱えている日常的な問題は，広告されている薬を使うことで解決するかもしれない，または解決するための医療上の選択肢があるかもしれないと考えるようになり，「この薬を処方して欲しい」「自分は病気ではないだろうか」というように，これまでは医師が判断すべきだとされていた診断や治療法について，自分の要望を積極的に医師に主張するようになっている。この傾向は，処方薬のテレビ広告が解禁となった1997年以降にとりわけ顕著であるという。

2つ目は，患者団体や患者の支援団体に対する製薬企業による資金援助の強化である。患者団体や支援団体の多くは，自分たちが利用できる治療法についての情報を積極的に広めたり，制度的に認められるよう活動（未認可であれば認可を求めたり，保険でカバーされるよう求めたり）する。こうした活動が成功し，治療法となる薬が広く知られるようになったり，薬の適用範囲が広がったりすれば，結果的には，製薬企業に利益がもたらされることになる。このため，多くの製薬企業が，患者団体や支援団体の活動支援に資金を提供している。

病気か否かの診断や治療方針の決定ができるのは医師だけであるため，医師は，現在でも治療を提供するかどうかについて，実際の最終的な決定権を握るゲートキーパーである。だが，多様な企業や患者の医療化への関与が増すなかで，医療化の推進力としての医師は，相対的にその地位を低下させ，製薬企業などの企業が主要な推進力となっている。

コンラッドやシュナイダーによるアメリカ社会についての分析は，日本社会について考える際にも示唆に富む。日本においても，落ち着きのない子どもの医療化が進み，ADHDを含む発達障害者に対する支援法が制定されたり，「軽症うつ」の宣伝とSSRI[9]治療の処方が増大するなど，アメリカ社会と似たような現象が起きているように思われる。とはいえ，日本とアメリカがまったく同じ状況であるとはいえない。今後は，何が違い何が同じなのかを比較から明らかにしていくことも必要だろう。

（佐々木洋子）

▷8　FDA
アメリカの保健福祉省の一部局である食品医薬品局（Food and Drug Administration）。医薬品の認可を行っている。

▷9　SSRI
選択的セロトニン再取り込み阻害剤。新しい抗うつ剤として普及している。

Ⅱ 健康・病をめぐる知識と技術

5 先端医療

1 近代医学における知識と技術

　近代医学が近代科学の一部門として制度化され，国家による科学振興の重要部門のひとつとなるに伴い，近代医学の研究者は，科学者として，常に新しい発見と発明を生み出そうと努めなければならなくなる。医学研究者はそうした発見・発明によって評価され，理念としては，発見・発明やその力量を基準にして，研究職を志望する者にそのポストや地位が配分されるという仕組みである。また，近代医学は，研究者集団の活動の成果として，医学が日々進歩していることを自らに，そして，何らかの形で研究を支援してくれる集団や人々に対して示さなければならない。また，近代医学は人間の病気の予防や病気の診断と治療に志向する知識・技術であり，たとえ遠い将来のわずかな可能性であったとしても，既存のものより効果的な病気の予防，病気の診断・治療の実現という観点から，研究を方向づけ，意義づけなければならない。

　こうした近代医学の知識と技術は，近代医学の成立の当初を除いて，近代医学独自の知識・技術のみから成り立っているのではなく，他の科学的な知識・技術と交差する部分が大きく，そうした領域の知識・技術を取り入れることで成り立っている。例えば，医薬品の開発の点では薬学と交差しており，検査装置や手術の器具・装置，人工臓器などの開発の点では工学と交差している。

　新しく開発された医薬品，検査装置，手術の器具・装置，人工臓器などが普及していくには，商品として企業によって生産・販売されなければならないし，商品化に当たっては，事前に国家によってそれが認可される必要がある。認可には臨床試験の結果が不可欠であり，臨床試験を行い，その結果を提供しうるのは，医師の資格を持った者のみである。なお，いうまでもなく，臨床試験には被験者が必要である。また，商品化されたものを利用するか否かはそれぞれの医師の判断に任される。この点で，医療技術は，医学研究者，医師，薬学者，エンジニアなどの専門職および患者，企業，国家の間の関係の中で開発され，普及し，それに代わるような新しい医療技術の登場によって廃れていく。

　また，近代医学は，その成立の当初は，人間の生命およびその健康と病気は，無生物のみならず，他の生物の生命およびその健康・病気とは異なる独自の秩序と原理を持った領域であり，したがって独自の探求を必要とする，という前提を置いていたが，その前提はすぐに捨てられ，人間と他の生物との共通性を

▷1　近代医学における人体実験の不可欠性については，コラム4 を参照のこと。

前提に,他の生物あるいは生物一般を探求する科学と探求領域が交差することになる。かくして,生物学は医学を基礎づける学問となる。また,近年の遺伝子の解析や遺伝子操作,生殖技術の発展においては,医学と農学や畜産学が知識・技術を共有することになる。

2 先端医療とは

「先端医療」という語は,一般には,医療の特定の領域で,特定の時期に,開発中あるいは開発に成功したばかりの医療技術という意味である。言い換えれば,それまで検知できなかったものを検知できるようになるとか,治療できなかったものが治療できるようになるということである。この点は,領域や時期に相対的な概念である。例えば,臓器移植は,欧米において,1960年代末から1970年代初めにかけては「先端医療」であったが,今日ではそうではない。しかし,どの領域でも,どの時期でも,新しい医療技術の開発は行われており,この点では,近代医学が制度化されている限りは,特定の領域や時期に限定されない普遍的な概念である。しかし,今日の医療社会学が注目する「先端医療」は,こういう意味での「先端医療」ではない。

では,どのような意味か。近代医学の展開の過程で,20世紀の後半,特に1970年頃から,「新しい」タイプの医学が生まれてきている。ここでいう「新しさ」とは,以下のような意味での「新しさ」である。

① 人間の身体や精神およびそれらの健康と病に関して,それまでになかったような前提・仮定に基づいている
② 技術がこれまで社会的に存在しなかったようなものを作り出している
③ 人間が生まれたとみなされる時点や人間が死んだとみなされる時点の変更を伴っていたり,そのような未生／生の境界や生／死の境界を曖昧にする
④ 生殖のこれまでにない形態,つまり社会の新しいメンバーの,これまでにない作り方を可能とする

このような意味での「新しさ」を持つ医学知識・医療技術が,ここでいう「先端医療」である。また,こうした点での「新しさ」をここでは「先端性」と呼ぼう。

3 先端医療の「先端性」

では,このような意味での「先端性」は,1970年頃から今日にかけての,近代医療の知識と技術のどのような展開に見られるのか。

まず①の,人間の身体／精神およびそれらの健康／病についての前提・仮定という点では,「高血圧」「高脂血症」などの,生体の機能の測定値や血液やそ

▷ 2　黒田浩一郎,2010,「先端医療,先端性,社会学」佐藤純一・土屋貴志・黒田浩一郎編『先端医療の社会学』世界思想社を参照のこと。

の他の体液中のある物質の濃度の測定値を基準とするような疾患の概念や，ある種の慢性疾患の病因としての「生活習慣」といった捉え方の背後にある「確率論的病因論」がある。これは単に病因論のレベルの「新しさ」にとどまらず，大量データの多変量解析という研究方法のレベルでの「新しさ」も伴っている。

次に②の，技術による社会的存在の創出という点では，まず，上記の生体の機能の測定値や血液中の特定物質の濃度の測定値がある。これらを正確に，かつ簡便に短い時間で測定できる装置の開発と普及があって初めてこれらは，研究や治療において，それに関わる人々によってその存在が知られ，働きかけられるものという意味で社会的存在となる。また，この意味では，胎児もそうである。子宮の中の胎児の状態を観察，測定，診断する装置の開発・普及があって初めて胎児は，妊婦とは別個の社会的存在になる。さらに，移植に利用できる臓器もそうである。移植技術の開発・普及によってこれらの臓器は初めて，その臓器を体内に有している，あるいは有していた人とは別個の社会的存在となる。

さらに③の，未生／生あるいは生／死の境界の変更や曖昧化という点では，まず，上述の子宮の中の胎児の状態を観察，測定，診断する装置の開発・普及や未熟児を生存させる技術・装置の開発・普及および生存可能な未熟児の月齢の短縮や体重の低下によって，未生／生の境界や胎児の道徳的あるいは法的な位置づけが曖昧化する。また，臓器移植の技術の開発・普及と，「脳死」状態で摘出しなければ成功しないような臓器（心臓や肝臓）の存在は，移植医療を通常の医療として普及させるために，「脳死」状態を「死んでいる」状態と規定するような，生／死の境界の引き直しを不可欠とする。

最後に④の，生殖の形態という点では，体外受精の技術開発の成功によって，妻以外の卵子または子宮の利用による生殖が可能になった（夫以外の精子の利用は人工授精によってすでに利用可能となっていたし，妻以外の卵子かつ子宮の利用も可能になっていた）。また，この技術に精子や卵子，受精卵の凍結技術が加わって，精子，卵子，受精卵を凍結保存しておけば，生殖能力をなくした人のみならず，すでに死んでいる人もハハまたはチチになることが可能となっている。

④ 先端医療の社会学に向けて

では，医療社会学は，このような先端医療に対してどのようなアプローチができるのか。ここでは，次の3点を指摘しておきたい。

まず，上記のような「先端性」を捉えるための視点や概念を作り出し，洗練させなければならない。次に，このような「先端性」を可能とした社会的な背景や条件を解明しなければならない。さらに，このような「先端性」に対して，近代医療およびそれを含む社会がどのように反応したのかを解明しなければならない。このような反応の結果として，その知識や技術の適用が無条件で受け

▷3 「確率論的病因論」については，Ⅱ-3 を参照のこと。

▷4 これらの機能や濃度の測定値は，「異常」とされる範囲にあっても，極端に高いあるいは低い場合を除いて，そういう状態にあることが当人に自覚されることはない。この意味でも，こうした測定値やそれを基準として診断されるような疾患は測定装置の開発・普及によって初めて社会的存在となるといえる。

▷5 臓器移植については，コラム10 を参照のこと。

▷6 こうした技術・装置については，コラム11 を参照のこと。

▷7 この点については，コラム10 を参照のこと。

▷8 この点については，コラム11 を参照のこと。

▷9 この点については，医療社会学よりもむしろ「科学技術研究（Science & Technology Studies, SST）」からの研究が盛んである。このような研究については，Casper, Monica J. and Berg, Mark, 1994, "Constructivist perspectives on medical work: Medical practices and science and technology studies," *Science, Technology, & Human Values,* 20(4): pp. 395-407; Timmermans, Stefan, 2000, "Technology and Medical Practice," Bird, Chloe E. et al. eds., *Handbook of Medical Sociology,* 5th. ed., Prentice-Hall, Inc., pp. 309-321.

入れられたり、あるいは条件つきで受け入れられたり、まったく受け入れられなかったりする。また、無条件であれ、条件つきであれ、それが受け入れられるに当たって、近代医療にはそれまでなかった新しい仕組みや制度が作られ、導入されることもある。また、このような対応とその結果は、先進国の間で異なることもある。医療社会学は、こうした対応、結果そしてそれらの先進国間の差異を解明しなければならない。

なお、「先端性」を捉えるための視点や概念という点では、1970年頃から今日にかけての先進社会の医療以外の領域の変容（とされるもの）を捉えるために生み出された概念（例えば「リスク社会」、「マクドナルド化」など）を安易に借用すべきではない。なぜなら、領域を超えて社会の変容を支配するような傾向を仮定しているのであれば、その仮定の妥当性は疑わしいし、仮説としても、その発見的な価値は疑わしいからである。

また、先進国間の差異という点では、欧米に比べて日本において脳死者からの臓器移植の法的承認が大幅に遅れ、その普及がいまだに遅れていることなど、特定の社会の特異性を説明する際に、その社会独自の文化といったものを安易に持ち出すべきではない。なぜなら、これも、領域を超えて人々の行動を規定する文化的な行動原理や規範のようなものを仮定しているのであれば、その仮定の妥当性は疑わしいし、仮説としても、その発見的な価値は疑わしいからである。

さらに、社会の対応としては、障害者運動やフェミニズムからの先端医療の導入に対する疑義や反対が見られるが、こうした運動は、障害学や女性学といった新しいディシプリン（学問）を伴っている。このようなディシプリンからの先端医療の批判的な研究は、その母胎となった社会運動の政治的主張を正当化するような議論に陥りやすい。また、社会の対応の結果として、国によっては、生命倫理学というディシプリン（学問）の制度化が見られる。そして、このディシプリンは、先端医療の導入の是非の決定やその仕方について、倫理的な承認を与えることをその仕事のひとつとしている。

医療社会学の先端医療研究には、こうしたディシプリンからの研究と区別のつかないものも多い。この傾向は日本でいちじるしいが、こうしたディシプリンは、先に指摘したような医療社会学の課題に応えるものではない。このように、先端医療は、医療社会学にとって、特に日本の医療社会学にとって、研究の遅れた領域であるといえよう。

（黒田浩一郎）

▷10 生命倫理学については、コラム17 を参照のこと。

Ⅱ 健康・病をめぐる知識と技術

6 新遺伝学

1 新遺伝学とは

　「遺伝学」は，遺伝の仕組みを解明し，生物の構造と機能の理解や，遺伝病をはじめとするさまざまな疾患の解明や治療について研究する学問体系である。「遺伝」とは，遺伝子を媒介として形質と呼ばれる生物の体の形や色などの特徴が，親から子，子から孫へと，世代を通じて伝わる現象を指し，「遺伝子」は，自己の成長や新陳代謝における細胞の再生を司る複製子を指す。

　「新遺伝学」とは，医療社会学の用語であり，それは「個人とその家族が持つ遺伝子についての情報を創りだす，DNA組み換え技術に基づいた知識と手技の集合体」と定義される。この意味での「新遺伝学」が現れるのは20世紀半ば以降のことで，医療社会学は，新遺伝学の社会的インパクトに注目している。新遺伝学をめぐるトピックとしては，クローニング，優生学，遺伝カウンセリング，遺伝子検査，リスク，遺伝学リテラシー，コンセンサス会議，意思形成過程への公衆の参加，新遺伝学の公衆理解などがある。

▷1　Richards, MPM, 1993, "The new genetics: some issues for social scientists," *Sociology of Health & Illness*, 15(5): pp. 567-568.

▷2　松原洋子，2003,「『新遺伝学』における公と私」『現代思想』31⒀：pp. 86-87

2 遺伝子工学

　「新遺伝学」の画期とされるのは，遺伝子の構造解明である。ワトソンとクリックは，1953年，遺伝子DNA（デオキシリボ核酸）がアデニン（A）とチミン（T），グアニン（G）とシトシン（C）という塩基間の結合により二重らせん構造をしていることを発表した。その後，DNAの塩基配列のうち三連子（CAG, GTC等）の64通りの順列が遺伝暗号（コドン）となって細胞内で合成される特定のアミノ酸を指定することがわかった。

　これらの発見以降，大腸菌を中心に分子レベルの遺伝学（分子遺伝学）が展開され，1970年代からは遺伝子組み換えが実用化された。遺伝子組み換えの技術は，酵素を用いて，DNAから目的の塩基配列（遺伝子DNAの断片）を切り出し，それをプラスミド（環状の小DNA）に結合させたもの（DNA組み替え体）を大腸菌などに導入（注入）する技術である。この技術は，今日，ヒト・インスリンやヒト成長ホルモンの大量生産等に応用されている。また，実験キットも開発されており，高校生でも行える技術にまでなっている。

　遺伝子組み換えに対しては，科学者からバイオハザード（生物災害）を懸念する声があがり，早くも1975年には，この問題を討議する会議がアメリカ西海

▷3　木田盈四郎，1998,『遺伝子と生命』紀伊國屋書店，pp. 134-145

岸アシロマで会議が開かれた。アシロマ会議では，組み換え技術の潜在的危険性を考慮し，DNA組み換え体は物理的にも生物学的にも封じ込めることが取り決められた。組み換え体の危険性の拡散を防ぐ適切な方法が見つかるまでの，科学者から提起されたモラトリアムである。ただし，当時から，組み換え技術をさほど危険視する根拠はないと考える研究者も少なくなかった。彼らは，この組み換えDNA論争によって，非科学的公衆による生物医学研究の外的規制が過度に強め，(日進月歩のこの領域で) 規制のない諸外国に遅れをとり，優秀な人材や企業が国外に流出する事態を招くと危惧していた。

一方，1970年代半ば，研究者とベンチャー企業家が合同で，バイオテクノロジー企業（「ジェネンテック社」など）を複数設立し，組み換え技術を用いたヒト・インスリンの製造に着手し，バイオテクノロジーによる医薬品開発競争の幕開けとなった。また，遺伝的に改造された生物自体が特許の対象となり，さらに，この組み換え技術は農業にも応用され，トウモロコシや大豆などの遺伝子組み換え作物（GMF; genetically modified food）も開発された。

3 ヒトゲノム解析プロジェクト

1980年代後半には，遺伝の仕組みを解明するためにはヒトゲノム（親の一人から受け継ぐ染色体上の遺伝子組成全体で，ヒトの形成と生命活動を営むための全遺伝情報が含まれるとされている）を解読し，人体を構成するための遺伝的プログラムを明らかにする必要が説かれ（ヒトゲノム解析計画；HGP），1988年には，そのための国際組織HUGO（Human Genome Organization）も成立され，多くの国で複数の研究機関が分担して解析を開始した。そして2003年4月，ヒトゲノム解読完了が宣言された。

その間，ヒトゲノム解読が遺伝的差別をもたらすなどの懸念も高まり，そうした倫理的・法的・社会的問題の検討に研究費全体の3〜5％が割り当てられることになった。また，このヒトゲノム計画の推進は，DNAの配列が医薬品の開発と結びつき特許申請の対象となるため，バイオテクノロジー企業とは密接な利害関係があった。実際，ヒトゲノム計画には，アメリカベンチャー企業セルラー社が独自路線で解析に参入している。

上記以外にも，1991年には，ヒト多様性ゲノムプロジェクト（Human Diversity Genome Project）が遺伝学者によって立案された。これは，「人種」や「民族」という集団間の差異が存在し，その多様性がヒトゲノム（遺伝子型）の変異によって導かれるものだという前提に基づいて，数百の集団から血液標本を調べようとするものであった。

一定数の人口集団を網羅する遺伝のデータバンクを作るプロジェクトもある。例えば，1998年，人口27万余のアイスランドは，国会で，全国民の記録（家系，医療記録およびDNA情報を含む）を，国民の健康と医療制度の向上のためとし

▷4 金森修, 1998,「遺伝子研究の知識政治学的分析に向けて」『現代思想』26(11): pp. 120-132

▷5 GMFは，害虫に耐性を持つよう遺伝子改造されており，その結果，健康被害のある農薬使用量を減少させたと言われる一方，環境保護団体や市民などからは，それが人間の健康に影響するというGMF反対の声が繰り返し聞かれる。

▷6 Lock. M., 1994, "Interrogating The Human Diversity Genome Project," *Social, Science and Medicine,* 39(5): pp. 603-606.

て，中央集約的にデータベース化し運用する国民保健データベース法を可決している。このデータベースの作成とそれを用いた研究に直接携わっているのは，ベンチャー企業のデコード・ジェネティック社で，病気の遺伝子探しが目的だとしている。

④ 遺伝子工学の臨床応用

遺伝子工学の臨床医学への応用としては，遺伝子検査・診断，「オーダーメイド」医療，遺伝子治療が代表的である。

血液，組織，細胞などを資料とする遺伝子検査は，特定の病気の発病の可能性を，受精卵，胎児，あるいは生後の発症前の段階で検査するものである。遺伝子検査は，遺伝病の診断だけでなく，高血糖や高血圧といった状態（いわゆる「生活習慣病」に関わる病態）のリスク判定にも援用可能である。これらの状態は，従来，生活習慣などの「環境要因」がその状態発生に大きく寄与すると考えられてきたが，遺伝子解読によって，当該状態の発現に関わる遺伝子変異が複数発見され，多因子遺伝の側面が重要視されつつある。また遺伝子検査では，DNAの一箇所のみの変異を示すSNP（一塩基多型）が注目されている。このSNPは個人差の構成要素のひとつとみられている。小面積の断片（チップ）に並べた種々のDNAでSNPなどの遺伝子変異を調べるDNAチップがあり，安価かつ速やかな多量のDNA検査を可能にしつつある[47]。

遺伝子診断では，遺伝子検査で得られた遺伝子型などの被験者（患者）の所見と家系などから病気（個人差のひとつ）が起こる可能性を推定することになる。こうした遺伝情報は，被検者本人だけでなく親・兄弟など親族とも重複している。この遺伝子診断には，遺伝カウンセリングが必要とされている。カウンセリングは，十分な情報開示や解説で被験者の思い込みをあらためる一方，判断を誘導するような指示的なものであってはならないとされている。また遺伝情報の取り扱いは，民間医療保険や生命保険において問題となっている。例えば，糖尿病や高血圧の関連遺伝子を持つという診断結果を，加入者や加入希望者は保険者に告知する義務があるのか，保険者はそれを理由に保険料値上げや加入拒否ができるかという問題である。

オーダーメイド医療（personalized medicine）は，SNPなどの遺伝子変異から判断されるとする「体質の個人差」を参照して，患者の特質にあった有効で副作用の少ない薬を選択しようとする実験的医療である。また，高血圧や高血糖の関連遺伝子を「早期に発見」して，若いときから生活習慣に介入し薬物療法を開始するという場合も，ここに含まれる。

遺伝子治療は，遺伝子工学に基づき「異常な」遺伝子変異を遺伝子レベルで改善しようとする実験的治療法である。現時点では，遺伝子組み換えや遺伝子導入などの遺伝子工学を駆使し，遺伝子の異常個所を患者の体外や体内で修復

▷7　ドイツ連邦議会答申，松田純監訳，2004，『人間の尊厳と遺伝子情報』知泉書館，pp. 71-77

▷8　ten Have, AMJ-Henk, 2004, "Geneticization: The Sociocultural Impact of Gentechnology," Magill, Gerard ed., *Genetics and Ethics,* Saint Louis University Press, pp. 91-92.

▷9　柘植あづみ，2007，「遺伝子化された生を越える」柘植あづみ・加藤秀一編著『遺伝子技術の社会

したり，「正常」遺伝子をその細胞内に導入する実験的治療がなされている。最初の遺伝子治療は，1990年，アメリカで先天性免疫不全症（ADA欠損症）の幼児に行われたが，近年では足踏み状態にあり，実用化の目処はたっていない。

以上のように遺伝子検査以外は，目下のところ，実験的段階にとどまる。

5 「新遺伝学」の波紋と「遺伝子化」

バイオテクノロジーの展開に伴って「遺伝子」という言葉はさまざまな意味を持ち，「新遺伝学」は医療での応用面に限らず，DNA鑑定や遺伝子組み換え食品など，人間の生活の多方面でさまざまに使われつつある。

こうした情況からは，医療面に限らず，親子鑑定・食品の同定などで遺伝子検査が不可欠となる事態も予想される。遺伝カウンセリングの領域でも，産むか否かどうかの選択が常に胎児の遺伝情報に基づくべきという社会的文脈が形成されつつあろう。また，環境要因が重視されてきた高血圧や高血糖などの身体状況だけでなく，近年，統合失調症やうつ病（双極性障害）のような精神状態に対しても，発症関連遺伝子の「発見」の試みが続けられている。

遺伝子解読，遺伝子組み換え，さらには，遺伝子治療などが展開される中で，マスメディアの言説や，人々の意識において，人間の特徴や人生の出来事や社会の問題を遺伝によって説明し解釈する傾向が強まっているとする視点も出てきた。そのひとつの「遺伝子化（geneticization）」は，社会学にとって検討に値する仮説であろう。

6 共通の神話としての「新遺伝学」

「新遺伝学」の新しさは，まず遺伝子検査や遺伝子組み換え技術で，DNAレベルでの遺伝子解明と介入を可能にした点や，ゲノム情報の文字データ化や特許化，医薬品の大量生産を通じて，社会的に産学連携や商業化を推進してきた点が挙げられよう。また「新遺伝学」は，生命倫理の諸問題を浮き彫りにし，遺伝情報の取り扱いに関する社会的規制（ガイドラインや法律）についての倫理的・法的・社会的問題という領域の形成にも寄与してきた。さらに，アメリカなどでは，市民が専門家や企業と連携して市場と関わるネットワーク（ジェネティック・シティズンシップ）も形成されている。「新遺伝学」の下では「異常遺伝子」の発見が続いている。病気治療に対する「新遺伝学」の貢献は依然わずかだが，DDS（薬物運搬システム）技術に結びつけた遺伝子ベクターや遺伝子ワクチンの開発など，さまざまな形の遺伝子治療への期待は広がっている。一方で，「新遺伝学」は「反自然的」で「バイオハザード」のおそれもあるとして，否定的に評価する人々も少なくない。いずれの立場であれ，遺伝子を等身大でみる冷静さを失うならば，われわれは，「新遺伝学」を「巨神」として畏怖する共通の神話の虜になってしまうことだろう。

（村岡潔）

学』文化書房博文社，pp. 183-184

▷10 本邦における倫理的・法的・社会的問題の研究の成果としては，加藤尚武責任編集『ヒトゲノム解析研究と社会の接点』研究報告集（京都大学文学部倫理学研究室発行，1995年に第1集，1996年に第2集）がある。また，「新遺伝学」における生命倫理の実証的アプローチについては，山中浩司・額賀淑郎編，2007，『遺伝子研究と社会』昭和堂に詳しい。

▷11 ヒース，D.・ラップ，R.・タウシッグ，K.，仙波由加里訳，2007，「遺伝学的市民とは何か」山中浩司・額賀淑郎編『遺伝子研究と社会』昭和堂，pp. 189-216；松原洋子，2007，「遺伝子・患者・市民」柘植あづみ・加藤秀一編著『遺伝子技術の社会学』文化書房博文社，pp. 63-77

▷12 日常会話や社会的規制で遺伝子の力を過剰に危険視して語る場合も，人間の形質や行動の起源を遺伝子だけに求めてしまう「遺伝子決定論」に陥るおそれがある。しかし，遺伝子型と表現型の関係は複雑で，従来考えられていたほど一対一対応はしていない。今日の「ゲノム時代」では，遺伝子型はコンピュータ処理される，さまざまな意義を持った普遍的データとして位置づけられ，表現型は，遺伝子型と環境要因の相互作用の結果として出現するものとみなされるようになっている（米本昌平，2006，『バイオポリティクス』中公新書，pp. 44-45）。

Ⅱ 健康・病をめぐる知識と技術

7 監視医療

1 監視医療の興隆

Surveillance Medicine（監視医療／監視医学）[1]という概念は，イギリスの医療社会学者 D. アームストロングの論文 "The rise of surveillance medicine" に由来する[2]。アームストロングは，それを要約して次のように述べている。

　病院を基盤とする医学理論と医療実践の明白な勝利にもかかわらず，正常な人口集団を対象とした監視（surveillance）に基づく新しい医学が，20世紀になって出現した。この新しい監視医療によって，病の空間は本質的に再配置されることとなった。それには正常性の問題化，症状，徴候と病の関係性の変更，身体外部への病の再配置が含まれている。

「病院を基盤とする医学理論と医療実践」とは，18世紀末から19世紀初頭にかけて成立したと M. フーコーが指摘する「臨床医学」[3]を指す。臨床医学は，患者を収容する病院という施設を中心に展開され，生物医学に基づく診断と治療をその特徴としている。一方，20世紀に入って出現した監視医療は，リスクファクターに照準し，疫学研究や統計データに基づいた疾病予防や健康増進をその特徴としている[4]。

　フーコーは臨床医学の誕生の背景に，それ以前とは異なる病の捉え方があるとし，それを新しい病の「空間化」と呼んだ。従来，患者によって経験された症状が直接的に病を意味したのに対し，18世紀末以降になると，医師によって患者から聞き出された（疾病をほのめかす）徴候を経由して，身体深部に隠された病理を発見するという考え方があらわれる。医師の役割は，患者が訴えるさまざまな症状のまとまりの特徴から，病気を同定し分類することになった。フーコーはこうした病の捉え方の変化を，二次元（症状＝病）から三次元（症状→徴候→病）への医学的思考構造の変化と呼んでいる。しかし，病はあくまでも患者の身体内部における出来事であり，医師が病理を発見するために必要なのは，患者を普段の生活から隔離できる病院という中立的な場所であるとされた。

　この新しい病の捉え方は，19世紀を通じて支配的なものになり，20世紀には頂点を迎えた。レントゲン技術や血液検査といった，身体内部に隠れた病理を

▷ 1　ここでは，「監視医療」と「監視医学」を文脈に応じて使い分けているが，どちらも Surveillance Medicine の訳である。

▷ 2　Armstrong, D., 1995, "The rise of surveillance medicine," *Sociology of Health & Illness*, 17 : pp. 393-404.

▷ 3　フーコー, M., 神谷美恵子訳, 1969,『臨床医学の誕生』みすず書房。詳細については Ⅴ-5 を参照のこと。

▷ 4　Ⅱ-2 参照。

発見するための医療技術の発展によっても，患者の経験と病との関連性は失われず，病院はますますヘルスケア活動の中心となった。このように，過去2世紀にわたり臨床医学は支配的な医学モデルとして存在してきたのだが，その一方で，20世紀に入り，一見健康そうな人々を観察するという方法による別の医学モデル，すなわち監視医学が興隆する。それでは，こうした監視医療がどのように成立したのか，アームストロングの議論をみていこう。

2 正常性の問題化

病院を基盤とする臨床医学が病院に収容された患者を対象としていたのに対し，監視医学の対象はすべての人々である。前者を特徴づける臨床的カテゴリーである「健康」と「病気」（あるいは「正常」と「病理」）という明確な区別は，あらゆる人々が監視の対象となることで消滅したという。この消滅の条件となるのが「正常性の問題化」である。アームストロングは，この「正常性の問題化」について2つの例を用いて説明している。ひとつ目は子どもであり，2つ目は社会医学的調査である。

人（あるいは人口集団）は健康なときもあれば病気のときもある不安定な存在だという考えは，19世紀にも存在した。こうした考え方が十分に展開されるのに，最初のターゲットとなったのが「子ども」であった。子どもの重要性は，それが成長と発達を経る点にある。子どもは常に，正常な発達を妨げられるかもしれないという脅威に晒されている。それゆえ，継続的かつ緊密な医学的観察が正当化された。アームストロングが医学的観察の具体例として挙げているのは，出生前のケア，出生届け，乳児クリニック，ミルク供給所（衛生管理下で瓶詰めされたミルクを配る場所）等である。こうした子どもを取り巻くさまざまな制度や施設の設立によって，初期段階の成長過程をつぶさにモニタリングすることが可能となった。また学校における医療サービスは，従来の「治療」に加え「検査」を導入し，進行した病気はもちろんのこと，ごく初期の病気を発見するため，複数回にわたって集団検診が実施された。これにより，学校の看護師が家庭を訪問するようになり子どもの状態を監視することが可能になった。

20世紀初期の子どもを対象とした観察のための装置の性質をうまく捉えているものに，子どもの身長と体重に関する「身体発育曲線」がある。ある子どもの成長が「普通でない（異常あるいは病気）」という場合，それはその他大勢の子どもを母集団とした統計の平均的な曲線から外れていることを意味するだけであり，アームストロングは「異常性は相対的な現象」であると指摘する。すなわち健康／病気は相互排他的な区別ではなく，平均からの偏りとして「異常」が捉えられているのである。

正常性の問題化に関する2つ目の例，（人口集団の健康状態の評価，罹患率の測

▷5 より詳細な議論はArmstrong, D., 1983, *Political Anatomy of the Body : Medical knowledge in Britain in the twentieth century*, Cambridge University Press を参照のこと。

▷6 ▷2のpp. 396-397

定を目的とした）社会医学的調査は，イギリスにおいて第二次世界大戦中に初めて実施された。この調査によって明らかになったのは，病気の遍在，そして健康とは不安定な状態でしかないという事実と，多くの病気がヘルスケア領域の外に位置しているという事実であった。人はほとんど常になんらかの症状を経験しているにもかかわらず，医師の元を訪れるのはごく少数でしかなく，「人」が「患者」というカテゴリーに移行するに際して，正常と異常を引き離して考えることはできない。

③ 介入の拡大

　生物医学モデルにおいて重要な，「健康」と「病気」という二項対立的区分は，監視医学のもとでは相対的で曖昧なものとなった。それゆえ，ヘルスケアの介入は，病院に隔離された患者の身体に限定される必然性がなくなった。医学的監視は病院を離れ，より広い範囲の人々を対象として浸透していった。こうした新しいヘルスケアの最初のターゲットとなったのが，結核や性病，子ども期の問題，神経症といった，20世紀初頭における新しい**「社会的」病気**[47]であった。しかし医学的監視が大きく発展し拡大したのは，第二次世界大戦後である。その背景には，地域住民に密着した包括的ケアやプライマリケア，コミュニティケアが重視されたことによる，集団検診や健康増進という監視サービスの配置がある。当初の集団検診には2つの限界があった。ひとつ目は，それが身体内部の局在化した病理に照準しすぎていたことである。健康を脅かす，身体外部の危険性にはいまだ無関心であった。2つ目は，人々の病気を検査する際に必ず直面する障壁ともいえる，検診への参加を拒否する人々の存在である。それら2つの問題を解決したのが，ほぼ同時期にあらわれた健康増進という戦略である。それは各個人に自分自身の監視の責任を与えたため，食事や運動，ストレスなどへの関心が高められた。健康はもはや病の対立項として存在するのではなく，健康な人々はより健康になれるし，何らかの病気を抱えつつそれでも自ら健康であると信じることも可能となった。ただし，こうした「健康」状態は全人口集団の監視があって初めて達成されるものである。

④ リスクファクターの空間化

　医学的まなざしの全人口集団への拡大は，監視医療の新しい枠組みを示すものであるが，より重要なのは，それに付随する症状，徴候と病の関係性の変更である。臨床医学において症状あるいは徴候は，隠れた病気の存在を指し示すものであった。しかし監視医学においてそれら別々の要素は，将来的な病気を指し示す「ファクター」という，より一般的なカテゴリーのもとに収斂される。そこで新しく登場するのが「リスク」という，きわめて重要な医学的概念である。隠れた病理を指し示すのはもはや症状や徴候ではなくなり，未来の病

▷7　「社会的」病気
コミュニティにおける人々の相互作用という視点を含めたもの。

気の可能性の空間に開かれたリスクファクターとなった。

　監視医療において重要なのはリスクファクターであり，症状や徴候は別のリスクファクターとして読み替え可能な限り重要なものとなった。例えば，頭痛は高血圧症の，高血圧症は脳卒中のリスクファクターとされる。アームストロングはこれを「終りなき連鎖」と呼ぶ。症状や徴候，そして病気が身体内部に位置していたのに対し，リスクファクターは病気の可能性があるどのような状態や出来事も包含する。それは監視医療が，未来の病気の前兆を同定するために，通常「ライフスタイル」といわれる身体外部空間へと向けられることを意味した。例えば，運動不足と高脂肪食は，心疾患のリスクファクターとしての狭心症や高脂血症あるいは糖尿病と結びつけられた。病気自体は問題ではなくなり，完全ではなくても病理的であることや病気の一歩手前，あるいはリスクのある状態が問題となった。

　監視医学の監視は，身体外部空間すなわち人々が生活するコミュニティへも拡大した。それには建物や家といった物理的なもの，さらにそれらに付随する健康を害するリスクを含むが，これは19世紀における公衆衛生の関心を反映している。一方，20世紀における監視はコミュニティにおける人々の相互作用（心理社会的空間）に，より照準している。例えば，感染症であれば他の人々との物理的な接触に，神経症であれば人間関係上の心理的側面に，監視の範囲は拡大した。

　臨床医学において，症状が隠れた病気を指し示すという関係は固定的なものであった。しかし監視医学において，リスクファクターは未来の病気と固定的な関係である必要性はない。つまり，現在，ある病気のリスクファクターとされている事柄が，未来の病気との直接的な因果関係を問われることはない。また，リスクファクターはその他のリスクと，身体の内部，外部を問わず，いかようにも関連づけられる。

　身体外部空間への病の配置に加え，監視医療にはもうひとつ欠かせない要素がある。それは時間軸の強調である。このことは，20世紀における子どもの発育や老化に対する関心や，20世紀半ばの，主要な医療問題としての「慢性疾患」というカテゴリーの発明に示されている。20世紀後半の新しい医学は，より広大な時間的文脈へと開かれた。リスクファクターは潜在的で未形成の結果を指し示す。例えば，コレステロール値が高いことそれ自体は病気ではなくても，未来の病気の可能性を示すとされる。

　検診や調査，公衆衛生のキャンペーンといった監視医療の技術は，現在の態度や行動を変更することで，未来を変えようというものだ。それ以前，三次元的な身体を扱ってきた医学が，監視という装置を発明したことで，心理社会的世界と身体にさらに時間軸を加えた四次元的空間を分析することが可能となったのだ。

　　　　　　　　　　　　　　　　　　　　　　　　　　（福島智子）

Ⅱ　健康・病をめぐる知識と技術

8　新公衆衛生学

▷1　公衆衛生については Ⅱ-1 ▷7参照。

▷2　岸玲子・古野純典・大前和幸・小泉昭夫編, 2003, 『NEW 予防医学・公衆衛生学』南江堂

▷3　園田恭一, 1995, 「『新しい健康理論』の意味と意義」園田恭一・川田智恵子編『健康観の転換』東京大学出版会, pp. 1-16

▷4　Belloc, N. and Breslow, L., 1972, "Relationship of Physical Health Status and Health Practice," *Preventive Medicine*, 1：pp. 409-421.

▷5　川田智恵子, 1995, 「日常生活行動・ライフスタイルの変容」園田恭一・川田智恵子編『健康観の転換』東京大学出版会, pp. 231-244

▷6　Ⅱ-3 参照。

▷7　Lupton, D., 1995, *Imperative of Health*, Sage.

▷8　Ⅲ-4 参照。

1　早期発見／早期治療から疾病予防／健康増進へ

「新公衆衛生運動（New Public Health Movement）」とは, 従来の公衆衛生の目標である「予防」に,「健康増進」を加えた公衆衛生政策の推進である。それは1970年代以降, 欧米を中心として展開された。

病気の「早期発見／早期治療」という二次予防よりも,「発病予防／健康増進」という一次予防重視の政策に大きな影響を与えたのは, L. ブレスローらによって1965年から始められたアメリカ・カリフォルニア州アラメダ郡での調査である。その調査は「生活様式や生活習慣と健康や病気との間には深い関連があるということの, 学問的, 科学的な裏付となるデータを提供した仕事」として世界的にも有名である。住民約7,000人を対象とした9年間の追跡調査のなかで, その行動を励行していた人ほど死亡率が低いという7つの「健康習慣」が明らかにされている。その健康習慣とは, ①7〜8時間の睡眠, ②朝食を食べる, ③間食をしない, ④喫煙をしない, ⑤禁酒または適度の飲酒, ⑥適度な体重, ⑦規則的な運動であり, それは後に「アラメダ・セブン」と称され, 健康教育の目標行動となった。

新公衆衛生運動の嚆矢となったのは, 1974年に発表されたカナダのラロンド保健大臣による報告書である。ラロンド報告書は, 公衆衛生活動の重点をそれまでの疾病予防から健康増進へと移すとともに, 活動の前提となる病因論を, 特定病因論から（多数の要因の重なりが発病リスクを高めるという）確率論的病因論へと変えた。ちなみに, D. ラプトンは公衆衛生の文脈で「健康増進」という言葉が初めて用いられたのは, このラロンド報告書においてであると指摘している。上述のブレスローらによる研究報告から2年後に出されたラロンド報告書は, 公衆衛生活動にとっての転換点となった。

このラロンド報告書のあと, 1978年, マーラー WHO 事務局長は WHO と UNICEF の共催で行われた国際会議において, 医療の重点をそれまでの高度医療中心から, 予防を含むプライマリヘルスケアへと転換することを提唱する「アルマ・アタ宣言」を出した。つづいて1979年, ラロンド報告書の基本概念に基づき, アメリカ厚生省のマクギニス技官は, ヘルシーピープル（Healthy People）という新たな国民健康政策を打ち出した。ヘルシーピープルの特徴は, 疫学や健康に対するリスクファクターを重視し, 特に個人の生活習慣の改善に

よる健康の実現を強調する点であった。

しかし，1970年代後半になると**犠牲者非難**(victim-blaming)につながりやすいとして，個人の努力に基づいた予防活動は批判された。それを受け，町全体の環境を健康増進に寄与するよう改善し，健康都市（Healthy City）への転換をめざす運動が欧州を中心に展開され，1986年，カナダのオタワで「健康増進を個人の生活改善に限定してとらえるのではなく，社会的環境の改善を含む」ことを認めた「オタワ憲章」が採択された。

1990年代から現在にいたる健康政策は，具体的な数値目標を定めて健康の改善に努めるものだ。例えば，アメリカによる第2期ヘルシーピープル（目標を2000年に設定）を経たヘルシーピープル2010（目標を2010年に設定）や，イギリスで1998年に労働党政権により発表された「われわれのより健康なる国」（Our Healthier Nation）などがある。またカナダのケベック州とオンタリオ州で1992年と1993年に開始された「健康と豊かな生活のための政策」（The Health and Well-Being）と「健康の育成」（Nurturing Health）や，日本において2000年に開始された国民健康増進運動「健康日本21」も，具体的な数値目標を掲げるものだ。その基本方針には，健診による早期発見・早期治療にとどまらない病気予防，健康増進のよりいっそうの重視が掲げられている。目標の実現に向けて重視されたのは疫学やリスクファクターであり，個人のライフスタイルの改善と，それを支援する社会環境の整備がめざされた。

❷ 新公衆衛生に対する批判・懸念

1970年代半ば以降，いわゆる「先進国」の多くは財政危機を経験し，医療費を抑制する政策がとられた。健康政策は高度医療中心からプライマリヘルスケア中心へ，治療から予防さらには健康増進へと変化してきた。そのなかで，所得や社会的地位が低いほど健康状態が悪いという健康の不平等が注目され，現在ではすべての人々の健康を実現するために，社会環境の整備を含めた健康政策が推進されている。しかし，こうした新公衆衛生の方向性に対する批判がないわけではない。

第一に，リスクという概念の導入により，従来は介入の対象とならなかった人々にもその影響が及ぶ点である。健康な人々と不健康な人々の明確な境界は消滅し，全人口が潜在的なリスクにさらされた集団とみなされる。結果的に，公衆衛生上の統制は広範囲に及ぶことになるが，リスクの同定は専門家でも困難といわれ，リスクの正確なアセスメントはほぼ不可能である点は忘れられがちである。また，健康都市がめざす環境整備にはさまざまなレベルでのアプローチが要請されるが，その意味においても，健康増進の掛け声の下，個人はあらゆるリスクを避けるという新しい義務を負うことになる。

第二に，新公衆衛生において重要となる「個人の行動」と「社会環境」のバ

▷9　犠牲者非難
犠牲者非難とは，疾病の原因が個人にあるとする理論に基づき，本来なら犠牲者である発病した個人を不当に非難すること。

▷10　佐藤林正，1995，「健康都市の展開」園田恭一・川田智恵子編『健康観の転換』東京大学出版会，pp. 293-313

▷11　▷2の文献
▷12　▷2の文献

ランスをどのようにとるのかも疑問視された。先述した「健康の不平等」はよく知られているが、比較的恵まれた環境に住む人々より、経済的に困窮した状態で生活している人々のほうが、不健康の原因を「個人の行動」に求め、自らを責める傾向のあることが明らかにされている。

　第三に、健康増進において「個人の責任」が強調されることの意味するところが、以前に比べて見えにくくなっていることへの懸念である。R. クロフォードが「犠牲者非難」を批判した1970年代後半、病気の予防活動における自助努力を強調することは、公衆衛生政策をすすめる国が「個人生活に介入し、非難し、処罰する」こととみなされた。当時、恵まれているとはいえない社会環境のもとで発病した人は「犠牲者」であり、その犠牲者を非難する国家という図式が明瞭であった。ところが、現在、コミュニティ開発、健康政策、エコロジー運動など、さまざまなチャンネルへの働きかけを通じて行われる健康増進の活動は、市民のエンパワメントを助けるものと考えられている。健康で持続可能な環境を作り上げるため、「コミュニティ参加」、「持続的発展」、「領域横断的協働」において、個人はより活動的な役割を担わなければならない。[13]以前とは異なり、わかりやすい標的が消えた今、「健康の義務」[14]を真正面から批判することは難しくなっているといえるだろう。

3　食事、運動そして「自然」?

　21世紀を迎えた現在、公衆衛生活動の中心は、健康的な食事と運動による健康増進となった。WHOは、2004年の年次総会で「食事、運動、健康に関する世界戦略」を採択した。それは、非伝染性疾病に関する初めての国際的な指針である。WHOはその世界戦略の主要な目的を、①（不健康な食事や運動不足に起因する）慢性疾患のリスクファクターを減らすこと、②健康に対する食事と運動の影響についての理解と認知を高めること、③食事を改善し運動量を増加させるプランや政策をすべてのセクターを巻き込んで発展させること、④食事と運動に関する科学をモニターし、調査を促進することの4点にまとめている。WHOの世界戦略は、非伝染性疾患すなわち慢性疾患のリスクファクター（特に不適切な食事や運動不足）が、「西洋」世界を越えて問題化し始めたという認識のうえにたったものである。

　新公衆衛生の知識と実践は世界に広がっていくのか、広がるならどのように広がっていくのか。T. ブラウンとM. ベルは、その様相を次のように描く。[15]現在、オーストラリア、カナダ、ニュージーランド、アメリカなどの国々では、運動（physical activity）に「自然」や「アウトドア」といった要素を加え、運動不足の解消を狙う動きがみられる。彼らはこうした動きにみられる「健康」と「自然環境」の関連に注目する。自然が人間の健康によいとする認識は新しいものではない。また、自然と健康の関連がどのように語られるのかは、歴史

[13] Petersen, A., 1997, "Risk, governance and the new public health," Petersen, A. and Bunton R. eds., *Foucault Health and Medicine*, Routledge, pp. 189-206.

[14] Lupton, D., 1995, *Imperative of Health*, Sage.

[15] Brown, T., and Bell, M., 2007, "Off the couch and on the move: Global public health and the medicalisation of nature," *Social Science and Medicine*, 64: pp. 1343-1354.

や空間に依存している。例えば，その「自然」と「健康」の関連の構築性を新公衆衛生の文脈で捉えれば，現代社会に特有な緊張やストレスに対する解毒剤として「自然」の価値が世界的に高められつつあると理解でき，そうした言説が浮上してきたことに伴う健康関連の実践についての問題提起が可能になる。ブラウンらはここで，次のように主張する。近年，自然が「健康のための空間」として奨励されるのは，自然がもつ美的かつ治癒的性質もさることながら，日々，個人がセルフケアという自己陶冶を実践できるからである。運動（physical activity）という言説は，「健康的で活動的な人口集団」という統治的欲望を満たす設定としての「自然」を推奨する。自然環境の重要性は，「自然」を前面に出すことで，「自然のなかにいる」ことに対する別の欲望や動機，レジャーへの関心等によって，健康増進というメッセージが隠されることにある。つまり，健康的で活動的な身体を維持する責任が個人に押しつけられているという側面は，「自然」という空間によって中和され，権力による「強制」という側面は見えにくくなる。「自然」は，統治的欲望と個人的欲望が合体する空間である，というのがブラウンらの主張だ。

　またブラウンらは，非伝染性疾患のリスクファクターが南へと拡大している，というWHOの見解について次のように述べている。西洋世界以外でも，健康的で活動的な身体を維持する自己責任といった，新公衆衛生の中心的言説はみられる。しかし，非活動的な身体をどのように動かすか，身体を動かすことをどのように奨励していくかに関しては，少ないながら西洋諸国とは異なる事例が確認できるという。例えば，西洋世界と同様，ブラジルでも運動不足に起因する慢性疾患を予防するための運動が奨励されている。しかし，サンパウロのような近代化された都市空間では，アメリカ公衆衛生総監報告書において推奨される1日30分から45分の運動には無理があるとして，人々の生活により馴染む形での運動，ここではダンスが重視されている。さらに興味深いのは，ブラジルにおいては，暑い熱帯性の気候といった「自然」が，むしろ運動の妨げになっているという認識である。現在，西洋諸国においてその価値が高まっている「自然」の位置づけは，ブラジルにおいてそれほど高くない。

　このように，新公衆衛生の知識と実践は，ある程度の普遍性を維持しつつ，しかしその実践においてはそれぞれの国や文化に応じた変容を受けながら拡大を続けている。

（福島智子）

II 健康・病をめぐる知識と技術

9 素人の知識

1 素人の知識と専門家の知識

医療専門家の知識——科学的で体系的な知識で，長期の高等教育を通して習得できるものとされている——とは異なる，あるいは対立するものとして概念化されたのが「素人の知識（lay knowledge, lay perspective, lay belief）」である。1960年代はじめに保健医療を対象とする社会科学領域において素人の知識が主題化されたきっかけのひとつは，身体に何らかの異変を感じていても，医師の元を訪れない人々，つまり医師が把握していない「病者」の存在が明らかになったことである（いわゆる clinical iceberg 問題）。

20世紀半ば，一般の人々の健康状態を知るための調査によって病気の遍在が明らかになり，また医師の元を訪れない病者の存在が明らかになると，「病気行動」に関する研究が盛んになる。人は何を病気とみなし，どのように行動するのかが研究されたのだ。人が社会的な存在であることを前提として，病気行動を明らかにしようとした1954年のクーズによる調査を皮切りに，1960年代になるとメカニックらによる研究など，同様の研究が積み重ねられた。

そうしたなか E. フリードソンが「素人間の照会システム（lay referral system）」という概念を提起したのは1961年である。医師が専門職間で照会システムを持つように，病者も近しい人々との間で照会システムを持つ。これは，家族や友人など素人間での助言の提供の仕組みであり，人々の現在の症状に対する評価を左右し，ひいては，どう対処すべきか，医師の診察を受けるべきか否かといった，その人の病気行動に大きな影響を与える。

フリードソンは，医師-患者関係を2つの異なるパースペクティブの衝突と捉えたが，医師の診察によってそれまでの素人の知識が専門家のそれと相互作用すると述べている。専門家の知識と素人の知識というこの二分法は，医療人類学領域における研究の蓄積によっても支持されるものとなった。

医療人類学には，病気を「疾病（disease）」と「病（illness）」という2つの側面に分ける考え方が存在する。「疾病」とは生物医学に依拠した分析概念であり，医療の専門家が用いる科学的で客観的な概念である。一方，「病」とは一般の人々が経験している病気であって，病気の経験の総体であり，両者は質的に異なると医療人類学者は主張した。例えば A. クラインマンは専門家が用いる「生物医学的モデル（biomedical model）」と患者が抱く「説明モデル（explan-

▷ 1 Armstrong, D., 1984, "The patient's view," *Social Science and Medicine,* 18(9): pp. 737-744.

▷ 2 I-3 を参照のこと。

▷ 3 Koos, E. L., 1954, *The Health of Regionsville : What the people felt and did about it,* Columbia University Press.

▷ 4 Mechanic, D. and Volkart, E. H., 1960, "Illness behaviour and medical diagnosis," *Journal of Health and Human Behaviour,* 1 : pp. 86-94.

▷ 5 Freidson, E., 1961, *Patient's Views of Medical Practice,* University Chicago Press. フリードソンについては V-3 も参照。

▷ 6 Freidson, E., 1970, *Profession of Medicine : A study of the sociology of applied knowledge,* The University of Chicago Press, p. 300.

▷ 7 医療人類学研究会編, 1992, 『文化現象としての医療』メディカ出版

atory model)」がいかに異なるかを示した。患者の説明モデルは非公式なものであるが、その意味は大きく、「なぜ自分がその病に冒されたのか」、「なぜ今なのか」といった疑問に答えるものだという。もともとは非西洋世界の研究で注目された患者の説明モデルであるが、患者が直面するさまざまな疑問は、西洋世界の人々にも広く共有されていることが認識されるようになる。「説明モデル」に代表される患者の信念体系（belief system）は、その後、さまざまな病気において研究され、「素人の理論（lay theory）」についての多くの発見がなされた。

ある研究では、労働者階級で教育レベルも高くない母親たちは、病因を運命的なものに引き寄せて認識する傾向があることが明らかにされた。また別の研究では、がんの原因に関して、がん患者の説明とがんでない人々の説明は異なることが指摘されている。がん患者は、病気の原因を個人的な行動とは無関係であり、多くは遺伝と考えているが、それは、がんを発症したことに対する自責の念から自分自身を守る方策だという。

素人の信念体系はきわめて多様であり、それは病気行動あるいは健康行動（health behaviour）、そして医師-患者関係に大きく影響するため、非常に重要なものと考えられるようになった。医師-患者関係の改善をめざして「素人の理論」が注目されるようになり、1980年代になると社会学の分野においても多くの研究が行われた。

❷ 「病の経験」への注目

1980年代になると、素人の「病の経験」や「病の語り」が注目を集めるようになる。病の経験が注目された背景には、疾病構造の変化、すなわち慢性疾患の増加があるといわれる。急性疾患と比較して、治癒が期待できない慢性疾患の場合、日常生活での疾患管理を担う患者自身の役割が大きくなり、近代医学（医師）の役割は相対的に小さくなる。患者はいかに自らの病気を理解し、日々の生活の中でその疾患を管理し、新しい役割を獲得していくのか。患者の病む経験が、インタビューという手法を使って社会学的な視点から明らかにされた。

M. ビュアリーは、リウマチによる「伝記の断絶（biographical disruption）」を論じている。患者のそれまでの生活は、発病によって中断され、患者は身体的にも精神的にも新たな生活に適応していかなければならない。また K. チャーマーズは、心疾患や糖尿病、がんなどの患者を対象としたインタビューによって、慢性の病に苦しむとはどのようなことかを明らかにしている。どちらも、病気以前に確立されていたアイデンティティが発病によって壊されることの恐怖に当事者が向き合う様子を描き出している。

ビュアリーやチャーマーズの研究の後にも、さまざまな慢性疾患に苦しむ

▷ 8 Kleinman, A., 1980, *Patients and healers in the context of culture : An exploration of the borderland between anthropology, medicine and psychiatry*, University of California Press.

▷ 9 クラインマン, A., 江口重幸他訳, 1996, 『病いの語り——慢性の病いをめぐる臨床人類学』誠信書房, pp. 157-158

▷ 10 Pill, R. and Stott, N. C. H. 1982, "Concepts of illness causation and responsibility: Some preliminary data from a sample of working class mothers," *Social Science and Medicine*, 16(1): pp. 43-52.

▷ 11 Linn, M. W. et al. 1982, "Beliefs about causes of cancer patients," *Social Science and Medicine*, 16(7): pp. 835-839.

▷ 12 Bury, M., 1982, "Chronic illness as biographical disruption," *Sociology of Health and Illness*, 4(2): pp. 167-182.

▷ 13 Charmaz, K., 1983, "Loss of self: a fundamental form of suffering in the chronically ill," *Sociology of Health and Illness*, 5(2): pp. 168-195.

▷14 Hopper, S., 1982, "Diabetes as a stigmatized condition: the case of low-income clinic patients in the United States," *Social Science and Medicine,* 15B: pp. 11-19.

▷15 Peyrot, M. et al., 1987, "Living with diabetes: the role of personal knowledge and professional knowledge in symptom and regimen management," Roth, J. A. and Conrad, P. eds., *Research in the Sociology of Health Care,* 6, JAI Press Inc., pp. 107-146.

▷16 Conrad, P., 1985, "The meaning of medication: Another look at compliance," *Social Science and Medicine,* 20(1): pp. 29-37.

▷17 Davison, C. et al., 1991, "Lay epidemiology and the prevention paradox: the implications of coronary candidacy for health education," *Sociology of Health and Illness,* 13(1): pp. 1-19.

▷18 Parsons, E. and Atkinson, P., 1992, "Lay constructions of genetic risk," *Sociology of Health and Illness,* 14(4): pp. 437-455.

▷19 女性は欠損遺伝子をもっていても（つまりキャリアであっても）発病せず，男性のみが発病する病気。

　人々を対象とした質的調査が行われた。例えば糖尿病に関して，1982年にはS. ホッパーが，その病にまつわるスティグマについて論じ，1987年にはM. ペイローらが，症状と療法管理における素人の知識と専門家の知識のそれぞれの役割について論じている。また，P. コンラッドは，てんかんを病む人々が医師による服薬の指示になぜ従わないかについて，てんかんを病む人々の視点から明らかにしている。患者は，医師の指示にただ従うだけの受動的な存在ではなく，自ら病を意味づけ，何をすべきかを決定する主体としての患者像（役割）を獲得したのだ。

　発病後の新しいアイデンティティの模索と確立について，1990年代に入ると，リスクという概念の登場による影響が検討され始める。C. デイヴィソンらは，狭心症や心筋梗塞などの冠動脈疾患とそのリスクファクターについて，どのような人がその病気になりやすいと考えるか，一般の人々が持つ信念体系と専門家のそれには，明確な違いはないとした。それは，食事や運動，血圧やコレステロールと心疾患を関連づけて考えるものである。ただし，ある特定の個人が病気になったり，自分の親戚が病気で亡くなったりした場合に必要とされる素人の信念体系は，専門家のそれに比べてより複雑であるとした。医学では捨象される運や宿命といった要素が，病気の原因に関する人々の考えに大きく影響している。デイヴィソンらはそれを「素人の疫学（lay epidemiology）」と呼び，一般の人々が健康問題に意味を与え理解するために，専門家由来の情報に並んで，個人的知識や家族からの情報，また社会的な情報源を組み合わせることを明らかにした。

　また，E. パーソンズとP. アトキンソンは，筋ジストロフィーを事例として，遺伝のリスクがあるとされた女性の統計的なリスクの理解の仕方が専門家とは大きく異なることを明らかにしている。男の子のみが罹患するデュシェンヌ型の筋ジストロフィーのキャリア女性とその娘を対象とした調査から，多くの女性は自分が病気のキャリアであるというリスクと，自分の子どもに病気が遺伝するリスクの確率を混同していることがわかった。そのため，医師から伝えられるキャリアのリスクの確率を誤って認識することになるのだが，重要なのはそうした事実の背景にある，専門家と女性たちが持つパースペクティブの潜在的な差異だという。専門家はその人がキャリアである確率や実際にキャリアであるとの確定的な指標を求めることに専心するが，多くの女性にとってより重要なのは自分の子どもに病気が遺伝する確率であり，それは将来的な生殖に関する決定に重大な影響を及ぼす。また，もともと確率的な概念である「リスク」が，女性たちの日常的な言語に置き換えられる過程で，決定的かつ記述的なものへと変化する。女性にとってキャリアであることから生じる不名誉あるいは不面目といったスティグマは，多くの場合潜在的なものである。しかし，生殖における遺伝のリスクは，次世代での発病（リスクの顕現）を意味し，そ

れは現在の女性のアイデンティティに対する脅威となる。新しい遺伝学の議論において，従来の「病気」に加え，「リスク」という新たな概念が個々人のアイデンティティに大きなインパクトを与えることが示されたのだ。

3 素人の知識への注目

　医療専門家の知識とは対立するものとして概念化された「素人の知識」であるが，先述したように，多くの研究が積み重ねられ，両者の差異のみならず，共通点も次々と明らかになった。フリードソンが述べるように，2つの知識は相互作用を免れない。その相互作用の仕方の力点は，「正しい」医学知識によって，それまでの素人の知識が変化させられる，というところにあり，近代医学においては，素人の知識の位置づけは相対的に低かった。ところが，1990年代になると，2つの知識の位置づけの微妙な変化が指摘され始める。

　例えば，これまで，公衆衛生一般あるいは疫学の領域において，素人の知識に対する専門家の評価は低く，積極的に耳を傾けることはあまりなかった。しかし，環境汚染や公害と健康問題の関連（因果関係）について，素人の知識や経験が専門家の見解を凌駕する事態（実際に被害を被っている当事者が，核施設や化学工場からの汚染，労働環境，自動車の排気ガス等と個人の健康被害に関連性があると主張して，最終的にそうした主張が認められるケース）が生じてから，公衆衛生の領域においても，素人の知識を積極的に取り入れようとする動きがあらわれ始めた。自らの病気の原因をどのように説明するか，という病因についての素人の知識の価値が高まったともいえる。この点に関して，L. プライアは，「素人専門家」（lay expert）という概念の検討を通じて以下のように主張する。

　「素人専門家」という言葉が使われるようになったのは1990年代で，その言葉には，専門家の知識と素人の知識には同等の価値があるとの考えが反映されているという。医療社会学や科学社会学の領域で，素人が持つ「専門性」という概念は90年代前後から議論されてきた。人々は自らの身体や痛みについての知識を持ち，自分の体が薬にどう反応するかについて，ときには医師以上に熟知していることもある。しかしながら，アルツハイマー病やダウン症等の事例を通して，健康と病気に関する素人の知識は，専門家の知識とは異なり経験的なものであるがゆえに，限定され部分的なものでしかないと述べている。さらに，素人の知識はときに明らかな誤りであることを指摘し，「専門家」という概念を際限なく拡大することは危険でもあると主張する。プライアの議論は，専門家の知識の優位性を再確認しているようにも読める。しかし，セルフケアや健康管理の自己責任が強調される近年において，そうした概念の無際限な拡大によって，保護されるべき素人の権利が守られないという意図せざる事態が引き起こされることへの警鐘と読むことも可能だろう。

（福島智子）

▷20　Popay, J. and Williams. G., 1996, "Public Health Research and Lay Knowledge." *Social Science and Medicine,* 42(5): pp. 759-768.

▷21　Prior, L., 2003, "Belief, knowledge and expertise: the emergence of lay expert in medical sociology," *Sociology of Health and Illness,* 25(3): pp. 41-57.

Ⅱ 健康・病をめぐる知識と技術

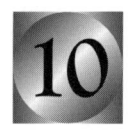

10 意識変容物質
「ドラッグ」の社会学

1 ドラッグとは何か

　ドラッグ（drug）は通常は薬物と呼ばれ，向精神作用を持ち，摂取すれば意識を変容させるようにはたらくことの多い物質のことである。もっとも，単に意識を変容させるだけでなく，同時に，例えば血圧の急激な上昇などに代表されるような，何らかの生理的な変化を伴うものでもある。

　ただし，向精神作用を持つ物質であっても，わが国ではアルコールやタバコのことを普段はそのようなものとは考えないうえに，プリン系覚醒剤と呼ばれ，コーヒーなどに含まれるカフェインのことを，ドラッグと呼ぶこともない。また相対的には弱いものの同様の作用を持つ香辛料などがそう呼ばれることもない。さらに，医師に処方される向精神薬の中には，ドラッグとほぼ同様の作用を持つようなものもあるが，それら処方薬もまたドラッグとは呼ばれず，医薬品や薬剤，あるいはただ単に薬と呼ばれる。

　ではドラッグとは何か。研究者の間では，「麻薬に関する単一条約」「向精神薬に関する条約」「麻薬及び向精神薬の不正取引の防止に関する国際連合条約」などの国際的合意で，その流通や使用に関して統制が行われている，モルヒネやヘロインなどを含むアヘン系麻薬，コカイン，覚醒剤，LSD, MDMA, マリファナ（大麻）などを指すことが最も一般的である。そして，そのいずれについても，わが国では売買や所持，使用などが違法とされている。[41]

　また，このドラッグという呼称は，場合によってはアルコールを含むこともあるが，ほとんどの場合は「アルコールとドラッグ」という形で併記される。さらにわが国では，使用者が同じカテゴリーに属すると想定されているために同様の扱いを受けているものとして，シンナーやボンドなどの有機溶剤があるが，これらは本来，毒物（poison）と類別される。ドラッグとそれら毒物の違いは，それがそもそも医療的な目的に使用されていた（る）か，あるいはそのために開発されたのか，ということが主なものであり，毒物はそれらの条件を満たさないものである。

2 ドラッグの効果

　向精神作用を持つドラッグはどれであっても，一般的には，それを使用することで精神錯乱をおこしたり，すぐに嗜癖になるなどして，使用者をいわゆる

▷1　麻薬・コカイン・LSD・MDMA等はあへん法と麻薬及び向精神薬取締法によって，覚醒剤は覚せい剤取締法によって，マリファナは大麻取締法によって，それぞれ所持などが禁止されている。

▷2　麻薬は鎮静作用が強く，コカインと覚醒剤は興奮作用が強いとされる。また，マリファナは酩酊を引き起こし，LSDとMDMAは幻覚を引き起こすとされている。

▷3　ベッカー，H．，村上直之訳，1978，『アウトサイダーズ』新泉社

▷4　Feldman, H. W., 1968, "Ideological Supports to Becoming and Remaining a Heroin Addict," *Journal of Health and Social Behavior*, 9(2): pp. 131-139；Waldorf, D.,

廃人にいたらしめるものと考えられがちである。しかしながら，それぞれに有効成分が異なるがゆえに，効果も当然異なっていると考えられていると同時に，これまでの研究では，それぞれが摂取者に対して独特の快楽的効果をもたらすこと，しかもそのような効果は，ドラッグを摂取しても必ずしも自動的に得られるとは限らず，ある種の習熟を必要とするものであると考えられている。

例えば社会学者であるハワード・ベッカーは，マリファナ使用者へのインタビューをもとに，マリファナを快楽を目的として継続的に使用できるようになる過程を，学習という観点から三段階で描きだしている。そこでは，まず最初にマリファナの効果を得るための喫煙法の学習，次にマリファナの効果を知覚することとそれと喫煙とを結びつけることの学習（ハイになることの学習），さらにそこで得られる感覚体験を楽しむことの学習，といった三段階の学習が必要であるとされている。ベッカーが示したこのような考え方は，マリファナだけではなく，ヘロインやコカインといった，より強力だとされるドラッグにもあてはまると考えられている。

また，幻覚作用を持つLSDなどは，そのような習熟を必要とせずにより直接的に作用するものの，その場合であっても，摂取することで得られた幻覚などが，自らの精神の異常によって起きたものではなく，ドラッグ摂取によるものであるとするような洞察を，周囲とのコミュニケーションなどで自覚する必要があるとされている。そうしなければ，摂取者は一時的にではあれ問題状態におちいり，快楽を目的として継続的に使用することなどできないからである。

3 ドラッグ禁止の歴史とその処遇

ドラッグは，そもそもは医療的な目的に使用されていたか，そのために開発されたという歴史を持つものである。そしてそれらの多くに含まれる**嗜癖形成作用**が発見され医学的に問題視される歴史は，種類にもよるが，主に19世紀後半に始まっている。

とはいうものの，嗜癖形成作用が発見されたことによって直接的に，今日の多くの国にみられるような禁止政策や上に述べたような国際的合意が成立したわけではない。今日の国際的合意は，1909年の上海アヘン委員会での議論を皮切りに，第一次世界大戦後のベルサイユ条約経済条項に挿入されるなどして，ドラッグの問題性が広くかつ公的に論じられた結果であるが，それらの協議と合意は主としてアメリカ合衆国が音頭をとって推しすすめたものである。そしてそのような合衆国の活動はそもそも，合衆国自体の特別な事情のために，その統制が強く呼びかけられたためであると当時は考えられたし，また今日でもそう考えられている。

20世紀前半のアメリカ合衆国では，アヘンの場合には主として合衆国西部

Reinarman, C. and Murphy, S., 1991, *Cocaine Changes : the experience of using and quitting*, Temple University Press.

▷5 Becker, Howard S., 1967, "History, Culture and Subjective Experience: An Exploration of the Social Bases of Drug-Induced Experiences," *Journal of Health and Social Behavior*, 8: pp. 163-176.

▷6 佐藤哲彦・清野栄一・吉永嘉明，2009，『麻薬とは何か——「禁断の果実」五千年史』新潮選書。アヘン類は痛み止めとして，コカインも麻酔剤として使用された歴史を持っている。覚醒剤はこんにちでも突発性嗜眠症発作（ナルコレプシー）のために使用されており，LSDはその子宮収縮作用による産科での止血剤の開発途上で生まれたものである。MDMAはその向精神作用によりアメリカ合衆国などで主としてセラピー補助剤として使用され，また大麻もそもそも痛み止めなどの効果から薬品として使用されていた歴史をもつものである。

▷7 **嗜癖形成作用**
嗜癖形成作用とは，それをある一定期間使用することによって生理的な変化が生じるために，そのドラッグを使用しつづける必要性を作り出す作用である。わが国では今でもこれを「中毒」と呼ぶことが多いが，専門家の間では「嗜癖」と呼ばれている。ただしかつては専門家の間でも「慢性中毒」と呼ばれていた。ま

たその生理的必要性のあらわれた状態は，今日では「離脱症状」と呼ばれる。

▷ 8　Musto, David F., [1973] 1999, *The American Disease : origins of narcotic control*, Oxford University Press; Courtwright, David T., 1982, *Dark Paradise : opiate addiction in America before 1940*, Harvard University Press.

▷ 9　佐藤哲彦，2006，『覚醒剤の社会史――ドラッグ・ディスコース・統治技術』東信堂

▷10　**メタドン置換療法**
メタドン置換療法は，ヘロインの代わりにメタドンと呼ばれるアヘン系麻薬を経口摂取で与えることにより，ヘロイン使用を中止させる医療的措置である。

▷11　コンラッド，P・シュナイダー，J. W., 進藤雄三監訳，2003，『逸脱と医療化――悪から病いへ』ミネルヴァ書房

中国系移民労働者によるアヘン喫煙が，コカインの場合には主として南部のアフリカ系（黒人）男性による使用が，マリファナの場合には主として中西部を中心としたメキシコ人労働者による使用が，それぞれ問題視され，その結果，いくつかの政治的過程を経て禁止された。これら非アメリカ人（あるいは非白人）に対する人種民族的あるいは文化的反作用が，合衆国内の初期のドラッグ禁止の大きな原動力になったと考えられている。[8]

したがって，ドラッグがドラッグとして特別なものであるという考えは，そもそもはそのような意味づけが生じた地域的・歴史的文脈と切り離して考えることはできないはずなのだが，すでに今日では国連麻薬委員会による提案を中心とした国際的なドラッグ統制秩序が成立しており，それがドラッグの意味づけとその統制の外枠を決定している。

とはいえ，それはあくまで外枠であり，歴史的にいっても，また今日においても，ドラッグ使用問題の取り扱いとドラッグ使用者の処遇の仕方には，地域によって顕著な差が見られる。

アメリカ合衆国や，わが国を含むアジア各国では，ドラッグの使用問題を犯罪と位置づけて刑事的に処遇する傾向が強い。わが国でそのような傾向が強く見られるのは，主として戦後になってからである。戦後特に問題とされ，今日でもいまだ問題となっているのは覚醒剤であるが，これもその嗜癖形成作用が発見されたことで厳しく取り締まられるようになったわけではない。1951年に制定された覚せい剤取締法の所持禁止規定は，そもそもは使用者を取り締まるためではなく，密売者を取り締まるために挿入されたものであった。それまでは，売っている場面を発見しなければ密売者を検挙できなかったため，所持を禁止することによって密売者を検挙しやすくしたのである。しかしながらその禁止規定はやがて使用者にも適用されるようになった。所持や使用が厳しく取り締まられるようになる過程には，中国や北朝鮮など近隣の共産主義国の成立に伴い，共産主義勢力が覚醒剤を利用してわが国を攻撃しているという危機感があった。[9]

アメリカ合衆国では1914年，アヘン系麻薬やコカインの流通がハリソン法によって禁止されたが，その後に最高裁判決などによって，流通だけでなく所持と使用も実質的に禁止されることになった。嗜癖者をそれ以前と同様に患者として処遇していた医師が検挙され有罪とされたためである。また，1970年代には，ドラッグ（特にヘロイン）使用者によって引き起こされる反社会的行動はドラッグの薬理学的成分によるものであり，それを別のもので置換することにより，反社会的行動を防止できるとする仮説に基づき，**メタドン置換療法**[10]が開発実験された。これは，問題現象の原因を刑事的なものから医療的なものへと読み替える作業として，社会学的には「逸脱の医療化」と呼ばれる現象の典型例のひとつである。[11]しかしながらこの実験は実質的には失敗に終わり，合衆国

では，ドラッグ使用は従来通り，犯罪として処遇されている。

とはいえ，メタドン置換療法はその機能として，ドラッグ使用者に治療過程への定期的な接触を促すため，その後とくに西ヨーロッパの各国によって政策の一部として採用されている。

一方，アメリカ合衆国やわが国と異なり，西ヨーロッパやイギリスなどには，ドラッグ使用あるいは嗜癖が，主として医療的問題として扱われてきた歴史がある。

イギリスは1920年に危険ドラッグ法を制定し，その医療的目的外使用を違法としたが，保健省委員会の答申によりドラッグ（主としてアヘン系麻薬）の嗜癖者は患者として位置づけられた。それによってドラッグを定期的に処方してもらえることになったのである。これはブリティッシュ・システムと呼ばれ，広く知られている医療政策である。1971年になるとドラッグ乱用法の制定によってそのような一般的処遇は廃止され，ドラッグ使用は犯罪とされた。しかしながらその一方で，内務省は精神医療センターの精神科医にドラッグ処方の免許を与え，彼らによる嗜癖者の治療を認める施策を，ドラッグ乱用法成立以降も一部で継続させている。

またスウェーデン等を除く今日の西ヨーロッパの各国は，ドラッグ使用問題を刑事的な問題としてではなく，主として公衆衛生の問題として位置づけ，治療やケアなどといった医療的福祉的施策によってこれに対処している。このような施策は，主として注射を使用するドラッグ使用者の間にHIVや肝炎などが流行し，公衆衛生上の問題が広範囲に発生したことがその一因とされている。そのため今日の西ヨーロッパのドラッグ使用問題への対処は，主として**ハーム・リダクション**[12]という考え方によって行われているのである。

このようにドラッグ使用をどのように処遇するかということは，実は，社会の中で，その社会秩序におけるリスク（ここではドラッグ問題によって社会秩序が乱されるリスク）をどのように意味づけて処理するかということに関わる，すぐれて社会学的な問題構成である。一方には，刑事上の問題である犯罪として，刑務所などに排除・隔離することで社会秩序の安定をはかる考え方があり，もう一方には，保健医療上あるいは公衆衛生上の問題として，治療やケアを行うことで社会秩序の安定をはかる考え方がある。したがって，何を保健医療あるいは公衆衛生の対象にするのかという問いはそれ自体，社会や社会秩序をどのように考えるかということと密接に結びついており，ドラッグ使用問題は，それを推し量る有力な指標のひとつであると考えられるのである。[13]（佐藤哲彦）

▷12 ハーム・リダクション
ハーム・リダクションとは，ドラッグによって与えられる使用者の心身やコミュニティへの有害性を削減することを意味する。

▷13 佐藤哲彦，2008，『ドラッグの社会学——向精神物質をめぐる作法と社会秩序』世界思想社

コラム 4

人体実験

1　人体実験とは何か

　ここでいう「人体実験」とは，新しい薬や治療法の有効性や安全性を評価するために行われる医学研究のことを指す。新しい薬や治療法の効き目を人の身体で試すという発想は古くからあるが，医療のなかに実験的手法が本格的に導入されるのは，18世紀以降のことである。しかし，当時の人体実験と今日の人体実験とは大きく異なる。

　そこで，ここでは現代の人体実験の特質を明らかにするために，主に20世紀後半の人体実験について述べる。具体的には，第二次世界大戦中およびそれ以降のアメリカにおける人体実験の歴史をとりあげ，人体実験の大規模化と人体実験方法論の変容という2つの特質を指摘する。

2　総力戦体制と医学研究

　20世紀における人体実験の変容という点で，最初の画期をなすのは，第二次世界大戦である。第二次世界大戦中のアメリカでは，ペニシリンをはじめとするさまざまな医学的発見が相次いだが，これを支えていたのが，国家によって支援された大規模な人体実験であった。歴史学者のデイヴィッド・ロスマンは，この変化を指して，「家内工業（cottage industry）から国家事業（national program）へ」と呼んでいる。

　戦時中の人体実験の特徴は，それ以前のものと比較した場合に鮮明になる。例えば，近代初頭の人体実験として著名なエドワード・ジェンナー（1749～1823年）の天然痘の実験を考えてみよう。実験の被験者は近所に住む8歳の少年であり，彼がどの程度実験の内容を理解していたかは不明であるが，ジェンナーとは旧知の間柄であった。また，ジェンナーの実験は被験者に対して，天然痘の予防という利益をもたらす可能性があった。

　これに対して，戦時中の人体実験は，主に戦場の兵士を対象にしたものであり，被験者にとっての治療的利益はしばしば忘れ去られた。また，総力戦体制のもと，新しい医療技術の開発が急がれ，わざわざ時間をかけて被験者から同意を得るという手続きは省略されるようになった。結果として，社会的利益の追求という大義名分のもと，被験者自身には何の利益ももたらさない人体実験が，同意なしに大規模に行われるようになったのである。

　こうした状況は戦後にも引き継がれ，1960年代のアメリカでは，著名な医学研究者による非倫理的人体実験が次々と明らかになった。なかでもよく知られているのが，ワクチン作成のために精神遅滞の子どもに対して肝炎ウィルスを投与したウィローブルック事件や，認知症の老人に対してがん細胞を投与したブルックリン・ユダヤ人慢性疾患病院事件などである。1966年にヘンリー・ビーチャー医師がこうした非倫理的人体実験を告発する記事を著名な医学雑誌に掲載すると，これがひとつのきっかけとなって，アメリカの人体実験規制システムが構築されていくことになる。

　その後の一連の動きのなかでも画期をなすのは，1974年に制定された全米研究法（National Research Act）である。この法律によって，政府の助成を受ける研究機関には研究を審査する委員会（Institutional Review Board, IRB）の設置が義務づけられるともに，人体実験についての調査・勧告を行う連邦レベルの委員会の設立が定められた。この委員会は，後に10冊の報告書を刊行し，その成果はアメリカ国内のみならず，その後の国際的な議論にも大きな影響を与えた。

3　医学研究の確率化

　ところで，現代の人体実験の特徴を知るうえで，も

うひとつ重要な要素は，人体実験を行うさいの新しい方法論の確立である。具体的にいえば，1940年代にイギリスで確立し，1960年代に新薬の有効性と安全性を評価する方法としてアメリカに導入されたランダム化比較試験（randomized controlled trial, RCT）がそれである。RCTは時として「ペニシリン以上の発見」ともいわれ，現在の臨床研究において「ゴールデン・スタンダード」とされる人体実験の方法論である。

RCTの主たる特徴は，「比較試験」と「ランダム割り付け」という2つの要素にある。「比較試験」の歴史は，18世紀にまでさかのぼることができるが，これはある治療法の効果を測定するためには，単にその治療が効いたか効かなかっただけではなく，その治療を行わなかった場合と「比較」する必要がある，という発想に基づくものである。

他方，「ランダム割り付け」とは，2つの治療法を「比較」するために，対象となる患者を分割するさいの方法論であり，別名「くじ引き法」とも呼ばれる。通常，意図的に均質な人間集団を作ろうとしても，抵抗力や遺伝的要因など見えない性質が影響して，均等な割り振りを行うことは困難である。そこで，「くじ引き」によってランダムに患者を2群に分け，これによって相対的に均等な対照群を作ろうというのが，「ランダム割り付け」の基本的な発想である。

RCTの方法論は，統計学者フィッシャーによって確立され，後に同じく統計学者のヒルによって医療に導入された。1944年にイギリス医学評議会（British Medical Research Council, BMRC）がヒルの協力を得て，結核のストレイプトマイシン療法のRCTを行ったのがその嚆矢とされる。RCTの発明は，長い医学の歴史において，はじめて「治療学の科学化」（砂原茂一）を可能にしたという点で画期的なものであった。というのも，RCTによって治療法の評価に統計学の知識が導入された結果，従来の不確かな根拠に基づく治療が，より客観的なものへと変容したからである。

ただし，開発者のヒルも当初から危惧していたように，RCTは従来の伝統的な観察研究や治療と結びついた実験には存在しなかったような倫理的問題をかかえていた。それは，個々の患者の病状や医師の判断とは関わりなく，ランダムに治療法を割り当てるというRCTの方法論上の特性に由来している。

RCTにおいては，たとえ患者の治療を兼ねて研究が行われる場合でも，その治療法に割り当てられるか否かは偶然によって決定される。これは，目の前の患者の最善のために治療法を決定するという伝統的な医師の倫理観に反するものであった。この点で，RCTの導入は，19世紀までの「実験は治療的な場合にのみ許される」という人体実験の倫理に変容を迫ったのである。

4　「リスクの分配」としての人体実験

このように，現代の人体実験は，もはや顔見知りの間で行われるものでもなければ，通常の治療の延長線上で行われるものでもない。それはむしろ，新しい医療技術を評価するために綿密に練り上げられた計画に従って行われる大規模な事業なのである。

われわれが安全で有効な医療を望むのならば，こうした人体実験を行うことは避けられない。それゆえ，人体実験の問題は，こうした負担をいったい誰がどのように引き受けることが公正なのか，という規範的な問いと関わることになる。一般的に，特定の社会的地位にある人々にリスクが集中し，その利益が別の集団によって享受されるという状態は，望ましいものではない。この意味において，われわれは，人体実験のリスクが社会的弱者に集中しがちであった過去の反省を踏まえ，どのような分配システムが望ましいのかを考えていく必要がある。　　　　　　　（田代志門）

▷1　ロスマン, D., 酒井忠昭監訳, 2000,『医療倫理の夜明け——臓器移植・延命治療・死ぬ権利をめぐって』晶文社

▷2　田代志門, 2006,「臨床試験のリスクとその公正な分配—— TGN1412事件の社会倫理学的考察」『臨床評価』34（Suppl XXIV）: pp. 149-162

コラム 5

EBM と診療ガイドライン

1 EBM とは

EBM は Evidence-Based Medicine の略語で,「根拠に基づく医療」「科学的根拠に基づく医療」などと訳されることもあるが,日本の医学の領域では EBM という言葉のままで使用されることが多い。

この EBM は,1990年代初頭に,「科学的に合理的な根拠に基づく治療手法」として提唱された治療手法のひとつであり,その提唱者の一人である D. L. サケットによって,次のように定義されている。EBM は「一人ひとりの患者の臨床判断にあたって,現今の最良の証拠を,一貫性を持った,明示的かつ妥当性のある用い方をすること」。

2 科学的治療手法としての EBM

EBM 提唱者たちの認識と主張は次のようなものであった。第一に,近代医療の臨床での,診断・治療方法決定・効果判定などの臨床判断において,多くの医師は,基礎医学・病態生理学の知識(学説)と医学権威者の意見,または個人的経験などを根拠として判断しており,「実際にその治療法がどのくらい有効であったか」という疫学的データも,疫学的推論も利用されていない。それにより,地域や医師によって同じ病気でも診療パターンが異なったりしている,という認識。第二に,科学的医療における臨床判断は,科学的根拠(エビデンス)に基づいて,科学的合理的に推論されなければならない。そのような臨床判断の方法としては,これまでの方法に加え,疫学的データという「科学的証拠」を使って「臨床疫学」的推論を加えて行うのが,最も適切であろう,という主張である。

3 EBM という治療手法

EBM 提唱者が批判した「旧来の治療」では,根拠に基づかない治療をしていたわけではなく,治療理論・方法の判断においては,その患者の病気の病態病理を説明する医学理論に基づいて推論を行い,実験室的治療研究のデータや,医師個人の経験や,権威的医学者の意見などを,根拠として採用していた。

EBM では,患者と会ってから治療法決定までの臨床判断の思考過程(推論過程)を臨床疫学の方法に近い推論形式に定式化し,臨床判断の「手順」とする。そして,この「手順」(定式化された推論形式)に従って,さまざまなデータ(医療情報)を「根拠(エビデンス)」として採用して,臨床判断の推論を進めていき,治療方法を決定する。その際に,根拠(エビデンス)として使われるデータは,その患者個人の病態に関してだけでなく,その病気の治療法と治療成績などの疫学的データが,判断に必要なデータとして検索・収集され,さらに,そのデータのエビデンスとしての質の吟味・評価が行われ,よりエビデンスの質の高いデータのみが,推論過程に「根拠(エビデンス)」として採用されて,推論が行われる。

つまり,EBM の定式化された「手順」(推論形式)の中には,必要なデータ,特に疫学的データの検索・収集という過程と,得られたデータのエビデンスとしての評価・採用という過程が必須なものとして入っているのである。データのエビデンスとしての質の評価とは,そのデータが作られる方法によって,そのデータのエビデンスの質を決めることができるというものである。EBM のエビデンスの質の評価で,最上位に置かれた「データの作られる方法」は,「多人数からなる集団を対象として既に行われている治療法の治療結果の統計的解析」を行う「臨床疫学」であり,それによる「疫学的データ」が,最もエビデンスの質の高いデータとされている。このように,EBM の臨床判断は,臨床疫学の方法論に依拠しており,EBM とは

臨床疫学の臨床医学への適用（実践）ともいえるのである。

4　EBMの受容と普及

1990年代初頭に北米（カナダ・アメリカ）の臨床疫学者たちによって提起されたEBMは，90年代を通して近代医療の臨床医学の中に受け入れられていき，現在「先進諸国」の近代医療の臨床医学において，EBMは，理念としては正統的支配的な治療方法の決定手法になりつつある。

日本の近代医療においては，1990年代後半にEBMが紹介されると，医療のさまざまな領域やレベルでEBMをめぐっての議論やEBMを受容していく「EBMブーム」がおき，現在では，EBMそれ自体は近代医療における正統的治療手法と見なされるようになっている。

国家（厚生労働省）は1999年以降，「EBMを活用することによって，医師は最新で最適な診断・治療に関する科学的根拠に基づき，患者の抱えている健康上の問題点や疾病の病態に適した診断・治療法を提供することが可能になるとともに，国民は最新の医学情報や治療法などを参照することにより，自分の病気をより理解し，納得して治療を受けることが可能になると考えられる」として，「学会等によるEBMの手法を用いて最新の医学情報を収集・整理・評価して診療ガイドライン（診療に係る指針）を作成する取組みを支援する」形でEBMの制度的医療としての正統化と普及・促進を推進している[44]。

この国家の動きに合わせて，多くの医学専門学会で，新たにEBMの手法を用いたガイドラインの作成が進められており，医学会においても，EBMは正統的方法となってきているといえる。

このような「EBMによるガイドライン・マニュアルの作成」を通じたEBMの推進に批判的なEBM推進者も多い。そのようなEBM推進者はEBMは，疫学データのみに基づいたマニュアル医療ではなく，個々の患者に特有の臨床状況と患者の価値観に配慮した臨床判断方法であって，そのための臨床疫学の方法と疫学データの利用であり，EBMはあくまでも目の前の実際の患者に焦点を当てて患者の要望に応える治療であり，「患者中心の医療」であると主張する[45]。そして，このような「患者中心の医療」としてのEBMの主張も，多くの臨床医たちを惹きつけ，EBMの普及と正統化に大きく関与している。

このように20世紀末に疫学的方法による治療手法が，臨床医学において正統的な治療になってきたわけだが，このEBMの受容・普及・正統化の過程は，社会学的にも興味深いものであり，今後，それぞれの国の医療制度・保険制度・医療文化また近代医学の思想・方法論との関連を通して，社会学的に分析・研究されるべき課題であろう[46]。　　　　　　　（佐藤純一）

▷1　サケット，D. L., 久繁哲徳監訳，1999，『根拠に基づく医療』薬事時報社
▷2　臨床疫学は，1980年代に出現した学問で，臨床医学の問題に対して疫学を適用する方法であり，患者の診断・予後・治療などに関するデータを，疫学的・統計学的手法で解析し，個々の患者に最も適切な臨床判断を下すという治療方法である。
▷3　福井次矢編，1999，『EBM実践ガイド』医学書院
▷4　厚生労働省『厚生労働白書（平成16年版）』
▷5　グレイ，J. A., 斉尾武郎監訳，2004，『患者は何でも知っている』中山書店
▷6　日本のEBM推進者による以下の論文は，日本のEBMの社会学的研究の参考になると思われる。
斉尾武郎・栗原智恵子，2001，「evidence-based medicineの現代科学論的考察」『臨床評価』29(1)：pp. 185-201

コラム 6

DSM

1 DSMとは何か

DSMとは，"Diagnostic and Statistical Mannual of Mental Disorders"の略称で，アメリカ精神医学会（American Psychiatric Association）が作成する，精神医学領域の疾患・障害の診断と統計のためのマニュアルである。このマニュアルの初版は1952年に発行され，以後，第2版が1968年に，第3版が1980年に，第3版改訂版が1987年に，第4版が1994年に，第4版本文改訂版が2000年に発行されている。それぞれの版に記載されている診断名とページ数を記すと，初版は106の診断名で130ページ，第2版は182の診断名で134ページ，第3版は265の診断名で494ページ，第3版改訂版は292の診断名で567ページ，第4版は297の診断名で886ページ，第4版本文改訂版は297の診断名で943ページである。

このように，記載されている診断名の数とページ数が版を重ねるごとに増大しているが，なかでもこのマニュアルが「革命的（revolutionary）」とか「パラダイムシフト（paradigm shift）」と呼ばれるような変貌を遂げるのは，第2版から第3版への改訂の時である。

第1版と第2版は，当時のアメリカの精神医学界で優勢だった精神分析学（力動精神医学）の考え方を反映していた。この学派に従えば，精神疾患の症状は，その背後にある心的な葛藤の表れであり，これらの心的な葛藤は精神療法の過程で明らかにしうるものである。また，このような心的な葛藤は多かれ少なかれすべての人々が抱いているものである。したがって，患者に病名をつけることは診療においてそれほど重要ではなく，異常か正常かの区別もそれほど重要ではない。このような考え方を反映し，マニュアルに記載された診断名の数も少なく，それぞれについての説明も簡単かつ曖昧なもので，「防衛」「抑圧」「転移」など，患者の言動の観察からは直接その有無を判定できないような精神分析学の概念を説明に含んでいた。

これに対して第3版は，個々の診断名で名指される疾患・障害はそれぞれ他の疾患・障害とは別個のものであり，その区別は患者の言動の観察によって判定できるような基準に基づいてなされなければならないという考え方に立っている。したがって，その病因が不明か，あるいはそれに関して学界で意見の一致のないようなものについては，その疾患・障害の診断基準として，原因には言及しないという方針が採用された。このような考え方は，19世紀後半のドイツの精神病理学者，E. クレペリンに見られ，第3版の作成に携わった精神病理学者・精神医学者に影響を与えていた。また，診断名と診断基準の作成に当たっては，医学や心理学で開発された診断や測定に関する理論が利用され，精神医学における診断の「信頼性」と「妥当性」を高めることがめざされた。この結果，DSMは，診断のみならず，医学教育，精神病理学研究，医療保険においても用いられるようになる。

2 DSM第3版の「成功」の背景と帰結

第3版からのこうした変化を促した要因について，R. メイヤーズとA. K. ホーウィッツは，以下の点を指摘している。

精神分析学が優位である精神医学は医療専門職内部での地位が低かったこと，保険会社と政府が，高額で，しかも長期間かかる談話療法（精神分析学が用いる主要な治療法）の費用をカバーするのを嫌がるようになったこと，脱施設化の流れの中で，かつては精神病院に収容されていた重傷の精神疾患患者を地域で治療する必要が生じたが，彼らには談話療法はあまり効果的とはされていなかったこと，精神医療における薬物療

法の比重が増大したこと，臨床心理師，カウンセラー，ソーシャルワーカーが精神科医の有していた談話療法の管轄権を浸食するようになったこと，などである。

これらの要因を背景として，精神疾患の生物学的原因説に立ち，薬物療法を中心とする精神科医が精神医学界で台頭し，彼らが，身体の医学と同様に「信頼性」と「妥当性」のある精神疾患の診断基準を求めるようになったのである。

また，このようなDSM第3版の「成功」の社会的影響について，ホーウィッツは次の点を指摘している。[4]

DSMが，ほとんどの精神疾患についてその原因と想定されるものを診断基準から除外したことにより，この基準を用いた疫学調査において，治療を受けないでいる精神疾患者（とみなされる人）を過大に見積もることになり，その結果として，政府の精神保健対策が，こうした人々のニーズに応えることを中心とするようになった。それと同時に，一般の人々は，日常生活で感じる心の不調を，その原因が何であれ，精神科医による薬物療法によって解消しようとするようになる。

3 「精神疾患」としての認知・否認をめぐる政治

なお，DSMの作成・改訂が全国学会の事業として行われ，そのプロセスのほとんどが学会内外にオープンにされるようになるに伴い，DSMは，特定の状態・行動を精神疾患としないよう求める，あるいはその反対に精神疾患とするよう求める，学会の内外からの運動のターゲットとなっている。[5]

主に学会外部からの，特定の状態を精神疾患としないよう求める運動としては，ゲイ・ライツ・ムーブメントによる「同性愛（homosexuality）」を診断名から外すよう求めるものがあり，運動の結果，1974年に，この診断名はDSMから除外された。

逆に，特定の状態を「診断名」として含めるよう求める運動としては，ベトナム帰還兵で，DSM中の診断名では精神疾患と認定されないような状態に苦しむ人々（と彼らに賛同するソーシャルワーカーや精神医学者ら）から，その状態を診断名として追加するよう求めるものがあり，運動の結果，DSM第3版に「心的外傷後ストレス障害（post-traumatic stress disorder, PTSD）」という診断名が追加された。

さらに，主に学会内で一部からは診断名として追加してほしいとされ，他の一部からはそれに反対が起こったものもある。たとえば，第3版改訂版の際に，「マゾヒスティック・パーソナリティ障害（masochistic personality disorder）」「倒錯的レイピズム（paraphilic rapism）」「月経前不機嫌症（luteal dysphoric syndrome）」が新しく診断名として提案されたが，フェミニストの精神科医などから，これらの診断名が認められると女性に不利益になるとの理由で激しい反対があった。

（黒田浩一郎）

▷1　初版から第4版の診断名の数とページ数については，Mayers, R. and Horwitz, A. V., 2005, "DSM-III and the revolution in the classification of mental illness," *Journal of the History of the Behavioral Sciences,* 41(3)：pp. 249-267. 第4版本文改訂版については，American Psychiatric Association 編，高橋三郎・大野裕・染矢俊幸訳，2004,『DSM-IV-TR 精神疾患の診断・統計マニュアル』医学書院。
▷2　Rogler, L. H., 1997, "Making sense of historical changes in the Diagnostic and Statistical Mannual of Mental Disorders: Five propositions," *Journal of Health and Social Behavior,* 38：pp. 9-20.
▷3　▷1参照。
▷4　Horwitz, A. V., 2007, "Transforming normality into Pathology: The DSM and the outcomes of stressful social arrangements," *Journal of Health and Social Behavior,* 48：pp. 211-222.
▷5　カチンズ, H.・カーク, S. A., 高木俊介・塚本千秋監訳，2002,『精神疾患はつくられる―― DSM 診断の罠』日本評論社

コラム 7

抗生物質

1 抗生物質とは

「抗生物質とは，生物，とくに微生物によってつくられ，微生物その他生活細胞の機能を阻止または抑制する物質である」[41]

これが狭義の抗生物質の定義で，抗生物質ストレプトマイシン発見者のS.ワクスマンによって1942年に提唱された。この定義に近い，現在での抗生物質という言葉の意味するところは次のようなものである。

「抗生物質とは，種々の微生物種（細菌，真菌，放線菌）により産生され，他の微生物の発育を抑制し，最終的にはそれらを破壊する化学物質」[42]

2 抗生物質の歴史

「魔法の弾丸」という言葉がある。これは，「病原体に感染した人間の体内に入り，ターゲットである病原体のみを倒し，人体の他の部分には害を与えない魔法のような理想物質（薬剤）」の意味である。

19世紀末に近代医学において支配的になった「病気（感染症）の原因は病原菌であり，病原菌を殺せば，病気は治る」という（細菌学的）特定病因論に基づいて，この「魔法の弾丸」が多くの化学物質の中に求められた。

1900年代には，ドイツの染料工業の生産物の中から「色素療法剤」と呼ばれる薬剤が開発され，ここから1910年には「梅毒の神薬」とも呼ばれた「サルバルサン」の開発に成功している。1930年代には，アゾ染料の抗菌作用が明らかになり，その薬効成分のスルファアミドの研究から，「サルファ剤」が開発された。

微生物の生産物から作られる抗生物質は，1928年のイギリスのA.フレミングの「青カビの抗菌作用発見」というエピソードから始まるとされ，それがH. W.フローらの研究により1941年にペニシリンという薬剤（抗生物質）になった。さらにそのペニシリンが臨床で使える治療薬になるのは，第二次世界大戦のアメリカ合衆国の軍事研究（軍事重要物質開発）においてであり，1943年にアメリカ軍の最高軍事機密物質として，抗生物質治療薬ペニシリンが開発されると，ヨーロッパ戦線の傷病兵に戦略的に使われ始めた。1944年には，S.ワクスマンがストレプトマイシンを発見し，これが当時は「死に至る病」とされていた結核に効果があるとされ，ペニシリンと並んで量産されるようになる。このような抗生物質が，通常の治療において感染症の治療薬として使われるようになるのは1950年代である。

3 抗生物質の神話

西欧社会では近代になって，死亡率が大幅に減少するが，その減少分のほとんどが，感染症による死亡の減少によるものである。そこで，「近代医療は抗生物質によって，人間を悩ました多くの感染症を克服してきた」という，ほとんどの人が信じて疑わない信念が出てくる。これが「抗生物質の神話」である。

たしかに，「感染症と診断される→抗生物質投与される→回復する」という，いわばミクロの現象が現在の近代医療の枠内で展開されており，それを多くの医療者と患者・家族が経験しているのは事実である。しかし，近代社会において感染症による死亡が減少したといういわばマクロの現象の最大の要因に，抗生物質をあげることは歴史的には正しくない。

というのは，例えば，イギリスにおける結核での死亡率は，19世紀前半以降ほぼ直線的に減少し続けており，1947年の抗生物質ストレプトマイシンによる化学療法開始や，その後のBCG予防接種導入以前からすでに大幅に減少していた。抗生物質療法やBCGの普及は，このすでに大幅に減少していたものを，さらにほんのわずか減少させたに過ぎないのだ。そして，こ

のような「感染症による死亡率が，抗生物質などの近代医学の発達とは無関係に減少してきた」ということは，イギリスやアメリカ合衆国などの西欧近代社会では，結核以外にも，ほとんどの感染症について歴史的統計的にいえる。

戦後わが国の死亡率は急激に減少したが，その減少の大半は，感染症死亡の低下によるものであった。しかし，西欧諸国の事例と同様に，わが国の場合にも，その減少の最大の要因に抗生物質をあげるのは無理がある。まず，わが国での抗生物質の普及は1950年以降であるが，ほとんどの感染症の死亡率は1920年代から減少し続けており，結核死亡率も1930年代に一時増加するが，1940年からは減少の一途をたどり続けている。また，感染症死亡率の減少の程度は，終戦をはさんだ1940年から1950年の間のほうが，抗生物質普及後の1950年から1960年の間より大きい。さらに，この時期の死亡率の減少は，当時の抗生物質が有効とは考えられないウイルスなどの感染症にも，また感染症以外の多くの病気にも出現しており，やはり，1940年から1950年の時期には死亡率の急激な減少が認められる。

このような研究から導かれる結論は，欧米でもわが国でも「近代の死亡率低下に抗生物質や医療技術の果たした役割はかなり小さい」というものである。

4　抗生物質の陰の力

では，どのような要因が感染症死亡率の低下と関係があるのか。欧米の研究からは，以下の因子が，感染症死亡率低下と強く相関があるとされている。それは，栄養状態の改善，教育（識字率）の向上，近代的上下水道（給水浄化システムと汚水処理システム）の普及，食品衛生学と食品管理システムの普及，住宅環境の改善，労働環境の改善などである。

これらの要因は総じて，「生活の近代化」とも言えるであろう。そして，このような「生活の近代化」を推し進めたのは，「いのち」や「病」や「清潔・不潔」や「食べ物」などに対する考え方の近代化であり，そ

れを支え普及させたのは教育とマスメディアなのである。

これらの要因の作用機序について医学的視点から説明を試みると，これらの「生活の近代化」は，まず第一に，人々の栄養状態・健康状態を改善し，多くの人々の感染症への抵抗力を増加させたといえよう。それらは同時に，衛生環境を整備し，空気や水や食物を介して感染する感染症への感染機会を減少させたといえる。医学的にはこの2点に還元して説明される「生活の近代化」があって初めて，抗生物質などの医療技術がベッドサイドで「有効になってきた」と考えられるのである。

5　抗生物質の神話の強化

疫学や医療社会学が，このように「抗生物質の神話」を脱神話化したにもかかわらず，医療者の間でも，一般の人々の間でも，この神話は生き続けている。

一般に普及した抗生物質は，耐性菌を生みだし，その耐性菌に有効な新しい抗生物質が開発され治療に使われ始める。そのような過程で，抗生物質の神話は強化されていく。さらに，1980年代までは抗生物質はウイルスには無効と考えられてきたが，1990年代以降「ウイルス感染症に有効な抗生物質」や「抗がん剤としての抗生物質」の開発が進み，これらは抗生物質に新たな場と神話性を与えている。　　　　　（佐藤純一）

▷1　『医学大辞典』南山堂，2002年
▷2　『医学大辞典』医学書院，2007年
▷3　マキューン，T.，酒井シズ・田中靖夫訳，1992，『病気の起源』朝倉書店
▷4　西山茂樹，1986，「わが国近代の死亡率低下に対して医療技術が果たした役割について」(1)(2)，『日本公衆衛生雑誌』33(9)，33(10)
▷5　佐藤純一，2001，「抗生物質という神話」黒田浩一郎編『医療社会学のフロンティア』世界思想社，pp. 82-110

コラム 8

予防接種

1 予防接種とは

　生体に免疫を与える抗原を含む生物学的製剤をワクチンと呼ぶ。予防接種とは、人為的に作られたワクチンを接種（人体に注入）することにより、特定の感染症に対する免疫能を高め、その結果、感染源（細菌やウイルスなど）が人体に侵入しても発病させない、つまり感染症を予防するための手段と医学的には説明される。近代医学における予防接種の原型は、ジェンナーが開発した天然痘に対する予防接種である「種痘（牛痘）」とされている。

　アラブ世界やインド・中国では、古くから天然痘感染者の膿や痂皮（かさぶた）を未感染者に接種する「種痘（人痘）」が予防法として行われており、18世紀初めにはヨーロッパにも導入されていた。18世紀末、この方法を、牛の天然痘の膿を人間に接種するという形で行い（牛痘）、近代医学的方法で観察・記述・報告したのがジェンナーであった。これを契機に、近代医学で正当化された牛痘技術は世界中に普及していき、同時に、近代医学では種痘の効果の医学的研究（免疫学）が出現し、他の感染症の予防接種法も研究開発されていく。それらの研究の過程で、1881年にパストゥールは、ジェンナーが牛痘に使う牛痘の膿（痘苗）を雌ウシ（vacca）をもじってワクチン（vaccine）と呼んでいたことから、広く予防接種用の製剤を「ワクチン（vaccine）」、予防接種を「ワクチネーション（vaccination）」と呼ぶことを提唱し、今日まで、これらの用語が使われている。

2 制度としての「集団の予防接種」

　個人の感染症罹患を避けるという点では、ある特定の個人に予防接種を行えば、その人は、その感染症に対する免疫能（個人免疫）を獲得し、その感染症が流行した際にも、それに罹患する可能性は相対的に低くなる。集団での感染症流行を避けるという点では、集団内の圧倒的多数の人々に予防接種を行うこと（圧倒的多数の人々が個人免疫を獲得すること）でのみ、集団が感染症に対して免疫能（集団免疫）を獲得でき、その集団内での感染症流行の可能性は低くなる。

　つまり、個人の利益を追求するのなら、予防接種は、その任意の個人の接種で完結する処置となる。しかし、集団の利益を追求するなら、予防接種は集団のすべての人に接種する（場合によっては強制的な）処置となる。

　個人の予防手段として開発された予防接種は、国家による医学の制度化を通して、19世紀後半からの近代国家の感染症対策では社会防衛的に、つまり集団の利益のために採用されていく。はじめは、軍隊・学校など特異的な集団で実施され、その後、国民すべてに強制的に予防接種を行う制度が、多くの国民国家で作られ、天然痘、結核、ジフテリア、ポリオなどさまざまな感染症の予防接種が国家事業として、強制的に集団接種という形で行われていくようになる。

3 予防接種の「問題」視

　予防接種は、出現当初からさまざまな「問題」が指摘されてきたが、現代の予防接種を問題視する議論は、次の三点をめぐって行われている。

　第一に、予防接種の必要性をめぐる議論がある。「死に至るような恐ろしい感染症が流行している。この病気に感染したり発症しないようにするためには、予防接種以外に方法がない」という場合に、予防接種の必要性が主張される。

　その病気が社会の中で少なくなっていたり、その病気自体が、致死率や重症になる率が低く、簡単に治療できたり治癒する場合、あるいは、感染源対策・感染

経路対策などで，より有効に感染を予防できる手段がある場合は，予防接種の必要性はなくなるという議論である。

第二に，予防接種の有効性をめぐる議論がある。近代医学と国家は，「予防接種は，個人に免疫能力を与えるので感染症予防に有効で，これまでの予防接種（施策）が，結核やジフテリアなどの感染症を激減させたのだ」と，予防接種の有効性を主張してきた。

これに対しては次のような批判がある。「予防接種によって得られる受動免疫は，時間の限られた弱いものであり，効果（有効性）はすぐなくなる」という医学的議論。また，「予防接種グループと非接種グループとの感染症発病率を比較すると，両者に差はない」という疫学調査の結果からの議論。そして「近代社会での感染症の減少は，予防接種や抗生物質の出現のかなり前から始まっていた現象で，予防接種制度の確立も，それまでの減少傾向を加速することはなかった。この感染症の激減は，衛生環境・生活環境・栄養状態の改善によってもたらされたものである」という疫学や社会学の知見を論拠にした議論。これらは予防接種の有効性を疑問視する。

第三に，予防接種の副作用をめぐる議論がある。近代医学と国家は，「予防接種は安全な技術で事故は少なく，副作用があっても少数・軽症であり，それは，予防接種によって得られる集団の利益に比べれば無視できる」という立場であった。

これに対して「予防接種の多くは，死亡や重度障害などの重篤な副作用を，かなりの頻度で引き起こしており，予防接種による利得をはるかに超えた害を与えている」という議論や，「予防接種は，人体の免疫系を変化させるものであり，これは，当該感染症への免疫能の獲得と同時に，他の病気に対する免疫能を変化させる。このことにより，予防接種は，がんや白血病や免疫疾患などの，多くのさまざまな病気を引き起こしている危険性がある」という，その間接的な副作用ともいうべきものを指摘する議論もある。

現在の予防接種の議論は，人々（市民）が，「国家・医学の予防接種政策は，科学的根拠が薄い」と批判するものが多く，「市民・科学 vs 国家・医学」の構図で，上記の3つの議論をめぐって行われている。そして，多くの医師が国家の予防接種施策への批判側に与している。例えば，わが国では，インフルエンザ予防接種を批判した前橋市医師会の「前橋レポート」が，医師からの批判として有名である。

4 現在の予防接種

国家により制度として行われてきた予防接種は，近年になり強制であることが問題とされ，多くの国で（わが国では1994年の予防接種法の改正以降），強制が勧奨・任意に，集団接種が個別接種に変わりつつある。また予防接種副作用という「被害」に対する，国家による補償制度も少しずつではあるが整えられつつある。

しかし，2009年の「新型インフルエンザ」流行の際には，多くの国家で，社会的脅威の名の下に，インフルエンザ予防接種が，強制または実質的強制の集団接種で行われた。

近代医学と国家による予防接種は，本質的（基本的）には集団免疫を獲得する社会防衛的な「集団の予防接種」であることに変わりはないのである。

なお，現在，わが国で行われている予防接種は，「定期勧奨接種ワクチン」として，ポリオ，BCG（結核），麻疹，風疹，ジフテリア，破傷風，百日咳，日本脳炎が，「任意接種ワクチン」として，おたふくかぜ，水痘，インフルエンザ，B型肝炎，A型肝炎がある。

現在，世界の小児の80%以上に，ポリオ，BCG，三種混合（ジフテリア，破傷風，百日咳），麻疹のワクチンが接種されているというデータもある。

（佐藤純一）

▷1 ゴルドン，E., 中川米造訳，1974,『病気と免疫の社会学』みすず書房
▷2 チャイトー，L., 毛利子来監修，藤井俊介訳，1995,『危ないぞ予防接種』農文協
▷3 由上修三，1992,『予防接種の考え方』大月書店

コラム 9

人間ドック

1　人間ドックとは何か

　医学事典での説明は次のようなものである。
　「健康人である個人を対象として行われる総合的な健康診断。(中略) その目的は，生活習慣（ライフスタイル）を変容・改善し，健康増進を図り，疾病の発症を防ぐあるいは減少させることである。(後略)」
　「人間ドック」という言葉は，「人間＋ドック（船渠）」という和製造語である。1954年，国立東京第一病院で開始された，5～6日入院の「短期入院身体総合精密検査」を新聞が紹介する際に「人間ドック」という名前を使ったところ，これがマスコミ受けがよく，この名称が定着したといわれている。人間ドックは1950年代後半に誕生して今日まで続いている，日本独特の「総合的な健診システム」であるといえる。

2　人間ドックの形態

　人間ドックを「健診システム」のひとつとして見ると，次のような特徴が指摘できる。
　まず，医学的には「多相式健康診断（multiphasic health screening）」と呼ばれる健診システムであるが，人間ドックでは，検査項目・方法，判定・診断基準，異常や病気の発見後の治療方針・経過観察方法などが，人間ドック（施設）によって，まったくバラバラで異なっている。次に，労働安全衛生法の健診や，特定健診などと違って，個人が特定の人間ドック（施設）を任意に選んで任意に受診するという，「個人・随時・任意受診」型健診となっている。さらに，健診費用は，健康保険の適用にはならないうえに，基本的には全額自己負担で，何らかの機関からの費用の補助・援助も少ない。ドック提供側も，保険適用ではないので，自由に健診の価格が設定できるため，人間ドックは，利益追求のサービス提供となっているともい

える。これらの特徴を持つ健診システムが，人間ドックであり，他の先進国には見られないものである。

3　人間ドックの現状

　わが国では毎年，どのくらいの人が，人間ドックを受診しているのか。実は，人間ドック自体を対象とした体系的調査はなく，さまざまな別の目的で行われた調査のデータから推定するしかない状況である。
　1994年の厚生省調査では，この年の人間ドックの利用者は，534万人と推定されているが，これ以後，人間ドック利用者のみの調査は行われてない。
　医療機関を対象とした，人間ドック事業（サービス）を行っているか否かの調査では，一般病院の57％にあたる5,269施設，一般診療所の5.4％にあたる4,946施設，あわせて1万を超す施設が人間ドック事業を行っていると答えている。20歳以上の一般の人々を対象とした，最近の調査では，「健康診断や人間ドックを受診しているか？」という質問調査では，過去一年間における「健康診断や人間ドックの受診率」は，60.4％になり，さらにその受診者の10％，つまり成人の6％が年に1回「人間ドックを受診している」と答えている。
　「人間ドック」事業を実施している医学側の団体である「日本人間ドック学会・日本病院会」によると，人間ドックの「実施医療機関数や，各種人間ドックの受診状況は不明」で，日本人間ドック学会が「把握」している人間ドック受診者数は，さまざまな種類の人間ドックを合計しても，2007年（平成19年）では304万人にすぎない。
　他方で，ある民間の経済調査機関は2005年の人間ドック受診者数を760万人と推定して，人間ドックは，右肩上がりの収益を出している健康な事業であり，この成長は続くだろうと予測している。

これらの調査からは，現在のわが国の人間ドックは，実施施設数は1万以上，年間利用者数は500万人前後と推定される。

4 人間ドックという健診装置

人間ドックの目的である「疾病の発症を防ぐあるいは減少させること」に関してはどうであろうか。

この問いには，人間ドックの検査項目を構成している種々の検診の有効性（健康診断の検査項目の有効性），そして，それら検診・検査項目の多相複合体の健診システムとしての有効性（多相健診システムの有効性）とに分けて議論してみよう。

まず，健康診断の検査項目の有効性であるが，わが国で健診に採用されている胸部X線検査や肝機能血液検査など，ほとんどの健診の検査項目は，欧米の調査研究では，すでに1970年代から「検診の有効性」はないとされてきていた。最近になって，厚生労働省の研究班が，わが国の健診の検査項目の有効性の検討を行ったが，それによると，健診の24検査項目の大半（胸部X線検査や心電図検査などの16検査）が「有効性の証拠がない」とされ，「飲酒・喫煙に関する問診」や「血圧測定」などの6検査のみが「有効」，2項目が「判定保留」とされている。[47]

多相健診システムは，1970年代から欧米では「死亡率の低下」という有効性をめぐっては，「有効性がない」とされていたが，近年，欧米で，より緻密な疫学的研究が行われ，あらためて，多相健診システムには有効性がないと確認されている。また，わが国の多相健診システムの有効性をめぐる疫学的研究も始まっており，有効性には否定的な結果が出てきそうである。

先述のように人間ドックは，多相健診システムであるが，施設により検査内容・診断基準などがバラバラである。それゆえに，人間ドックの有効性に関する調査研究はいまだ行われていない。しかし，上に述べた「健康診断の検査項目の有効性」と「多相健診システムの有効性」の研究結果からは，人間ドックが健診として有効であるとは言えないであろう。

5 人間ドックの意味

健診としての有効性がない人間ドックの意味を，社会学的に考えていくには，以下の2つの視点が参考になるかも知れない。医療化を推し進める装置としての人間ドック，および監視（サーベイランス）の自発化・内在化としての人間ドックという視点である。

人間ドックは，自分は健康であると自らが定義する集団（健康な人々）を，医学的諸検査を通すことによって，医学の定義する健康と疾病と危険因子に分類する装置と見なせる。この装置に通された人々は，医学の言説を受け入れることにより，健康・病気を定義する能力・権利が剥奪され，人々の生活・行動・日常的身体は医療化されていくと言えるであろう。

また，この装置が，受診が強制的な対策型健診としてではなく，個人が任意で自発的に選び取っていく任意型健診として提供され機能していることは，人間ドックを通しての医療化が，国家による「人々の生の管理」の監視を自己に内在化し，自発的主体的に健康管理に参加する新しいアイデンティティの構築にもつながるであろう。これらの意味において，人間ドックは健康をめぐる社会イデオロギーともみなせるのである。[48]

（佐藤純一）

▷1 『医学大辞典』医学書院，2007年
▷2 厚生省「健康・福祉関連サービス需要実態調査の概況」平成6年
▷3 厚生労働省「医療施設調査」平成11年
▷4 厚生労働省「国民生活基礎調査」平成19年
▷5 日本人間ドック学会，2008，「人間ドックの現況」
▷6 矢野経済研究所，2007，「健診・人間ドック市場の実態と展望：2007年版」
▷7 最新の科学的知見に基づいた保健事業に係わる調査研究班，2005，「生活習慣病健診・保健指導に関する厚生労働科学研究」
▷8 佐藤純一，1998，「人間ドック」佐藤純一・黒田浩一郎編『医療神話の社会学』世界思想社，pp. 1-29

コラム 10

臓器移植

1 臓器移植とは

　臓器移植とは，臓器機能の低下や消失に関連する症状を改善するために，他のヒトの臓器を患者の体内に埋め込む治療法である。しかし，この臓器移植をめぐり，近代医療において確立された治療法にはほとんどみられない問題が指摘されている。この点で臓器移植は「先端医療」というべきものである。

2 臓器の特質

　移植に必要な臓器を手に入れることは決して容易ではない。臓器はヒトの体内にある「もの」であり，簡単に取り出せないからである。また，人体の利用が多くの問題を生じさせる原因ともなっている。

　現在，移植のための臓器は，生きている人もしくは死者に依存している。臓器の提供者（ドナー）が生きている人の場合は，生存に不可欠な臓器（心臓など）は取り出すことができない。2つある腎臓のひとつ，肝臓の一部など，生命の維持に大きな影響がない範囲で摘出可能である。ドナーが死者の場合には別の制約がある。心停止後の摘出では，臓器が血流の停止によるダメージを受けるため利用が難しく，ダメージを受けにくい臓器（腎臓，角膜など）の利用に限られる。だが，この制約は脳死を人の死とすれば解消する。脳死状態の身体は脳の機能が停止しているが，人工呼吸器などで心拍や体内の血流は保たれているからである。現在，多くの国々で脳死は人の死とされ（日本は1997年に「臓器の移植に関する法律」で規定），臓器が摘出されている。

　治療に人体を利用することが引き起こす喫緊の問題として，拒絶反応がある。ヒトには，体内に侵入した病原体などの異物を排除する免疫機能が備わっている。移植を受けた患者（レシピエント）の身体にとって，移植された他のヒトの臓器も，この意味で「異物」であり，排除の対象となる。この反応を抑えるために，レシピエントは免疫抑制剤を服用し続けなければならない。しかし，免疫機能を抑制すれば感染症に罹りやすくなる。したがって，レシピエントが感染症にかかるリスク，さらに感染症により死亡するリスクは高くなる。このリスクを少しでも小さくするために，術後しばらくは感染症に特に注意し（人混みを避ける，生ものを食べないなど），その後も感染症に配慮した生活を続ける必要がある。

　このように，患者は移植を受けても完全な「健康体」に戻るとはいえない。さらに，臓器はレシピエントの体内で必ずしも半永久的に機能するわけではない。移植後，臓器の機能が徐々に低下して，再移植が必要となるケースも少なくない。

3 臓器という贈り物

　臓器提供は，しばしば「いのちの贈り物」と喩えられる。実際，臓器は社会学的な意味で「贈り物」として機能する。以下のように，この「贈り物」は，ドナーとその家族，レシピエントを強く拘束する。そのため「贈り物の独裁」と表現されることもある。

　社会学や人類学の贈与論における論点のうち，臓器移植で重要なのは次の2つである。ひとつは，贈り物を受け取ったらお返しをしなければならないという「互酬性の規範」である。贈り物を受け取った側はこの規範を内面化しているため，何もお返しができないと負い目を抱く。もうひとつは，贈り物の擬人化である。受け取る側は物と同時に贈り主の気持ちや人格の一部も受け取ったと感じて，贈り物を贈り主自身やその分身のように扱う。このように，贈る側と受け取る側の間に精神的な関係が作り出されるのである。

　臓器移植は，ドナーが臓器という贈り物をして，レ

シピエントがそれを受け取るという構図を作り出す。そのとき「互酬性の規範」により、レシピエントは臓器という贈り物に対するお返しをドナーやその家族にすべきと思う。しかし、臓器はまさに「いのちの贈り物」であり、同じぐらいの価値がある返礼は難しい。このためレシピエントは、強い負い目に苦しむことになる。

また、移植された臓器は擬人化される。レシピエントは、臓器をあたかもドナーその人のように感じるのだ。このため文字通り「内なる」他者のドナーについて知りたくなることが多い。他方、ドナーの家族は、死亡したドナーがレシピエントの中で生きていると感じる。これもまた臓器＝贈り物の擬人化の効果である。この効果のためにドナーの家族は、レシピエントを知りたいと思うだけでなく、ドナーとかつて持っていたような親密な関係を強く求めることも少なくない。前述のようにレシピエントは、「いのちの贈り物」をしたドナー側に大きな負い目を感じており、こうした願いを拒否することは容易ではない。

移植医療の現場では、レシピエントをドナー側の過度な要求や干渉から守るために、双方にお互いの情報を知らせないという方針が確立している。しかし、これで贈り物の性質自体が解消するわけではなく、移植の関係者が「互酬性の規範」や「擬人化」に精神的に拘束されるという問題は残ったままである。

4　臓器不足

臓器移植の実施には、安定的に臓器を確保する必要がある。しかし、移植が必要な患者の数にくらべて、移植に利用できる臓器の数は少ないために、臓器不足という問題が生じる。臓器の「供給源」ともいうべきドナーにはさまざまな制約がある。この制約を解消するために、脳死を人の死としても、脳死状態に陥る患者は全死亡者の約1％とされており、臓器の「需要」がすべて満たされるわけではない。

このように、臓器の「需要」と「供給」の不均衡があるなかで、臓器の「供給」を増やす試みもある。

まず、提供の意思確認の方法を変えることで「供給」を増やす試みがある。ドナー本人の意思確認には2つの方法がある。ひとつは本人による積極的な意思表示を求める「生前同意」、もうひとつは提供を拒否していなければ提供の意思があるとする「推定同意」である。アメリカなどは「生前同意」、フランスやスペインなどは「推定同意」を原則としている（どちらも、家族の同意は必須ではないことが多い）。日本では、2009年7月に法律が変更されて、「推定同意」を原則としつつも家族の承諾も必要とする方式となった。「生前同意」より「推定同意」を原則とする方が提供は増える。しかし、実際に「推定同意」を原則とする国でも、臓器不足が解消しているわけではない。

また、病院での死亡者をモニターして、臓器の「供給」を増やす試みもある。アメリカでは、公的な健康保険（65歳以上が対象の「メディケア」と低所得者が対象の「メディケイド」）の指定を受けている病院には、死亡あるいは死の迫った患者の存在を、移植を斡旋する機関に連絡する義務がある。臓器提供の医学的条件を満たすドナー候補者の家族は、斡旋機関から提供を打診される。こうして病院で亡くなる全患者がドナー候補者となる。とはいえ、こうした制度を整備しても、臓器の「需要」がすべて満たされるわけではない。アメリカでは約10万人が移植を希望しているが、年間のドナー数は約8,000人、移植の実施件数は約2万件にすぎない。

現在の慢性的な臓器不足と関連して、臓器売買の問題がある。多くの国々で臓器売買は禁止されているが、ヤミで公然と売買が行われている。近年では、国家間の経済格差を背景として、移植を望む患者が国外に渡航し、より「貧しい」国の人々から臓器を購入するという現象（「移植ツーリズム」）が問題視されている。

（工藤直志）

▷1　フォックス, R. C.・スウェイジー, J. P., 倉持武・窪田倭・大木俊夫訳, 1999, 『臓器交換社会——アメリカの現実・日本の近未来』青木書店

コラム11

生殖技術

1 定義と歴史

生殖技術とは，生殖に関わる医療技術で，広義には不妊手術や人工妊娠中絶などの生殖を妨げる技術を含むが，狭義には「不妊治療」など生殖を促す技術を指す。通常，1978年の世界初の体外受精児の誕生（「生殖革命」）以降に進展したものを指し，「新生殖技術（New Reproductive Technology）」ともいう。医療従事者は，肯定的意味で，自然受胎・妊娠・出産を援助する「生殖補助医療・技術（Assisted Reproductive Medicine/Technology）」と呼ぶことが多い。

排卵誘発剤などによる女性身体の生殖システムの操作，出生前診断，男女産み分け，胎児治療，生殖細胞の人為的変更なども生殖技術に含まれる。生殖目的のクローニングもその一種だが，日本（「クローン技術規制法」2001年）を含めて多くの国で禁止されている。技術の適用が法律で規制されることが多い点は，生殖技術の特徴のひとつである。この技術が従来の家族概念を揺るがしつつあるという人々もいる。

不妊治療として代表的なものは，精子提供での人工授精（夫によるAIH，第三者によるAID），体外受精，代理母での人工授精（サロゲートマザー：男性パートナーの精子で第三者女性に人工授精する），代理母での体外受精（ホストマザー：体外受精した胚を第三者女性に移植して代理妊娠させる）などである。

体外受精技術の確立で，精子，卵子，子宮などの多様な組み合わせが可能となり，遺伝的なオヤ（両性），卵の細胞質のオヤ（女性，核移植技術を用いたとき），妊娠出産のオヤ（女性），社会的なオヤ（異性愛，同性愛のカップルまたはシングル）といろいろな組み合わせの操作が可能となった。

歴史的に見れば，生殖技術の起源のひとつは，西欧で18世紀から広く行われた家畜の品種改良をめざす人工授精である。ヒトに対しても散発的に行われたが，1949年に精子の凍結保存が開発されて，長期保存が可能となって以降，AIDが実用化された。もうひとつの重要な生殖技術である体外受精は，発生学の研究から生まれたもので，①採卵と試験管内受精（IVF），②受精卵の培養，③胚の子宮への移植，から成り立っている。1969年にイギリスのステプトーとエドワーズによってヒトのIVF技術が開発された後，ヒト胚の研究が盛んとなり，培養技術が確立された。1978年に，同じ研究者らによる子宮への胚移植が成功し，初の「試験管ベビー」が生み出された。なお，日本初の体外受精児は，1983年に東北大学病院で誕生した。

2 オヤ概念の相対性

不妊に対処するだけならば，生殖技術を利用する必然性はない（例えば，養子制度）。人類学や家族社会学の知見によれば，伝統社会では，生殖技術と同じ効果を持つさまざまな社会制度が生み出されている。例えば，スーダンのヌアー族では，男が子どもを持たずに死ぬと，大抵はその未婚の弟が代わりに夫となり子どもを作り（レヴィレート婚），その子は死者の子どもと見なされることが知られている。ブルキナファソのサモ族の場合，女は正式の夫と初めは同居せず，公の恋人を持ち，その恋人との間の子どもは，正式の夫の子どもとされる。このように，オヤコとは社会的認知に関わり，遺伝的オヤ（genitor, genitrix）と社会的オヤ（pater, mater）に分けて捉えることが有用である。

3 代理母という問題

体外受精の社会的適用のひとつに「代理母」がある。代理母の問題が社会的に注目されるきっかけとなったのが，アメリカでの「ベビーM事件」だった。

1985年，スターン夫妻が，スターン氏の精子による人工授精で健康な子どもを分娩すれば成功報酬1万ドルという代理母契約を，無職女性ホワイトヘッドさんと結んだ。

分娩後に，ホワイトヘッドさんが子ども（仮名で「ベビーM」）引き渡しを拒否したために，契約履行を求めるスターン夫妻との裁判となった。いったんは州の高裁で，代理母契約を認め，スターン夫妻に親権を認める判決が下された。だが，その後の最高裁判決（1988年）では，代理母契約を無効としたうえで，母親をホワイトヘッドさんと認めたが，スターン氏に親としての適格性があるとして親権を認めた（母親ホワイトヘッドさんには訪問権のみ）。これは，離婚後の親権に関する裁判での判断に従っている。

この最高裁判決に対して，フェミニスト運動は，無職の貧しい女性は母親になる資格がないと宣言しているに等しいとして批判した。また，代理母あっせん業に対しては，「子宮の切り売り」や「生殖能力の売春」との非難もある。

4　生殖技術への異論の諸相

精子，卵，子宮の調達が商業的になされない限り，現代社会での生殖技術の利用は，不妊治療およびオヤの自己決定権として正当化されている。しかし，それらの生殖技術に対しても，さまざまな立場からの異論がある。それらを医療社会学の立場から検討してみる。

まず，体外授精や受精卵を子宮に戻す操作などの安全性が低いこと，また卵提供や代理懐胎の医学的リスクが高いことを理由に生殖技術を批判する立場がある。

前者の安全性に関する議論は，具体的には障害児を生むリスクを指す。こうした批判は，生殖技術そのものへの批判というよりも，生殖技術が未完成の技術であることを論難するものであり，「障害児＝失敗作」と見なす点では，生殖技術と同様の優生思想（障害を存在してはならないとする）と通底しているとも考えられる。

後者の点，つまり生殖技術は女性の身体へのリスクが高いことに対しては，フェミニズムの立場からも批判がある。それは，女性を母・妻としてのみ評価する家父長制イデオロギーとの関わりだ。男性不妊はAIDで覆い隠される一方，不妊女性は「石女」として伝統的に蔑視されてきたために，女性が一方的にリスクの高い生殖技術を希望させられているのではないかという批判である。ただし，AIDについては，最近，国によっては，子どもの遺伝的オヤを知る権利が認められ，精子ドナーの情報開示が行われる。

社会的レベルでは，家族制度や法律に関わる問題はもちろん，婚姻，受精，妊娠，出産，子育てなどの次世代再生産の分業をどこまで認めるのか，どこまで医療技術の介入を認めるのか，どこまで商業化を認めるのか，という問題もある。

生殖技術は，個人に対する医療技術であるにとどまらず，夫婦は子どもを持つべきだという価値観，養子よりも遺伝的つながりのある子どもが望ましいという価値観と関連する。生殖技術は，そうした社会的価値観を維持・強化することにつながる。その意味では，生殖技術によって影響を受けるのは，現代社会を生きる人々と，これから生まれてくる次世代の子どもたち全員であって，単に生殖技術の利用者やそれで生まれてきた子どもだけではない。生殖技術の問題が，社会的・倫理的次元を必ず含むのは，この理由による。

また，女性の身体，特に出産・妊娠をめぐる領域は，近代社会において医療化が進んだ例として知られている。現在の出産は，「病気」のように扱われ，病院の中で医師の管理の下に行われることが多い。かくして，医療化（Ⅱ-4 参照）以前は，女性独自のものであった妊娠という経験の領域は，精子と卵の提供と子宮の使用の2つに大きくは分割され，それぞれ医師の管理下に入ったのである。近年の生殖技術の発展は，この医療化の進行と切り離して考察することはできない。

（美馬達哉）

コラム 12

出生前診断

1 定義

　出生前診断（Prenatal Diagnosis）は，胎児診断とも呼ばれ，出生前の母体内の胎児の状態を診断することである。ただし，診断のみでは完結せず，その胎児が出生する前に介入して，子どもが病気や障害を持って生まれるリスクを減らす試みの一部として考える必要がある。狭義には，胎児の状態を判断材料として選択的人工妊娠中絶を行うことを目的とする場合を指す。

　出生前診断の主要な方法には，超音波検査，羊水検査，母体血清マーカー検査などがある。超音波検査は，母体・胎児に無害であるとされており，胎児の形態や発育をチェックする目的で広く使われている。通常の妊婦検診では，胎児の異常の有無を診断することだけを目的にするわけではないが，結果として異常を発見して出生前診断となる場合もある。

　羊水検査は，妊娠13週以降（15～18週）に，腹部に注射針を刺して子宮内から羊水を採取し（羊水穿刺），羊水に含まれる胎児由来の細胞を使って染色体異常や遺伝子異常の検査を行うものである（検査結果がでるまでに1～3週間かかる）。侵襲的な検査であるために妊婦や胎児に無害とはいえず，流産の可能性が数百分の一あるとされる。このため，リスクの高い一部の妊婦（例えば，ダウン症検査であれば高齢出産妊婦）だけが，羊水検査での出生前検査を産婦人科で勧められる。羊水検査以外に胎児由来の細胞を検査する手法には，絨毛検査（胎盤から絨毛の一部を採取）がある。これは，妊娠10～11週で可能（結果が出るまでに1週間程度）であり，出生前診断の検査結果が早期に判明するという利点がある。しかし，その一方で，羊水検査と比較して，技術的に難しく，誤判定が多く，流産などの危険性もやや高いという短所もあるため，日本ではあまり行われていない。そのほかに，胎児血・胎児組織検査という手法もあるが，技術的に難しく，あまり行われない。

　母体血清マーカー検査は，胎児由来の物質の一部が母体の血中に入り込んでいることを利用して，妊婦の採血検査によって胎児の状態を推定する検査法で，妊娠15～20週で行われる。血液検査だけなので簡便で，妊婦・胎児にほぼ無害だが，あくまで統計的に確率推定する検査であるため，母体血清マーカー検査の次の段階として確定診断のためには羊水検査が必要となる。つまり，羊水検査を受けるべき妊婦を選び出すスクリーニング（ふるい分け）である。また，母体血清マーカー検査によって推定が可能な先天性異常の種類は限られている。よく知られているものは，二分脊椎などの神経管閉鎖不全症（血中 AFP 測定）とダウン症（トリプルマーカー検査）である。日本では，1990年代半ばに，母体血清マーカー検査が広く行われた。その際に，異常の有無ではなく，確率による検査結果の説明が行われたため，多くの妊婦に不安を引き起こし，出生前診断をめぐる社会的議論が生じた。

2 出生前診断後に起きること

　出生前診断の結果として行われる介入には，積極的に介入しないで妊娠を見守ること，胎児期での治療（例えば，副腎性器症候群での胎児へのステロイドホルモン投与など），出産時および出産後のケア準備（例えば，二分脊椎症での出生直後での手術準備など）があるが，とりわけ倫理的・社会的な問題をはらんでいるのが選択的人工妊娠中絶である。胎児の先天性異常は，たとえ診断が可能であっても，その障害や疾病の根本的な治療が困難とされるものが多い。そのため，出生前診断の結果をふまえた妊婦やカップルの判断で，妊娠の継続ではなく「産まない」という選択がなされることも少なくないからだ。したがって，現在の日本

での出生前診断は，選択的人工妊娠中絶と関連する場合は，「母体保護法」（1996年制定）の規定に従った人工妊娠中絶可能時期（妊娠22週未満）までに，その検査結果が判明しなければならない。

出生前に行われるさまざまな生殖への介入を時間軸に沿ってたどっていけば，受精以前（婚姻制限，断種と不妊化措置，精子や卵の選別），受精から胚が子宮に着床するまでの間（着床前遺伝子診断（PGD）），着床後から出生するまでの間（出生前診断，選択的人工妊娠中絶）に分けることができる。医療社会学的には，出生前診断を，医学かどうかを問わず，次世代再生産の意図的なコントロールとしての生殖への介入のひとつとして捉える視点が求められる。

また，母体内での出生前診断ではないが，体外受精で作成した胚を子宮に着床させる前に，その胚の一部の細胞を取り出して遺伝学的検査を行う技術（PGD）が，2000年頃から実用化されている。この手法は，体外受精の場合に可能な出生前の診断方法として，遺伝性疾患のある胚を着床させないという優生学的目的や男女産み分けに使われている。この技術が，異常の診断だけでなく，デザイナーベビー（オヤの望みどおりに遺伝的資質をデザインされた子ども）の出産という目的に使われる可能性を危惧する声もある。

3　出生前診断の価値観

選択的人工妊娠中絶を行う際に，胎児の状態（出生前診断）に基づいて判断する場合と遺伝的オヤの特徴に基づいて判断する場合に分けることができる。

前者の出生前診断は，胚や胎児の特徴（遺伝的異常など）に基づいて，胚や胎児を子どもとして生まれてよい身体と生まれてはならない身体に分割している。

これに対して後者は，日本でいえば，かつての「優生保護法」での人工妊娠中絶（優生学的人工妊娠中絶）と対応している。それは，遺伝的オヤの特徴（心身障害など）に基づいて，遺伝的オヤを生殖してよい身体と生殖してはならない身体に分割するという手法と考えることができる。したがって，この人工妊娠中絶は，不妊化措置の延長ともいえる。

選択的人工妊娠中絶を前提とした出生前診断は，ときに「新優生学」とも呼ばれ，人間の質の改良をめざす優生学の一種とする立場と，国家によって人口全体に強制されるわけではなく，私的な個人の自発的選択によるものであり，従来の（旧）優生学とは異なるという立場がある。だが，人間を序列化し，生命の選別を肯定する価値観（「優生思想」）においては，旧優生学と共通しているとも指摘される。いずれにせよ，医療社会学からは，遺伝的オヤではなく胎児の選別を可能にした生殖技術の出現が，新優生学の特徴である。また，出生前診断の場合，産科医とは別の遺伝カウンセラーが，本人の価値観を尊重する非指示的な形での情報提供することが理想とされる。これは，医療における専門職（III-2 参照）の変容として興味深い。

また，「子宮のなかの他者」として胎児を扱う価値観が，出生前診断を支えている。ここで，子宮のなかの他者における「他者」という側面は，生殖技術によって胎児を診断や治療の対象とできるようになり，従来は妊婦として一体化されていた妊娠女性と胎児とが分離された事態を指している。妊婦の体内にいる胎児を妊婦とは別個の生命と見なし，そこにアクセスする生殖技術なくしては，出生前診断が成立し得ない。だが，もうひとつ重要な点は，子宮のなかの他者は「子宮のなか」に存在する限り母体に依存した胎児（胚）であって，市民的な権利主体としての他者ではないことだ。胎児は，人間の始まりとしての生命ではあっても，生存権を持った人間と同一視できない。だからこそ，多くの近代社会では，人工妊娠中絶が容認されている。しかし，それを殺人と見なして否定する宗教的保守主義も存在し，人間の始まりをどこにおくかは，社会的・倫理的な議論の対象となっている。（美馬達哉）

▷1　詳細は，美馬達哉，2010，「出生前診断と選択的妊娠中絶」佐藤純一・土屋貴志・黒田浩一郎編『先端医療の社会学』世界思想社

コラム 13

再生医療

1 再生医療とは

　再生とは，爪や髪が伸びたり切り傷が治ったりする際に通常に起こる現象で，細胞，組織あるいは臓器（器官）の一部が失われた場合に，細胞が増殖して元の状態（形態・機能）を回復しようとする生体の働きをいう。ちなみに，同じ働きをする細胞の集合体を組織といい，神経，筋肉，血管など役割を分担する多組織が集まり脳や心臓などの臓器を形成する。ヒトの再生能力には限界があり，大きく損傷した組織の完全な再生はむずかしく，臓器は自然には再生しない（生体肝移植後のドナーの肝臓は例外）。

　再生医療は，細胞，組織あるいは臓器を用いて，こうした形態や機能の異常を補う，多くが実験的な医療技術を指す。再生医療には，生体・死体由来の生物材料を加工せずに用いる臓器移植を含むこともあるが，通常，(1)組織工学（tissue engineering）による培養細胞・培養組織・再生臓器等の生体材料を用いるものと，(2)機械や合成樹脂等の人工材料を用いるものとがある。

　(1)は，組織工学でヒトや動物由来の細胞・組織を培養したり，将来的には臓器を形成したりして移植をめざすもので，3通りのアプローチがある。①生体外で皮膚などの組織を再生させるアプローチ，②生体内で，生体の持つ自己修復力（自然治癒力）を何らかの方法で引き出し再生をはかるアプローチで，再生の足場を築いたり，組織成長因子を使ったり，組織成長因子をつくる遺伝子を導入したりする方法，③自己や他のヒトの（いろいろな細胞・組織に分化する能力のある）幹細胞を用いる方法がある。②の例として，近年，耳目を集めたのが，背中にヒトの耳を生やしたネズミのモデルである。これはハーバード大学のC. ヴァカンティが，まずヒトの耳の形をした吸収性のポリマーで足場を作り，そこに耳の軟骨細胞をばら撒き増殖させ，ネズミの背中に移植したものである。

　(2)は，人工材料を用いて形態的機能的回復をめざすもので，義手義足，人工臓器（人工腎臓や人工肝臓等）などがある。また生体と親和性の高い人工材料を基本的な骨格として，その表面や内部に細胞を増殖させるハイブリッド臓器も研究されている。近年では，コンピュータや脳科学の進展に伴い，人工内耳・人工網膜や，脳・コンピュータ・インターフェース（神経系と機械を接続させる自己制御可能なメカニズム）を持つ筋電義手も開発されつつある。

　上記のうち，現在すでに臨床応用が始まっているものは少ないが，(1)の①では，培養皮膚シートや角膜上皮細胞シートがあり，②では，成長因子としてのエリスロポエチンやbFGF製剤が，それぞれ貧血や床ずれの治療に臨床応用されている。また，③では，末梢血や臍帯血からの骨髄幹細胞の移植［骨髄輸血］が，すでに臨床応用されている。(2)では，電動義手・義足，人工血管，人工内耳，眼内レンズなどがある。

2 幹細胞研究と生命倫理

　近年，再生医療の中でも，社会的に注目されているのは，上記(1)の③に属する幹細胞の研究である。幹細胞研究の目標は，治療目的の組織や臓器を培養形成し，患者が失った形態や機能を補うことだが，将来的にはそれが可能になれば再生医療に貢献すると期待が寄せられている。というのは，臓器移植の場合のように臓器の不足に悩むことがなくなるからである。幹細胞では，特に受精卵が分裂し成長して胚盤胞の段階に達したとき，内部の細胞塊から取り出すES細胞（胚性幹細胞）が注目されてきた。この細胞はさまざまな組織や臓器を形成する能力を持つという（俗称「万能細胞」）。

しかし，ヒトES細胞の作成にはヒトの生命の萌芽といえる胚（受精卵）を破壊しなければならない点に問題があるというクレーム申し立てがなされ，研究者や研究支援者には，生命倫理の観点からそれをいかにして正当化できるかという課題が生まれた。

イギリスのワーノック・レポート（1984年）では，体外受精でつくられたヒト胚は，子宮に移植しない場合，受精後14日間（この日数は，胚が個体の始まりを示すという脊髄の元の原始線条の出現が区切り）を超えて培養したり，子宮に移植したりしないことが勧告されている。

わが国の文部科学省の「ヒト胚性幹細胞の樹立及び使用に関する指針」（2001年）では，ES細胞作成に使用する胚は，体外受精で不要となった余剰胚だけに限定している。ドイツでは，ES細胞研究は禁止されている。アメリカでは，研究そのものは禁止されていないものの，連邦からの研究助成はない。

2006年，山中伸弥らの開発した，ヒト皮膚由来の人工多能性幹細胞（iPS細胞）は，動物実験で受精卵を使わずに幹細胞が作れることを示した。それゆえ研究者はES細胞の倫理的な問題は解消されるとした。ただしヒトiPS細胞からはヒト・クローン胚作製の可能性が依然あるため，倫理的問題をクリアしたわけではないという指摘もある。

iPS細胞は患者本人由来の細胞なので，拒絶反応のおそれはないとされ，個々人の特性に合わせたオーダーメイド医療の一環としても位置づけられている。

3　再生医療と社会

今日，再生医療は，遺伝学とならんで医学研究の最先端に位置している。しかも遺伝学と同様，ELSI（倫理的・法的・社会的問題）を含んでいる。

また再生医療には，さまざまな医療分野で画期的治療法をもたらすという期待がかけられているが，研究の現状は，幹細胞から再生臓器を造るといった実用化にはまだ程遠い。

しかし，幹細胞から分化させた神経細胞の移植（パーキンソン病などの治療）や膵島移植（糖尿病治療）などが研究中であり，医療産業における「シーズ」（将来の大きな発展を予想させる新技術の種）として，できるだけ早く研究を進めて産業化することが国益上からも期待されるという。

すでに，アメリカでは1990年頃より，組織工学に数社のベンチャー企業が参入し，産業化を推し進めている。日本でも90年代半ば以降，「再生医工学」に対して，当時の文科省，厚生省，通産省は競って研究資金を提供し，開発を推進してきた。同時に国内の企業でも産学連携の意義が強調され，大学における研究成果や特許を産業化に結びつけるための組織も設けられるようになっている。現在では，ヒト細胞を用いることによる倫理面での規制に従いつつ，研究が推進され，再生医療に対する治療のニーズが開拓されつつある。

また，この分野の研究の先陣争いも熾烈で，韓国のES細胞研究者が，世界に先駆けてヒトの細胞の核を移植した受精卵からES細胞の作成に成功したとして国民的英雄扱いを受けた例（後に捏造が発覚）のように，再生医療の研究者の文化的英雄化の現象もみられる。

（村岡潔）

▷1　位田隆一，2008，「再生医療をめぐる倫理的・社会的・法的諸問題」『日本臨牀』66(5)：pp. 991-996
▷2　ワーノック，M.，上見幸司訳，1992，『生命操作はどこまで許されるか』協同出版
▷3　隈蔵康一，2000，「特許制度と生命倫理――再生医学が提起する問題」『蛋白質核酸酵素』13(45)：pp. 342-347

参考文献

日経サイエンス編集部編，2006，『人体再生』日経サイエンス社
八代嘉美，2008，『iPS細胞』平凡社新書
上田実，2008，「アカデミーと産業界の連携」『日本臨牀』66(5)：pp. 997-1002
三宅淳，2008，「再生医療の経済的影響」『日本臨牀』66(5)：pp. 1004-1012
立石哲也・田中順三編著，2004，『図解　再生医療工学』工業調査会

コラム 14

ストレス

1 由来と定義

1936年，生理学者ハンス・セリエは，ある生体が外部環境の変化に対応することを指して，ストレスと名づけた。そして，ストレス（反応）を引き起こす環境の変化をストレッサーと名づけた。今日，一般に用いられるストレスという語は，このストレッサーを指すことが多い。また，セリエのストレスの定義には，生体で起きた反応がその生体にとって有害かどうかは含まれておらず，ストレスが環境に適応する上でプラスの役割を持つ場合は快ストレス，マイナスは有害ストレスと呼ばれる。

これに対して，医療人類学者セシル・ヘルマンが指摘する通り，日常語でのストレスは，精神的・心理的な緊張や摩耗の程度を指している（この点では，欧米でも日本でも似た意味である）。ただし，生理学用語と日常語との意味の違い（後者での，ストレッサーとストレスの混同，ストレスの不快な側面の強調）は，「真」の意味でのストレスに対する「誤解」というわけではない。医療社会学の視点からは，この違いに，私たちの社会の価値観を読み取ることができる。なお，医学研究の中でもストレッサーの意味でストレスが使われることが多い。

2 ストレッサーの定量化

ストレス（ストレッサーの意）を重視した研究として有名なものに，トーマス・ホームズとリチャード・レイ（1967年）による社会的再適応評定尺度（SRRS）がある。これは，生活上の諸々の変化をランクづけしたうえで合算し，ストレスの健康への影響をみようとしたものである。そこでは，配偶者との死別は100点，結婚は50点，失業・解雇は47点，退職は45点，物件の抵当流れは30点などとされ，1年間に300点以上であれば重い病気になる確率が80％以上という。ここで前提とされているのは，生活上のいろいろなできごとがストレッサーとして相互に比較可能な形ですべて数量化でき，そのできごとがすべての個人にとって同じストレスを生み出すという非現実的な仮定である。また，環境や生活の変化が病気を引き起こす原因とされる点には，健康のために変化を避けて現状を維持するのがよいという保守主義的価値観があらわれている。

医療社会学者 A. ヤングは，こうしたストレッサーのリストを作成する研究は，次の4つのステップからなる推論に基礎をおいていると指摘している。

①ある種のできごとは個人の日常生活に変化をもたらす。

②この変化は（個人が適応できなかった場合に）ストレスを引き起こす環境変化となる。

③個人がその環境変化をコントロールできないと意識することによってストレスが産生される。

④そのことで精神や身体に変調が生じて，何らかの症状が生み出される。

ストレッサーに注目したストレス研究は，ホームズとレイの社会的再適応評定尺度のように①と④の相関性については多くのデータを積み重ねてきた。そして，①と②への社会的・文化的な影響（性別や社会階層による違いなど）を明らかにしようとしてきた。だが，②と③についての厳密な実証は行われていないという。もし，①と④の間の関連性だけで②と③の関係がブラックボックスであれば，ストレッサー研究は低レベルの疫学研究もどきに過ぎないことになってしまう。

逆に見れば，結婚生活の情動的な問題と職場での労働条件の問題と借金という金銭的問題を留めるかなめとなって一体化させるのが，ストレスによって②と③を心理学的に説明することなのだ。

3　心理学化されるストレス

ストレス研究では，ストレッサーを客観的に評価する方向性とストレスを認識する個人の心の反応を定量化する方向性の2つがある。後者のストレスの心理学化では，セリエによるストレスの二分類（有害ストレスと快ストレス）は，ストレッサーへの個人の心的反応の違いを生み出すような性格の分類という個人内部の問題へと移し変えられる。つまり，ストレスを重圧と感じて健康に有害な結果を生み出す性格と，ストレスにタフで柔軟に対応する性格とがあることになる。

こうした性格分類を極端にまで推し進めている研究者の一人がアーロン・アントノフスキーである。彼によれば，優れたストレス対処行動ができる能力（首尾一貫感覚（SOC: sense of coherence））を持つ人々は，ストレスを有害ストレスとはせずに快ストレスにすることで健康になり，そうした能力が欠如している人々はストレスによって病気になるという。

ここで理想的とされているSOCには，医学的に病気になりにくいという意味だけでなく，社会的にも優れた順応力を持っているという含みがあるだろう。高いSOCを持つ個人とは，ポスト産業化時代の流動化した雇用状況に柔軟に対応する社会的強者の医学的別名と見ることができる。SOC尺度には，自分自身の弱さを認めることや，他者との協力や思いやりを評価するような項目は存在しない。自分はすべてを把握し，個人の力でどんなトラブルも合理的に処理可能で，人生はいつでも有意味で肯定すべきものと感じ続けることが健康の秘訣とされている。

これとは反対に，社会的・経済的な成功を生み出すはずのライフスタイルがストレスを高めてある種の疾病を生み出すということを示す研究も存在する。その好例が，「タイプA性格」とか「タイプA行動パターン」と呼ばれるものである。これは，1950年代にアメリカの心臓内科医M. フリードマンとR. ローゼンマンによって心臓病になりやすい人々の特徴として報告された以下の6つの行動パターンである。

①目標達成への集中した持続的な衝動
②競争への傾向性と熱望
③認識し達成したいという持続的な欲望
④締め切りのある複数の活動に関わっていること
⑤心身機能を加速しようという習慣的傾向
⑥精神的・身体的な覚醒度が非常に高い

社会的・経済的成功自体が，競争のなかでの失敗の可能性への不安を生み出すとされるために，成功すればするほどストレスが増大するという。タイプAは，ストレスを抱え込みやすい行動パターンのひとつのモデルとして，また心臓病の危険因子のひとつとしても非常に注目された。ただし，この研究自体は，現在の医学や統計学の水準から見ると誤りの多いものであった。また，ヤングのいう②と③が論証されていないところも研究としての弱点である。タイプA行動パターンの研究は，1990年代以降には下火になったが，ストレスと疾病を媒介する心理的要因についての研究を刺激した。また，近代の競争社会での男性の理想像がむしろ病理を生み出すとしている点も注目に値する。

4　自己責任と犠牲者非難

病気の原因を個人的にコントロール可能とされる生活習慣などに帰着する傾向は「犠牲者非難イデオロギー」と呼ばれ，患者を自己責任として非難する現代における道徳主義ともいわれる。病気になった原因の一部は本人自身の性格（ストレスに対する脆弱性）にあるという考え方は，そのひとつとみなし得る。

社会的・経済的な格差やジェンダーやエスニシティによる病気の発症率や死亡率の差異を個人のストレスに対する脆弱性や適応能力を通じて語るならば，現在の社会秩序やそこでの人間の価値づけを，医学的に自然で当たり前のものとして正当化することにつながりかねないという問題がある。

（美馬達哉）

▷1　詳細は，美馬達哉，2007，『〈病〉のスペクタクル——生権力の政治学』人文書院，第8章参照

Ⅲ 医療にかかわる仕事・職業

1 医療における分業

1 労働の分割と統合

　「分業」は division of labor の訳語である。division of labor を直訳すると「労働の分割」である。この語は，何らかの労働が複数の人間により分割されていること，そして分割された労働が統合されて分割の対象となった「何らかの労働」が成立していることを示す。したがって「分業について考える」とは，労働がどのように分割されているのか，また分割された労働がどのように統合されているのかを問うことである。

　ここでは，医療における分業について考える。さしあたりは「医療」を，診療所・病院などの医療機関による診断や治療などのケアの提供として（やや狭く）捉え，医療という労働について上記の問いを考えたい。

2 職業による分業

　医療という労働の大部分は，主として医師や看護師，薬剤師などの「医師と連携する専門職」という「職業（occupation）」により分割されている。では「職業」とは何か。E. ヒューズによると，ある職業が成立している状況とは，ある人々に「他の人々には許されていない特定の活動を行い，その対価として金銭・モノ・サービスを得ること」が許されている状況である。こうした「免許」には，法的なものもあれば，法によらない（例えば慣習的な）ものもある。また免許が確立されている程度も，さまざまである。医師はもちろん，看護師や薬剤師などの「医師と連携する専門職」の多くは，資格，業務などが法により定められている職業である。

　職業による労働の分割には，どのような特性があるのか。ここでは，分業論（というより社会学）の古典である E. デュルケームの議論を参照する。デュルケームによれば，分業それ自体に，分割された労働を統合する作用がある。ただし，この統合作用が十分に働くための条件が，少なくとも2つある。

　第一の条件は，分業において隣接する職業（の従事者）間で，相互作用が反復されることである。X という労働が，α という職業と β という職業により，分割されているとする。X が成立するためには，X が α の仕事と β の仕事に，整合的に分割・統合されなければならない。そのためには，α と β の従事者に，仕事をめぐる判断の枠組みが，ある程度共有されている必要がある。X はど

▷1 Ⅲ-5 を参照のこと。

▷2 Hughes, Everett, 1958, *Men and their work*, Free Press, p. 78.

▷3 デュルケーム，E., 田原音和訳，1971，『現代社会学大系 2 社会分業論』青木書店

うあるべきか，Xの成立のためにαは何をしなければならないか，βは何をしなければならないかなどに関する共通認識が必要なのである。こうした共通認識は，一朝一夕には成立しない。αとβの従事者が相互作用を繰り返す中で生じてくる。この共通認識に基づいて，仕事をめぐる判断を行うことが職業α, βの慣習となると，Xという労働の整合的な分割・統合が可能になる。ただし，この慣習の実効性（関係者を従わせる作用）は，あまり強くない。

　第二の条件は，同業者間の相互作用が反復されることである。デュルケームによると，ある人々が何かを同じくし，かつそのことを印象づける相互作用が行われるとき，「集合意識」が生成する。集合意識には，それを共有する人々をして，自分たちは同じ集団の一員であり，同じ道徳に従わなければならないと思わせる作用がある。また同業者間の相互作用は，自分たちは同じ「職業集団」の一員であり，同じ「職業道徳」に従わなければならないという意識を生じさせる。同業者間の相互作用から生じた集合意識は，前述の隣接する職業間で形成された慣習を職業道徳に組み込む。こうして職業間の共通認識に基づいて仕事をするという慣習の実効性が高められる。

　デュルケームは，分業の統合作用（分割された労働を統合する作用）に注目したが，彼の議論は，分業が職業間の対立・葛藤を生じさせる仕組みも示唆している。この点に注目するのが，ヒューズや彼に影響を受けた論者（医療社会学者も多い）である。これらの論者は，分業から生じる職業間の対立・葛藤を強調する。

▷4　ヒューズについてはV-2 を参照のこと。

　どうして分業が対立・葛藤を生じさせるのか。職業間で，労働全体および分割された労働についての認識にズレがある状況を考えよう。労働Xとそれを分割する職業α, βという図式でいうと，Xはどうあるべきか，αとβの仕事はどうあるべきかについて，αの従事者とβの従事者では認識のズレがある状況である。デュルケームも認めているが，こうした認識のズレは容易にはなくならない。おそらく職業間で，仕事をめぐる認識が完全に一致することは希であろう。この状態での同業者間の相互作用は，こうした職業間の認識のズレを固定する。同業者間の相互作用は，自集団で発達した仕事をめぐる認識を（職業間での認識のズレをはらんだまま）職業道徳に組み込む。こうして職業道徳に基づく判断が，職業間で衝突するという事態が生じる。この状況では，各職業の従事者は，自らの「正しい」と信じるところを仕事で貫くために，他の職業の従事者と対立せざるを得ないことがしばしばある。

③ 専門職支配

　医療における分業は，モノの製造における分業などと比べて，分割された労働の担い手の間での対立・葛藤が，日常業務において顕在化しやすい。モノの製造の場合，Aはaという部品を作り，Bはbという部品を作り，Cはaとb

を組み立てるという形式の分業が可能であることが多い。このような分業では，製品全体の設計と製造過程の全体，そしてそれをどのように工程に分割するのかが確定すれば，各工程の担当者は，工程として定められた枠内で仕事をする限り，（理屈の上では）他の工程に影響を与えることなく，自らの裁量で仕事を進めることができる。誰かが工程から逸脱したり，工程という枠組み自体を変更しようとしない限り，各工程の担当者は相互に干渉することなく仕事ができるのである。

これに対して医療では，複数の異なる職業従事者が一人の患者を担当することが多く，ある職業従事者の判断と行動が，他の職業従事者の判断と行動によって左右される（左右されざるを得ない）ことが多い。ここで医師と看護師が，同じ患者を担当している状況を考えよう。医師がどのような方針で治療を進めるかにより，看護師の行うべきことも変わってくる。ところで医師と看護師は，仕事を通じて一定の共通認識を育むとはいえ，それぞれ独立した職業集団を形成しており，異なった判断の枠組を発達させている。例えば，医師は治療を他のケアより優先し，看護師は医師と比べると治療以外のケアの重要性を認めているといわれる。このため，医師の考える「望ましいケア」と看護師の考える「望ましいケア」にズレが生じ，それらは両立しがたいという状況が時に起きる。ここに医師と看護師という2つの職業間の対立・葛藤が生じる。医師と看護師を例にとったが，医師と「医師と連携する専門職」の関係一般，あるいは「医師と連携する専門職」と「医師と連携する専門職」の関係一般についても，同じことがいえるだろう。

ここに，医療における職業間の対立・葛藤はどのように処理され，分割された労働はどのように統合されるのかという問いが成立する。この問いに関しては，E. フリードソンの「専門職支配（professional dominance）」論が参考になる。それは，次のような議論である。現在，多くの国々で，医師と大半の「医師と連携する専門職」の資格，業務などが法的に定められており，医師には「医師と連携する専門職」に指示する地位が与えられている。ここに，法的地位の優越に支えられた支配関係，すなわち診療に関わる業務で，医師が指示し，「医師と連携する専門職」がそれに従うという関係が成立している。

この専門職支配は，職業間の対立を処理する仕組みとして機能する。例えば，ある患者をどうケアすべきかについて，職業間で（例えば医師と看護師の間で）調停不可能な意見の対立が生じたとしよう。専門職支配のもとでは，医師の指示は，そうした対立に「決着」を付けるものとして機能する。医師の「支配」下にある職業の成員は，そうした指示に納得できるか否かにかかわらず，その指示には従わなければならないのである。

「医師と連携する専門職」は，医師の「支配」下にある。しかし「医師と連携する専門職」は，医師に従うだけの存在ではない。例えばフリードソンのい

▷ 5 医師より看護師の方が，一般に（必ずしも治療に直結するわけではない）感情労働を重視する。なお感情労働については Ⅲ-6 を参照のこと。

▷ 6 フリードソン, E., 宝月誠・進藤雄三訳, 1992, 『医療と専門家支配』恒星社厚生閣, pp. 118-152（原著1970）

▷ 7 ここで2点補足したい。①フリードソンの用法では，他の職業に対して支配的地位にある職業だけが「専門職」の名に値する。だから医師の「医師と連携する専門職」に対する支配が「専門職支配」と呼ばれる。しかしここでは，必ずしも支配的地位にはない職業も「（医師と連携する）専門職」と呼んでいる。②フリードソンのいう「専門職支配」は，医師の「医師と連携する専門職」対する支配だけではなく，医師の患者に対する支配を含む。医師の患者に対する支配については Ⅲ-2 コラム15 を参照のこと。

▷ 8 では誰がどのように医師をコントロールするのか。この問いに関しては Ⅲ-3 を参照のこと。

う「機能的自律性」は，医師の管理から離れている程度を示す。フリードソンによると「医師と連携する専門職」の仕事の一部には，医師の管理から離れたものが含まれており，これらの仕事については「医師と連携する専門職」もまた，自らの裁量で仕事ができる。

また三井さよのいう「相補的自律性」は，「医師と連携する専門職」の医師に対する発言権（ただし指示する権限ではない）を示唆する。三井によると，医師と「医師と連携する専門職」の間で「相補的自律性」が成立している場合，最終的な意思決定者はあくまで医師であるとはいえ，看護師などの「医師と連携する専門職」は，医師に対して自らの職業的視点からの意見を述べることができる。そして医師の意思決定もまた，そうした問題提起を反映したものになることがある。ただしこの場合でも，あくまで最終的な意思決定者は医師である。この点で医師と「医師と連携する専門職」は対等ではない。「医師と連携する専門職」が，医師に対して何らかの意見を述べたとしても，それを受け入れるか否かは，医師の判断に委ねられている。そして医師の判断の枠組みは，医師集団の職業道徳に由来するところが大きい。したがって医師は，「医師と連携する専門職」の意見に対して公平に評価しようと努めたとしても（医師以外の意見に耳を貸さない医師もいる，そして「医師と連携する専門職」がこれを正すことは難しい），医師の意見を重んじがちになる。

4 分業研究の射程

ここまで「医療」を医療機関の提供するケアに限定して，その職業による分割を検討してきた。しかし「医療における分業」研究の視座は，これだけに限定されるものではない。

労働の分割・統合の単位は職業とは限らない。同じ職業の内部で分業が成立することもある。例えば医師は，その内部で内科，外科などに分化している。こうした職業内の分化に基づく分業を考えることもできる。

また医師や「医師と連携する専門職」により職務として行われるケア以外の営みも含めて「医療」と定義し，分業を考えることもできる。この場合，患者自身や患者家族などもまた，医療における分業の一端を担う行為者となり，この人々による「インフォーマルケア」が視野に入ってくる。さらに医師と「医師と連携する専門職」を中心とする医療，つまり「近代医療」以外の「医療」にも目を向けるなら，非近代医療も含めた分業が研究対象となり，「多元的医療システム」がクローズアップされるだろう。

担い手に注目して，誰が分業のどの部分を多く担っているのか（例えば，どのような職業に多く就いているのか）を考えるなら，社会階層やジェンダーと医療における分業の絡み合いが問題となるだろう。

（中川輝彦）

▷9 Freidson, Eliot, 1970, *Profession of Medicine : A Study of the Sociology of Applied Knowledge,* The University of Chicago Press, p. 53.

▷10 三井さよ，2004，『ケアの社会学――臨床現場との対話』勁草書房，pp. 212-223

▷11 D. チャンブリスの論考では，看護師のいうことに耳を貸さない医師の姿と，そのことに対する看護師の不満が活写されている。チャンブリス，D., 浅野祐子訳，2002，『ケアの向こう側――看護職が直面する道徳的・倫理的矛盾』日本看護協会出版会

▷12 古典的な論考としては，Bucher, Rue and Strauss, Anselm, 1961, "Professions in Process," *American Journal of Sociology,* 66: pp. 325-334.

▷13 Ⅲ-7 を参照のこと。

▷14 Ⅳ-2 を参照のこと。

▷15 Ⅳ-4 を参照のこと。

▷16 ジェンダーについてはⅢ-4 を参照のこと。

Ⅲ 医療にかかわる仕事・職業

2 医療における専門職支配

1 専門職支配論の視座

　医療社会学において「専門職支配（professional dominance）」といえば，通常，医師による医師以外の人々，特に患者および「医師と連携する専門職」の支配を意味する。医師と「医師と連携する専門職」の関係については「医療における分業」で述べたので，ここでは医師-患者関係を中心に，専門職支配の研究（以下「専門職支配論」），特にE. フリードソンの議論を解説する。

　専門職支配論の視座はどのようなものか。ここでは問題関心を同じくしつつ，枠組みを異にする議論と比較することを通じて，その特徴を浮彫にしよう。

　優れた学問論の書き手としても知られる経済学者の内田義彦は，自らの入院体験を回顧して次のように述べる。「大病院の門をくぐって専門医におずおずとその深刻な悩み・症状をきいてもらおうとしますと，その都度，たちまち，むかし，たとえば江戸時代にお役所でお役人相手に罪の無実をうったえるのはどんなに難しかったろうかをあらためて思い知らされる思いをするのであります」。内田は「近代医学」という「経験科学の名による日常経験の無視・軽蔑」を指摘する。学問論の書き手らしく，彼は，こうした状況の背後に「もっぱら学者集団によって進められる『経験科学』」と「現実との対応・フィードバック関係」の不備を見いだす。

　フリードソンの専門職支配論もまた「江戸時代」の「お役所」のような医療の状況を問題視する。しかし問題を考える枠組みが異なる。「経験科学」と「日常経験」の「対応・フィードバック関係」というより，患者の「日常経験の無視・軽蔑」を可能にする医師-患者の力関係に問題をみる。研究（医学研究）ではなく実践（診療）に，知識の内容（医学知識）ではなく，それが適用される文脈（力関係）に注目するところに，専門職支配論の特徴がある。

2 医師の権力

　医師の権力は，どのような権力なのか。そもそも「権力」とは何か。M. ヴェーバーの古典的定義によると，「権力」とは「或る社会関係の内部で抵抗を排してまで自己の意思を貫徹するすべての可能性」であり，「支配」とは「ある内容の命令を下した場合，特定の人々の服従が得られる可能性」である。したがって「権力」は「支配」を包摂する上位概念である。ただしフリードソン

▷1　Ⅲ-5 を参照のこと。

▷2　Ⅲ-1 を参照のこと。

▷3　フリードソン，E., 宝月誠・進藤雄三訳，1992, 『医療と専門家支配』恒星社厚生閣（原著1970）。またⅤ-3 も参照のこと。

▷4　内田義彦，1985, 『読書と社会科学』岩波書店，p. 96

▷5　ヴェーバー，M., 清水幾多郎訳，1972, 『社会学の根本概念』岩波書店，p. 86

のいう「専門職支配」の「支配」は，狭義の「支配」だけでなく，広く「権力」を意味している。これにならい，ここでは，医師と患者の関係において，前者の「意思」が「貫徹する」可能性が相対的に高い状況を，つまり医師に相対的に権力が与えられている状況を「専門職支配」と呼ぶ。

このように「権力」と「支配」を捉えたうえで，まず診断に注目して，医師の権力を考えたい。日本などの「先進国」では，法などの制度により，医師だけに診断する権限が与えられている。ある人が「自分は病気である」と主張していても，医師が認めなければ，その人は病人として扱われない。逆に「自分は病気ではない」と主張している人でも，医師が病気と診断したなら，その人は病人として扱われる。場合によっては，診断を拒否することが，病気である証拠と見なされるかもしれない。このように診断では，医師の「意思」は，診断の対象者を含む医師以外の人々に比して「貫徹」する可能性が高い。

次に治療を考えると，2つの状況が想定できよう。ひとつは医師は患者から一応同意をとるが，診断や治療について詳しい説明が行われることはないケース，もうひとつはインフォームド・コンセントが行われているケースである。インフォームド・コンセントでは，医師は患者に治療についての情報（診断，医師が勧める治療方法の内容・利点・危険性，治療を行わない場合の予後，代替療法の内容・利点・危険性など）を提供する。患者は，こうした情報に基づいて，治療を受けるか否か，どの方法での治療を受けるのかを選択する。[6]

前者では，医師の「意思」が容易に「貫徹する」。医師は，患者の意思決定を考慮することなく治療できる。患者にできるのは，せいぜいその医師の元を去ることである。後者はどうか。インフォームド・コンセントにおいて，治療を受けるか否かの選択，および治療法の選択を通じて，患者の意思決定は尊重される。しかし，患者による意思決定の文脈には注意が必要である。患者の意思決定は，医師など医療スタッフとの相互作用の中で行われ，相互作用を通じて，医療スタッフが患者（やその家族）の意思決定をスタッフの望む方向に誘導できる（している）ことが指摘されている。[7]また治療の選択肢を作成するのは医師であるが，そこに濃厚に医師の価値観が反映される（反映されざるを得ない）ことも指摘されている。[8]このようにインフォームド・コンセントが行われている場合でも，医師の「意思」が相対的に「貫徹」しやすい。

③ 専門職支配の構造

医師の権力は，何が支えているのか。ここでは，フリードソンの議論を手がかりに，これに答えたい。[9]

専門職は「特定のサービスを提供する権利と，そのサービスに関連してその問題の処理に必要な資源のある部分にアクセスする権利を独占している職業」[10]である。医師は，診療の中心部分（例えば診断をくだす，手術などの処置をする）

▷6　ただし，理想的な形でインフォームド・コンセントが行われているのは，日本でもアメリカでも希だろう。土屋貴志, 1998,「インフォームド・コンセント」佐藤純一・黒田浩一郎編『医療神話の社会学』世界思想社, pp. 217-241

▷7　次の文献を参照。ただし，この論文が言及しているのは，主に（患者ではなく）患者家族と医療スタッフの相互作用である。Zussman, Robert, 2002, "Sociological Perspectives on Medical Ethics and Decision-Making," *Annual Review of Sociology*, 23: pp. 171-189.

▷8　Veatch, Robert, 1995, "Abandoning Informed Consent," *Hastings Center Report*, 25(2): pp. 9-11.

▷9　▷3の pp. 97-117

▷10　▷3の p. 110

という「サービスを提供する権利」と，治療に必要な「資源」に「アクセスする権利」（例えば一部の薬品は医師の処方箋がなければ購入できない）を，国家の後ろ盾で「独占」している。

この「独占」が，心身の不調を何とかしてもらいたいと考える人々を医師のもとへと誘導する。もちろん医師以外の人も，心身の不調の相談を受けることはできる。しかしその相談相手がいかに知識・技術において優れていたとしても，その診断が公式に認められることはないし，手術などの処置に至っては法的に許されていない。また心身の不調に悩まされている人が薬を手に入れたくても，一部の薬は，医師の処方なしには入手できない。これらのサービス・資源を得るには，人々は否応なく医師にかからなければならない。

この「独占」は，二重の意味で，クライアント（＝患者）を獲得する競争から医師を保護する。第一に，心身の不調の処理を仕事とする他の職業との競争から，医師を保護する。そもそも医師以外の人は，医師だけに許されている業務（処置，薬などの処方）を行えないからである。第二に，一定の条件下では，医師集団内部の競争からも，医師を保護する。「一定の条件」とは，医師数が限定されており，医師が生活のために患者を奪い合わなくて済むという条件である。こうした事情があるため，医師の団体は，医師数の抑制を主張する傾向がある。また日本を含む多くの国々では医師数はある程度政策的にコントロールされている。

このような「独占」を通じた保護があるため，医師は患者に「強くでる」ことができる。例えば病気について（医師からすると）頑として自分の意見に固執する患者，指示に従わない患者に対しては，自分のもとを去るか自分に従うかどちらかにせよ，と二者択一を迫ることもできる。「あなたは誰かに命じられて私のところへきたわけではありませんし，助言に従わせる力が私にあるというわけでもありません。協力するのがお嫌でしたら，どこか他をあたってください」といえるのである。このようにいわれた患者は，もちろん「他をあたる」こともできるが，前述の「独占」ゆえに，薬を使ったり，手術をしたりといった「サービス」を受けるためには，別の医師にかからざるを得ない。人々は，個々の医師から逃れることはできても，医師という職業から逃れることはできない。そして医師たちは（それを使うかどうかは別として）先の台詞を「切り札」として持っているのである。

▷11　▷3のp. 112

▷12　professional dominance は「専門家支配」と訳されることもあるが，この点を考慮するなら「専門職支配」と訳す方が適切であろう。

4 専門職支配の機能

医師と患者の「意思」（診療をめぐる意向）が対立しなければ，おそらく専門職支配は「支配」として意識されず，問題視されることもないだろう。しかし両者の対立は，構造的なものである。皮肉なことに，専門職支配はこの対立を「処理」する機能を果たしている。以下では，この点をみていこう。

T. パーソンズによると，医師は近代医学に基づき「最善を尽くして」，患者の「病からの回復を促進する」ことを自らの「責務」としている。この責務からすれば，医師は，仮に患者が望んだとしても近代医学から大きく逸脱できない。この医師の自己抑制は，内田のいう「経験科学の名による日常経験の無視・軽蔑」の遠因かもしれない。しかし，それは医師のモラルでもある。

　フリードソンは，医師と患者の相互作用における「緊張」について，次のように述べる。医師と患者は，患者の心身の不調という「目的を念頭に協同するが，両者は問題それ自体と問題処理の手段についてそれぞれ異なった視点を持つ」。というのは医師の専門的知識（医学知識や臨床経験）を大半の患者は持たないし，患者の心身の不調は，医師にとっては「日常業務」であるのに対して，当の患者にとっては「緊急事態」だからである。こうした緊張が処理されなければ医師による診療は覚束ないが，フリードソンによると専門職支配は，医師を患者に対して優位におくことで，これを可能にしている。ただしその「処理」は，医師の権力行使を通じた患者の「視点」の排除であったり，そうした排除を予期した患者自身による自らの「視点」の抑圧であったりする。

⑤ 専門職支配の改革

　専門職支配を批判し，その改革の必要性を訴える議論は少なくない。しかしどのように改革するのかという問題は，なかなか厄介である。というのも，いくら弊害があるからといって，専門職支配を完全に解体すれば，現行の医師-患者の緊張の処理装置が消滅するからである。市野川容孝によると，専門職支配が成立する以前の西欧では，「大学教育を受けた正規の医師は一般民衆にとって周縁的な存在に過ぎなかった」。「富裕な患者は，医師にとってパトロンであり，医師は患者に媚を売りつつ」当時の医学が是認していない治療を含めて「患者の求める治療を行った」。専門職支配の解体が，こうした状況を必ず再現するわけではないが，あり得る帰結ではある。

　フリードソン自身はどのように考えていたのか。彼は，専門職支配の批判者であり，否定者ではない。実際，専門職支配を全否定するのではなく，その弊害を和らげるための仕組みを提言している。それは，医療ケアの提供に一定の競争を組みこみ，患者に選ばれた，また患者に事後的に高く評価された医師や医療機関が報われる仕組みである。しかしこの仕組みだけでは，医師が患者に媚びて，診療の医学的水準が低下する危険がある。そこで医学的基準に照らして医療ケアを評価・コントロールする仕組み，より具体的には医療ケアがそれを提供する施設の内部だけではなく，外部の医師によって定期的に査定される仕組みの必要性を，フリードソンは訴えるのである。　　　　（中川輝彦）

▷13　パーソンズ, T., 佐藤勉訳, 1974, 『社会体系論』青木書店, p. 442（原著1951）

▷14　▷3の p. 97

▷15　市野川容孝, 1996, 「医療倫理の歴史社会学的考察」井上俊・上野千鶴子・大澤真幸・見田宗介・吉見俊哉編『岩波講座現代社会学14 病と医療の社会学』岩波書店, p. 9

▷16　▷3の pp. 199-210

Ⅲ　医療にかかわる仕事・職業

3　専門職の自己規制

1　自己規制論の主題

「専門職（profession）」とは，「自律性」を制度的に保証されている職業である[1]。「自律性」とは，仕事において外部から指示を受けないことであり，「制度的に保証されている」とは，法律などにより自律性が保護されていることである。医師は，この意味での自律性をかなりの程度有する職業である。

専門職の仕事の「品質管理」は，主として専門職内部で行われる。「自律」とは，外部からの仕事の評価・コントロールの排除を意味するからである。医師の場合，「自己規制（self-regulation）」，すなわち医師による医師・医学生の評価・コントロールが，診療の「品質」を左右する大きな要因となる。

以下で解説するように，医療社会学は，自己規制は医師の仕事の「品質管理」としてうまく機能しているのか，その機能を阻害するものは何かを問うてきた。以下では，その成果および残された課題について解説する。

2　「品質管理」としての自己規制

一般に専門職の団体は，自己規制による「品質管理」が十分行われていることを主張し，自職業の自律性を正当化してきた。

しかし社会学者は，こうした主張を疑ってきた。E. フリードソンは，医師の自己規制は，統一的な基準による「品質管理」からはほど遠いと評する。他の医師の診療行為を観察することは難しい。また，たとえ評価・コントロールが可能なときでも，同業者を否定的に評価し，負のサンクション（ペナルティ）を与えることを，医師はためらうからである[2]。

他の論者も，同様の指摘をしている。例えばM. ミルマンは，相互にミスの責任を追及しないという医師間の「紳士協定」の存在を指摘する[3]。C. ボスクは，病院における死亡症例検討会が，死亡した患者の担当医には責められるべき落度がなかったことを確認する儀礼となっていることを指摘する[4]。D. ライトは，患者の自殺に直面した精神科医たちが，「それは避けられなかった（したがって医師の責任ではない）」という物語を作りあげ共有していくプロセスを分析している[5]。

医師の自己規制の研究者は，一様に医師は同業者の評価・コントロールをためらうことを指摘する。では，このためらいは，どのように説明されるのか。

▷1　ただし「専門職」の定義は複数あり，これはその内のひとつに過ぎない。

▷2　Freidson, Eliot, [1970] 1988, *Profession of Medicine : A Study of the Sociology of Applied Knowledge*, The University of Chicago Press, pp. 137-157.

▷3　Millman, Marcia, 1977, *The Unkindest Cut : Life in the Backrooms of Medicine*, William Morrow and Company, p. 98.

▷4　Bosk, Charles, [1979] 2003, *Forgive and Remember : Managing Medical Failure*, 2nd ed., University of Chicago Press, pp. 127-146.

▷5　Light, Donald, 1980, *Becoming Psychiatrist : the Professional Transformation of Self*, W. W. Norton & Company, pp. 207-217.

3 医療の不確実性

ここで示唆に富むのは「不確実性（uncertainty）」をめぐる T. パーソンズの議論である。医療には不確実性が付きまとう。医学は，身体のメカニズムを完全に解明してはいないし，医師もまた，患者のすべてを把握しているわけではない。未知の要因が作用し，それが患者の様態を決定的に左右することは，常にありうる。確実な治療はない。予後を確実に知ることは難しいし，診断すら絶対ではない。医療は常に「不確実」なのである。[6]

パーソンズによると，医師はこうした医療の不確実性を熟知している。そして医師は，診断，予後，治療方法の選択などを誤ったとしても，医師が責めを負うべきかどうかは「個々の状況の微妙なことがらを考慮に入れて」判断されるべきであると考えている。医師の団体が，公式に委員会を設置して行う，医師の仕事の評価・コントロールは，「微妙」な判断を犠牲にしがちであるとして医師に嫌われている。もちろん「微妙なことがら」がわからない（と医師が信じている）部外者による評価・コントロールは徹底的に忌避される。[7]

▷6 パーソンズ，T.，佐藤勉訳，1974，『社会体系論』青木書店，p. 444

▷7 ▷6 の pp. 462-464 参照。

4 臨床メンタリティ

パーソンズによると，医師は「最善を尽くす」責務を負った「応用科学者」である。ただし「応用科学者」としての「最善」には限界があり，結果に対する期待はしばしば裏切られる。そして，そのことを医師は承知している，というのである。[8]

この論点をさらに展開したのは，フリードソンの「臨床メンタリティ」[9]論である。彼の描く医師もまた，パーソンズの描く医師と同じく担当する患者の治療のために「最善を尽くす」ことを責務とする。パーソンズの医師像とフリードソンの医師像の違いは，後者が「応用科学者」としての限界にとどまることを「最善」とは考えていないことを強調する点にある。

フリードソンの描く医師は次のように考えている。臨床の状況は複雑で不確実であり，医学の機械的な適用では，診療は覚束ない。こうした医学と臨床のギャップを埋めるのが，各人の医師としての経験，すなわち「直接の臨床経験」[10]である。「直接の臨床経験」を重視する態度は，自らの経験を医学的知識の上位に位置づける。例えば医学研究において「効く」とされる薬でも，医師の経験で「効かなかった」なら，臨床ではそれを使わないという態度である。この態度は個人主義的でもある。医師として積み重ねてきた経験が，一人ひとり違う以上，それに依拠した判断もまた一人ひとり違う。そのため他者の判断は自分の判断と違って当然である。「最善を尽くす」ことが医師の責務ではあるが，何が「最善」かは，医師により違うのである。こうして医師間の相互不干渉は，他者が「最善を尽くす」ことを妨げないためのモラルとしての意味を

▷8 ▷6 の p. 430，p. 442参照。

▷9 ▷2 の pp. 158-184 参照。

▷10 ▷2 の p. 164参照。

帯びる。このような各医師の「スタイル」を尊重する意識・態度を，ボスクは「臨床家の個人主義（clinical individualism）」と呼ぶ。⑪

5 社会化を通じた自己規制

　ボスクのいう「臨床家の個人主義」は，医師をして同業者の評価・コントロールをためらわせる。個人主義的観点からすると，それは他者の「最善」の努力を妨げる干渉に他ならないからである。ただし医師の世界で「適切と考えるように仕事を組織化する権利」を与えられるのは，すでに「専門家の自己」が形成されたと認められた医師に限られる。いわば「半人前」の医師には，そのような権利はない。ボスクの調査した教育病院では，指導医は研修医を自らの「付属品」として扱い，徹底的に評価・コントロールの対象としていた。⑫

　ボスクの調査によると，指導医による研修医教育の眼目は「最善を尽くせ」というモラルを叩き込むことである。「技術的エラー」は，研修医が失敗から学ぼうとする姿勢を見せる限り（指導医がそのように認識する限り），それほど責められることはない。重視されるのは「道徳的エラー」である。前述のモラルに反する行動をしたと指導医が認めたとき，これが適用され，叱責の対象になる。道徳的エラーを重ねると認定された研修医は，研修の修了を拒否される（と同時に異動を勧められる）というペナルティを課せられる。ボスクの調査した病院における研修は「エリートコース」と見なされており，このペナルティには，その「エリートコース」から外されるという含みがある。

　以上が示唆するのは，医師の世界における自己規制の特徴である。ボスクが指摘するように，医師による他の医師の評価・コントロールは，医学生・研修医など「半人前」の成員の「社会化（socialization）」――「専門家の自己」の形成――を通じて行われる。「一人前」とされる医師の診療の「品質管理」は，各人が社会化を通じて身につけた「専門家の自己」による自己評価・コントロールに委ねられるため，同業者間の評価・コントロールは不在ないし極小になる。例えば，前述の死亡症例検討会における指導医間の儀礼的なやりとり（決して互いにミスを責め立てたりはしない）は，このことを象徴している。

6 残された課題

　以上が医師の自己規制の研究の到達点である。診療の「品質管理」という観点――どうすれば医療の「品質管理」は改善されるのかという観点――から，あらためて自己規制論を吟味するなら，そこには，少なくとも３つの問題が残されている。

　第一に，医師をして同業者の評価・コントロールに向かわせる要因の探求という課題が残されている。例えば「無能な医師」のことを苦々しく思う気持ちや，そうした医師をどうにかしないといけないという意識を，医師は間違いな

▷11　▷4 の pp. 243-244 参照。

▷12　▷4 の pp. 184-185 参照。ただしすべての病院で，研修医が徹底した評価・コントロールの対象となるわけではない。D. サドナウが調査したアメリカの貧困者向け公立病院では，ボスクの描くような厳格なコントロールは見られない。サドナウ，D., 岩田啓靖・山田富秋訳，1992，『病院でつくられる死――「死」と「死につつあること」の社会学』せりか書房（原著1967）

く持っている。診療の「品質管理」という観点から問題なのは、そうした意識が行動に結びつかないこと、そうした意識を行動に結びつける仕組みがないことである。この課題の探求は、制度の構想にも貢献できよう。

　第二に、医師の個人主義（ボスクのいう「臨床家の個人主義」）はどこまで正当化できるのかという問題がある。実際の診療行為には不確実性の問題が付きまとうため、医師は自らの「直接の臨床経験」に頼らざるを得ない。したがって臨床家の個人主義の完全な否定は、医師の診療能力を著しく低下させるだろう。医学的原則に反する行為をすべて問題視・逸脱視するなら、医師は（言葉の悪しき意味で）「官僚的」になるかもしれない。しかし、医師の個人主義を従来通り肯定することは、現在の「ルーズ」な自己規制、および、その結果として同時代の医学研究からみて「効果がなかったり、潜在的に害になったりする治療」が続く状態を放置することになりかねない。このあたりのバランスをどのようにとればいいのか。このような医師の個人主義の問題との関連で治療ガイドラインやEBMをどのように評価すべきかという問題がある。疾患によっては、学会から標準的な治療法を示した指針（これが「治療ガイドライン」である）が提示されているが、多くは医師の裁量を否定し、ガイドライン通りの治療を医師に強制するものではない。またEBMは、疫学的な手法で構築された治療効果に関するデータベースなどを利用することで、患者ごとに最適とされる治療法を選択する方法だが、これも医師の裁量を否定するものではない。最終判断は、個々の医師に任されているからである。

　第三に、仮に医師による自己規制が「品質管理」として理想的に行われたとしても、そこで保証される「品質」は、あくまで医師の観点から評価されるものに過ぎないという問題である。医師が良しとする医療と、患者が良しとする医療は、往々にして異なっていることは古くから知られている。E. ヒューズのいうように「同業者からは、誤りもなく適切に仕事をしたと評価されている人」が、「素人のクライアントから告発される」こともあれば、「素人のクライアントから賞賛され」ていても「同業者からは、その仕事がきわめて低くしか評価されない」こともある。したがって自己規制を通じて、よく「品質管理」された医療は、必ずしも患者が望む医療とは限らない。

　以上の問題は、社会学的探求によってのみ解決できる問題ではない。その解決には、どこかで価値判断が必要になる。「何が良い医療なのか」ないしは「医療はどうあるべきか」という問いは、事実の同定と説明を旨とする経験科学の領分を越えている。こうした問題は、おそらく社会学者だけではなく、医療の「質」を考える人すべてが取り組むべき課題なのだろう。　　　（中川輝彦）

▷13　▷2のp. 170参照。

▷14　コラム5 を参照のこと。

▷15　Hughes, Everett, 1958, *Men and Their Work*, Free Press, p. 98.

Ⅲ　医療にかかわる仕事・職業

4　専門職とジェンダー

1　医療にかかわる職業の近代的専門職化とジェンダー

　人々の健康を守り，病や傷を治し癒す行為は，古来から，男女双方によって担われていた。健康・保健・衛生を意味する"hygiene"という単語は，古代ギリシアの女神ヒュギエイアの名を語源としており，看護"nursing"は元来「幼い者を育てること」，助産師"midwife"は「女とともにいる者」という意味で，女性たちがさまざまな形で医療にたずさわってきた歴史を示唆している。医学の原語"medica"にも「癒し」という意味があり，女性の医者あるいはギリシア出身の女性を意味したともいわれている。

　近代になって，医療は医学・看護学・薬学など専門的教育が必要な専門職として形成されていった。しかし，その輝かしい進歩の歴史は，医師を頂点とした医療を構築し，医師という職業から女性を排除する歴史でもあった。西洋では14世紀から17世紀にかけて，「知恵の女（wise woman）」と呼ばれ民間医療を行っていた多くの女性たちが魔女として告発され処刑された。また，フランス，イギリス，ドイツやアメリカの男性医師たちは，開業していた女性医師に対して裁判を起こし，協会から排除し，産婆にとってかわって産科医となり，医学校や資格認定のための受験さえも女性に認めようとしなかった。さらに，同時期に男性医師たちは，女性は本質的に医師という専門職に適さないと「医学的に」主張した。イギリスで医師になる道を閉ざされていたE. ブラックウェルが，アメリカに渡って女性医学博士第1号になったのはようやく19世紀もなかばの1849年，イギリスに帰国して女性医師第1号として登録したのが1858年，パリで医学校に初めて女性の入学が許されたのは1868年である。そして，クリミア戦争での専門的看護の成果を評価されて，F. ナイチンゲールが看護学校を設立したのは1860年であった。この頃から，西洋では医学と看護の分野で，女性が専門職の成員となる途が開かれた。助産も近代医学のもとで近代化がすすんだが，医療における産婆（助産師）の位置づけは国によって大きく異なり，各国における助産師の地位の多様性をもたらした。

　日本では，医療の近代化以前には，医師・薬師は主に男性によって担われ，助産は主に女性によって担われていたようだが，女医や産婆が巧みな男性たちも各地に存在した。明治時代に西洋近代の性差別的な医療制度が導入されると医学教育の道は男性に独占され，他方で，看護からは男性がほぼ排除されて性

▷1　Ⅳ-2 参照。

▷2　アクターバーグ，J., 長井英子訳，1994, 『癒しの女性史——医療における女性の復権』春秋社；エーレンライク，B.・イングリッシュ，D., 長瀬久子訳，1996, 『魔女・産婆・看護婦』法政大学出版局

▷3　Ⅰ-8 参照。

▷4　シービンガー，L., 小川眞里子他訳，1992, 『科学史から消された女性たち——アカデミー下の知と創造性』工作舎；Green, Monica H., 2008, *Making Women's Medicine Masculine*, Oxford University Press.

▷5　酒井シヅ，1982, 『日本の医療史』東京書籍；新村拓，2005, 『日本医療史』吉川弘文館；沢山美果子，2005, 『性と出産の近世』勁草書房；母子愛育会編，2008, 『産育習俗資料集成』（復刻版）日本図書センター

別役割分業が確立された。

そのなかで現代につながる問題として特記すべきことは3点ある。第一は，女性たちが医師になる道を切り開いた歴史である。当時，女性は医術開業試験の受験が認められていなかったが，荻野吟らは内務省に熱心に働きかけてこれを認めさせ，彼女はのちに女性医師第1号となった。他にも，その後済生学舎（日本医科大学の前身）への女性の入学の道を切り開いた高橋瑞子や，東京女医学校（東京女子医科大学の前身）を設立した吉岡弥生らの先達がいる。

第二は，看護の職務内容が法的に医師の管理のもとに置かれ，戦後においても「療養上の世話または診療の補助」（保健婦助産婦看護婦法）と定められたことと，看護職が女性に割り当てられることによって生じた，地位や労働条件の劣悪化である。特に近代看護が女性の本性に結び付けられ，従属と奉仕は女性の美徳とされたことから，看護婦は医師への従属と患者への奉仕を求められ，他の多くの女性労働と同様に低賃金に甘んじなければならなかった。

第三は助産婦の歴史である。戦前，医師と同様に独立開業が許されていたのは産婆（助産師の戦前の法的名称）だけであった。産婆は職業団体を構成し，助産業務のほとんどを引き受けて活躍していた。とはいえ，法的には「産婆規則」（1899年）の規程によって，その業務は産婆の独占とならなかっただけでなく，多くを医師の管理のもとに置かれていた。戦後は業務に関するそのような法的位置づけが引き継がれ，さらにGHQによる占領政策以降，分娩の医療化・施設化が進行するなかで開業助産婦は急減した。開業によって保たれていた自律性を失い，病院で医師の指示のもとに助産に従事する者が多数派となっていったのである。

2 現代の専門職におけるジェンダー

現代日本では，医師・看護師・助産師・保健師という名称から明らかなように，これらの専門職は法的には性別によって制限されてはいない。医師という名称にはそもそも性別を示す言葉が含まれていなかったが，女性であることを前提としていた保健婦助産婦看護婦法（1948年制定）も，2001年の法改正によって保健師助産師看護師法となり，男女に平等に門戸が開かれた。これは，性別による職業の制限は差別的であるとする国際的なジェンダー平等の潮流に沿うものである。この潮流は，両性に職業の門戸を平等に開くだけではない。例えば女性生殖器の疾患に対する医学的処置のあり方を問い直す契機ともなり，何を重視し何を軽視するかという医療の方向性を左右する力を持つ。

しかし，現状では医師の8割近くが男性，看護師の9割以上が女性によって占められており，助産師については国家試験の受験資格が女性のみに制限されている。

専門職におけるこのような性比の偏りは歴史的に変化し，国によっても多様

▷6 川上武, 1965, 『現代日本医療史』勁草書房；北海道女性医師史編纂刊行委員会編・発行, 2006, 『北の命を抱きしめて――北海道女性医師のあゆみ』

▷7 高橋政子（筆者代表）, 1973, 『日本近代看護の夜明け』医学書院；遠藤恵美子（筆者代表）, 1983, 『派出看護婦の歴史』勁草書房；亀山美知子, 1983-5, 『近代日本看護史』全4巻, ドメス出版

▷8 大林道子, 1989, 『助産婦の戦後』勁草書房

▷9 シービンガー, L., 小川眞里子・弓削尚子訳, 2007, 『植物と帝国――抹殺された中絶薬とジェンダー』工作舎

である。図Ⅲ-4-1は，OECDの一部の国において就業している医師に占める女性の割合とその推移である。旧共産圏である東欧諸国で女性の割合がさらに高く，7割前後を占める。また，図から，北欧その他の先進諸国でこの40年間に急速に女性の割合が高まったことがわかる。それと比べて，日本は非常に立ち遅れており，2017年の時点でOECD 36カ国の最下位である。医師国家試験の合格者に占める女性の割合は3割をこえて上昇傾向にあるが，その割合をさらに高めていくことが必要である。また女性医師は，家事・育児との両立困難のために，他の職業についている女性と同じように中途退職することが多い。就業継続が可能な労働条件を他国なみに整備していくことが，重要な政策課題である。

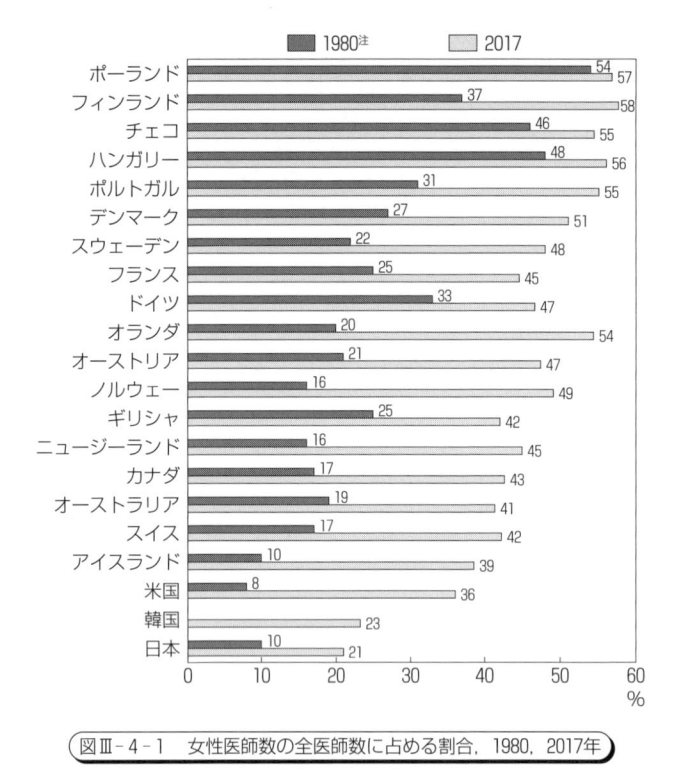

国	1980	2017
ポーランド	54	57
フィンランド	37	58
チェコ	46	55
ハンガリー	48	56
ポルトガル	31	55
デンマーク	27	51
スウェーデン	22	48
フランス	25	45
ドイツ	33	47
オランダ	20	54
オーストリア	21	47
ノルウェー	16	49
ギリシャ	25	42
ニュージーランド	16	45
カナダ	17	43
オーストラリア	19	41
スイス	17	42
アイスランド	10	39
米国	8	36
韓国		23
日本	10	21

図Ⅲ-4-1　女性医師数の全医師数に占める割合，1980，2017年

出所：OECD編，鐘ヶ江葉子訳，2006，『図表でみる世界の保健医療――OECDインディケータ（2005年版）』明石書店，p. 39 および OECD, 2019, Health at a Glance 2019 から田間作成。

注：フィンランドは1999年，フランスは1984年，ドイツは1991年，ギリシャは1981年。

　看護職は，多くのOECD諸国でほぼ9割以上が女性によって担われている。近代看護の歴史において常に看護の本質が女性性と結び付けられてきたことや，医師が男性によって独占されていく過程で看護師に助手的役割が（ちょうど夫に対する妻のように）割り当てられていったことなどが，その原因と考えられる。

　しかし，今日では，世界有数の看護師輸出国であるフィリピンのように，政府によって，看護が性別に無関係にエスニシティと結びつけられ，多くの男性看護師を生み出すという変化が生じている国もある。またフィリピンでは，医師よりも看護師のほうが海外で労働力として需用が大きいため，医師資格を持つ男女が看護師として再教育を受け，海外へ移住労働者として出稼ぎに行く傾向もみられる。アフリカ諸国でも看護職の35％を男性が占める。先進国で近代以降，ジェンダー固定的に確立された専門職のあり方は，グローバリゼーションによって揺らいでいるのである。[10][11]

　助産師は，女性による独占率が最も高い。法的に性別による制限のない国は，オーストラリア，イギリス，アメリカ，スイス，フランス，フィリピン，タイなど，1997年の調査で17カ国あった。[12]ただ，法的に制限がない国においても，近代よりはるか以前から伝統的に女性の仕事であり，男性にとって進出することが困難なようである。日本では，妊婦に助産師の性別を選ぶ権利が保障され

▷10　Geller, Adam, 2007, 'Filipino MD picks life as nurse in U. S.' "USA Today", Jan. 7th.

▷11　Ⅳ-8 参照。
Boniol, M. et al., 2019, Gender equity in the health workforce: Analysis of 104 countries. WHO.

▷12　大林道子，2001，『出産と助産婦の展望――男性助産婦問題への提言』メディカ出版

ていない等の理由によって男性助産師に対する強い抵抗があり，男性助産師への道が閉ざされている。

③ 開発とジェンダー

　これまで先進国の例を中心にみてきたが，特に現代的な問題として，開発途上国や中進国における専門職とジェンダーとの関連について，最後に述べる。

　開発途上国や中進国では，医療知識や技術が先進国から輸入され，病院の設立や専門教育がしばしば先進国出身者，もしくは先進国に留学した人々のリーダーシップのもとに行われてきた。そのあり方の大きな転換点は，1978年に出された「アルマ・アタ宣言」[13]である。この宣言によってプライマリヘルスケアの重要性が認識され，各国は国民への衛生教育，各種の予防，家族計画，妊産婦と乳幼児死亡の低減などに重点を置くようになった。また，「国際婦人の10年」の最後の年にあたる，1985年の第3回世界女性会議で採択された「ナイロビ将来戦略」では，女性が家庭内外で健康管理者として中心的役割を果たしていることが明記され，各国政府は女性を「保健機関の高度な専門的，管理的職務」と，「より高度な医学訓練や衛生関連分野における訓練」にもっと参加させるよう提言された[14]。

　その結果として医師や看護師，助産師などとともに注目され重視されているのが，保健普及員や保健ボランティア，伝統的出産介助人（Traditional Birth Attendant）などと呼ばれる職種で，多くの女性が従事している。先進国による開発援助も，GAD[15]の流れのなかで，彼女たちの養成と活動に向けられるようになった。日本政府も2005年に国際協力のための「ジェンダーと開発（GAD）イニシアティブ」を出している。近代的医療専門職が圧倒的に不足する途上国や中進国においては，彼女たちの活動が人々の保健・健康を向上させるために重要となっている。また，それによって彼女たち自身が経済的収入を得て，社会的地位を向上させる効果も重要である[16]。

　そのほか，宗教的理由によっては女性が他人の男性に身体を見せてはならないため，女性医師が絶対に必要とされる国々もある。このように，近代化だけでなく政治体制や宗教が要求するジェンダー規範によって，専門職のあり方は大きく左右される。しかし，"well being" という人間の基本的なニーズの充足や，就業の自由が，ジェンダーによって差別的に妨げられてはならないことは確かであろう。

（田間泰子）

▷13　II-8 も参照。

▷14　国際婦人年大阪の会編，1989，『資料国際婦人年2　ナイロビ戦略と女性の未来』創元社

▷15　Gender and Development（ジェンダーと開発）
開発においてジェンダーによる格差を考慮し，格差を生み出す社会構造自体を変革することによって男女双方にとって有効な開発を行うこと。開発のあらゆる段階においてジェンダーの問題に注意する「ジェンダー主流化」（『北京行動綱領』1995年，第4回世界女性会議採択）に基づき，2000年の「国連ミレニアム宣言」および「ミレニアム開発目標」に対応している。

▷16　de Regt, Marina, 2007, *Pioneers or Pawns?: Women Health Workers and the Politics of Development in Yemen*, Syracuse University Press.

Ⅲ　医療にかかわる仕事・職業

5　医師と連携する専門職

1 「医師と連携する専門職」とは

　医療を広く，病人に対する，病気・障害の検査・診断・治療から介護までを含めたケアと定義すれば，医師の診療行為だけが医療ではない。以下のような多くの人々が医療に携わっている▷1。

①本人または家族，その他，本人と親族，近隣，友人などのインフォーマルな関係にある人々（これらの人々は，職業としてではなく，「素人」による愛他的な行為として医療に携わる）▷2

②近代医学を含めた近代科学の観点からは有効と認められないような，非正統的な医療の治療者▷3

③医師以外の，近代医学を含めた近代科学の観点から有効と認められる医療の治療者（例えば，歯科医師，精神療法士など，身体の特定の部分に限定して，あるいは特定の療法に限定して，診療が国家によって認められている治療者）

　今日のいわゆる「先進国」において，医療の中心は近代医療であり，その近代医療は医師を中心としている。しかし，近代医療が提供される主要な場である診療所・クリニックと病院において▷4，そこで雇用され，広い意味での医療に携わっているのは医師だけではない。その中には，その職に就くために職業専門学校あるいは高等教育機関で教育を受け，何らかの資格を取得しなければならないものもある。これらの職業が「医師と連携する専門職」である。

　そうした職業には，医師との関係という点で，総じて以下のような特徴がある▷5。

①その職業の知識と技術は近代医学によってその妥当性を承認されなければならない

②医師にもできる業務のいくつかを代わりに行うが，診断，治療方針の決定，手術における執刀など医師の中心的な業務を代わりに行うことはできない

③その仕事は医師からの指示を受けて行われ，仕事のよしあしは医師によって評価される

④医師よりは，収入や威信の点で劣る

▷1　多くの人々の間での医療をめぐる「分業」のあり方については，Ⅲ-1 を参照のこと。

▷2　家族，その他のインフォーマルな関係にある人々による医療については，Ⅲ-7 を参照のこと。

▷3　こうした非正統的な治療者のあり方については，Ⅳ-4 を参照のこと。

▷4　診療所・クリニックと病院との違いについては，Ⅳ-3 を参照のこと。

▷5　Freidson, Eliot, 1970, *Profession of Medicine : A Study of the Sociology of Applied Medical Knowledge,* Harper & Row, p. 49. また Ⅴ-3 も参照。

▷6　処方薬（prescription drug）
近代的な医療制度においては，医師が患者を診察し，それに基づいて，医師が患

このような，医師の「下位」にあるという側面を強調して「パラメディカル」と呼ぶこともあるが，医師と「医師と連携する専門職」との関係は「対等」の関係でなければならないという理念を表現して，日本では「コメディカル」という用語が用いられることが多い。

❷ 病院の発達と「医師と連携する専門職」

こうした職業のほとんどは，その誕生が，20世紀の後半の病院における近代医療の発展と密接に関連している。大きく3つの方向での発展に分けることができる。

ひとつは，検査技術の発達である。人体を切開しなくては肉眼で直接見ることができないような部分をエックス線，超音波などを用いて「見る」ことができるようにする技術の発達がある。また，尿，便，痰などの排泄物や血液，組織，細胞など人体から抜き取ったり切り取ったものを物理的・化学的に検査する技術の発達がある。こうした検査（ただし，検査結果に基づく診断は除いて）を専門とする職業がいくつか誕生している（診療放射線技師，臨床検査技師など）。

もうひとつは，治療技術の発達である。生命維持装置や血液透析装置や放射線治療装置などの発達があり，こうした装置の維持管理を専門とする職業も誕生している（臨床工学技士など）。

最後に，近代医療の扱う対象の拡大ともいうべきもので，外傷や疾患のために失われた肉体的な機能や社会的な機能の回復が新たに近代医療の対象となるに伴い，これを専門とする職業がいくつか誕生している（理学療法士，作業療法士など）。

こうした職業は，近代医療の診断・治療における科学技術上の発達や近代医療のリハビリテーションへの拡大に伴い，それに関わる仕事のうち，診断，治療方針の決定，手術における執刀といった，医師の中心的な業務を除いた部分が，それぞれ必要とされる知識や技術に応じて，それぞれの「医師と連携する専門職」に委譲されていったものと捉えることができよう。

しかし，こうした文脈では捉えきれないものもある。むしろ，近代医療の誕生とともに職業として誕生し，近代医療の発展とともに変容していったような職業である。そのひとつが薬剤師だ。近代医療においては，薬剤師は**処方薬**を含めた医薬品の調剤の権限を独占しており，以下のような就業形態が見られる。

①病院に雇用され，院内薬局で働く
②薬局を個人開業する
③ドラッグストアに雇用され，そこで販売される商品のうち医薬品を扱う

このうち，①の場合は，「医師と連携する専門職」となる。つまり，医師の

者が服用する医薬品を決定する。その医薬品の種類や量などを記した，薬剤師に対する指示書が「処方箋（prescription）」である。薬剤師は，その指示書にしたがって，医薬品を調合し，販売する。このような，医師の「処方箋（prescription）」がなければ，薬剤師が調合し，販売することができないような医薬品が「処方薬」である。「処方箋」がなくても，薬剤師が調合・販売できる医薬品は，「オーバー・ザ・カウンター・ドラッグ（over-the-counter drug）」，「大衆薬」などと呼ばれる。購入者の側からいえば，直接に薬局やドラッグストアにおもむいて購入できる医薬品である。わが国の薬事法の用語では，前者は「医療用医薬品」，後者は「一般用医薬品」である。

▷7 日本においては，明治時代に，近代医療制度が導入される過程で，特例的に，医師にも，処方薬の調剤・販売を認めてきた。しかし，これが常態化し，外来患者への処方薬の調剤・販売はほとんど診療所や病院の外来部門で行われてきた（院内処方）。近年，国家の医療行政を管轄する部門（厚生労働省）主導で，欧米並の医薬分業の確立が試みられて，薬局による処方薬の調剤・販売が増加しつつあるが（院外処方），今日でも，発行された処方箋の約半分は，いまだに診療所・病院外来部門で扱われている。

▷8 大衆薬，トイレタリー用品なども売られている大型店舗がドラッグストア。

指示に従って薬品を調合し，しかるべき部門に配達することが業務となる。ただし，今日では，ほとんどの医薬品が製薬企業によってパッケージ化され，そのため薬剤師の調剤業務が形骸化し，在庫管理と配達の業務が中心となっている。そうした中で，アメリカなどでは，薬剤師が病棟におもむいて投薬し，その効果を観察したり，投薬治療に関して医師に助言を行う，という動きも見られる。⑨

▷9　こうした動きは「臨床薬学（clinical pharmacy）」と呼ばれている。

3 看護

　看護にもまた，上記のような，20世紀後半の病院における近代医療の発展という文脈では捉えきれない面がある。欧米において病院は，極貧で，自宅で介護する者のない病者の収容施設として誕生するが，それが19世紀の末頃から治療の場となり，一般の人々もそこで治療を受けるような場へと発展していく過程で，病棟における病者の世話および病棟と手術室における医師の診療の補助を担うような「医師と連携する専門職」として看護職が誕生する。

　このように，誕生の時期もさることながら，特定の限定された知識・技術領域があって，その領域の担当者として誕生したのではないという点が，他の「医師と連携する専門職」とは異なっている。看護の領域は，病棟の管理，病棟と手術場での観察，検査，処置といった点での医師の補助，病棟での患者の世話と非常に幅広い。これに関連して，看護師資格が，上級と下級の2種類の資格に分かれている場合もある。⑩また，病棟での患者の世話は，無資格の看護補助者が担うこともある。なお，看護師資格を取得後，一定期間の追加の教育を受け，資格試験に合格して獲得する専門看護師資格もある。助産師や公衆衛生看護師（保健師）の資格がこうした専門看護師資格になっている場合もある。また，後述する看護教育の高学歴化に伴って，特定の疾患や療法に関する専門看護師資格も作られている。

▷10　上級の方が下級よりも，その資格を取得するために卒業しなければならない専門学校の教育期間が長く，その学校に入学するのに必要とされる教育年限も長い。また，上級には認められるが，下級には認められない観察，検査，処置がある。

　看護師は，病院で働く医師および「医師と連携する専門職」の中で，数の上では最大の職業である。また，男性に比べて圧倒的に女性が多い。これは，病院薬剤師を除く「医師と連携する専門職」全般についていえることだが，看護師の場合はとりわけそうである。この点と，独占的な職務領域の獲得やその職務領域での「自律」の獲得がなされていないという点を捉えて，欧米で19世紀末から20世紀初めにかけて誕生するソーシャルワーカー，（義務教育レベルの）学校教員，図書館司書と並んで，「女性の准（半）専門職（female semi-profession）」と呼ばれたこともある。

▷11　職務の遂行の経過と結果についての評価を，その職務者集団が行うことができるという意味。「自律」については，Ⅲ-2 を参照のこと。

　このような看護に関する社会学からの関心としては，以下のようなものがある。⑫

▷12　黒田浩一郎，1999，「コメディカルおよび非正統的治療者」進藤雄三・黒田浩一郎編『医療社会学を学ぶ人のために』世界思想社，pp. 60-79

①看護の職業理念や看護師のイメージにあらわれる近代社会における女性役

割，特に近代家族の母親役割（自己犠牲，愛情，配慮，感情の観察の細やかさ，夫に対する服従など）の反映
②看護師の感情労働[13]
③医師と看護師の関係（特に，看護師の側から医師に助言やミスの指摘をしなければならないと看護師の側で判断されるような状況での医師との関係）
④看護の「専門職化」の動き

③については，当直医が自分の受け持ちでない患者にどの薬を処方していいかわからないとき，看護師が医師に「患者はこのような場合，これまでこれこれの薬を処方されていました。」と伝え，それをうけて医師がその薬を飲ませるよう指示を出すといったような関係が観察されている[14]。つまり，実質的には看護師が指示を出して，医師がそれに従っているような状況でも，会話の形式としては，医師が指示を出し，看護師がそれに従う格好になっている。

④については，看護師養成が病院病棟での実地訓練中心のものから，職業専門学校，さらには短期大学，大学，大学院レベルへと高学歴化し，それと並行して，看護独自の職務領域の確立，その職務を支える看護理論の確立，理論に裏づけられた看護独自の診断基準や看護方法の確立，専門看護師資格の創出などの動きが注目されている。

専門職化の過程で，③で指摘した「医師－看護師ゲーム」は減ってきており，以前よりは看護師は医師に対して率直に助言やミスの指摘を行うようになってきている，という報告もある[15]。しかし，専門職化の試みはうまく行っておらず，病院において，看護職全体が医師と同じような意味で，そして医師と対等な「専門職」にまでなったといえるような国は存在しない。

むしろ，医師が自分たちの管轄としない場合（例えば西欧における，医学的な処置を必要としない通常出産），医師が診療したがらない人々や地域がある場合（例えばアメリカにおける都市のスラムや農村），公的医療保険あるいは民間医療保険の保険者が，医師だけに任せていたのでは診療費が高く，経済的・組織的に効率化することで診療費を低く抑えたい場合（例えばアメリカにおける産科医療）には，国によっては看護師の中の専門看護師資格者（のみならず，薬剤師や非正統医療の治療者の一部）に，このような場合に限って，しかもかなりの条件つきではあるが，医師から独立して，診断，処方箋発行を含めた診療が認められる，といったことが見られる。

(黒田浩一郎)

▷13 「感情労働」については，Ⅲ-6 を参照のこと。

▷14 Stein, Leonarud I., 1967, "The doctor-nurse game," *Archievs of General Psychiatry*, 16：pp. 699-703. 論文のタイトルが示す通り，スタインは，こうした会話の特徴を「医師－看護師ゲーム」と名づけた。

▷15 Stein, Leonard I. et al., 1990, "The doctor-nurse game revisited," *New England Journal of Medicine*, 322：pp. 546-549.

Ⅲ 医療にかかわる仕事・職業

6 感情労働

▷1 ホックシールド, A., 石川准・室伏亜希訳, 2000,『管理される心——感情が商品になるとき』世界思想社(原著1983)

1 感情労働としての看護

　A.ホックシールドの「感情労働」についての議論は, それ自体は医療を対象とした研究ではないが, 医療, 特に看護の研究に大きな影響を与えてきた。[1] そのため「感情労働としての看護」という視点からの調査研究は, 社会学だけではなく看護学においても蓄積されてきている。

　以下では, ホックシールドの「感情労働」概念を紹介し, その医療, 特に看護の調査研究への影響を解説する。

2 感情規則と感情管理

　「感情規則(feeling rule)」と「感情管理(emotion management)」は, ホックシールドの感情労働論のキーワードである。

　「感情規則」は, 感情の適切さに関する規則のことである。感情規則は, どのような状況において, どのような感情を体験・表出することが適切なのかを定める。感情規則の大半は, 法律のように条文化されているわけではなく, 暗黙の約束事として人々に共有されている。例えば, 悲しむべきところで悲しみ, 喜ぶべきところで喜び, 怒るべきところで怒らなければ, 周囲の人々はいぶかしんだり, 不快に感じたりするだろう。「適切」とされる感じ方をしない人は, そのために「おかしい人」と思われるかもしれない。

　他方, 「感情管理」の「管理」は, 単なる感情の抑制を意味するわけではない。あえて感情を抑制しないこと, あるいは何らかの感情を体験・表出しようと努めることもまた「感情管理」に含まれる。感情管理においてしばしば問題となるのは, 感情規則の要求する感情と実際に体験している感情とのズレである。人はしばしばこうしたズレを埋めようとして「適切」な感情を体験・表出しようとする。こうした努力は「感情ワーク(emotion work)」と呼ばれる。

3 「贈り物」としての感情

　人はどうして感情管理を行うのか。感情規則が「適切」な感情を定めているから, という答は間違いではないが十分なものでもない。この答は, 人はどうして感情規則に従おうとするのかという問いを誘発するからである。したがって, この問いに対する答は, ある状況で「適切」な感情を体験・表出しないこ

とは，その状況に関わりのある人々に対して非礼になるから，となるだろう。

　解説しよう。感情規則の定める「適切」な感情とは，その状況においてプラスの価値を帯びる感情である。それゆえ「適切」な感情は，誰かに対する「贈り物（gift）」になる。そして誰かに「贈り物」を献げるとは，その「誰か」に対する敬意の表明である。つまり「適切」な感情の贈与は，しばしば誰かに対する敬意の表明なのである。逆に「適切」な感情の体験・表出により敬意を示すべき場面でそうしない人は，非礼と見なされる。例えば誰かの死を悲しむことは，死者や遺族に対する礼儀（しかるべき敬意の表明）であり，おそらく遺族から感謝されるであろう。逆に死を喜ぶ人は，非礼な人として遺族や周囲の人々から顰蹙を買うだろう。

　ところで感情の贈与を通じた表敬行為というアイディアは，E. ゴッフマンの「相互作用儀礼（interaction ritual）」に関する議論がベースになっている。それは次のような議論である。相互作用はしばしば参加者がそれぞれ「聖なる自己」を有することを前提に営まれており，相互作用の参加者は，そこに会した人々が相互に体面や名誉などを傷つけないように，慎重に配慮しながら振る舞う。そうすることで，各自の「聖なる自己」に敬意を払おうとしている。相互作用には「聖なる自己」に献げられた部分（儀礼的成分）が含まれており，この成分が「相互作用儀礼」である。

　ゴッフマンの相互作用儀礼論は，「外面」すなわち可視的な振る舞いの分析に多くを割いている。これをホックシールドは「外面」と「内面」（例えば感情）の双方に関する議論として読み直す。単なる振る舞いではなく，「内面」も相互作用儀礼の要素だというわけである。礼儀正しくあるためには，「外面」だけではなく「内面」も「適切」でなければならない。悲しむことが相互作用儀礼の作法であるなら，この作法は，単に悲しい振りをするだけではなく，悲しみを体験することを求めている。こうしたホックシールドの観点からすると，少なくとも一部の感情規則は相互作用儀礼を構成する規則であり，感情の贈与は相互作用儀礼の実践であり，感情管理はそのための営為である。

　ここで忘れてはならないのは，相互作用儀礼においては，他人の「自己」だけではなく，自らの「自己」（妙な表現だが）もまた敬意の対象となるという点である。人は，他者だけではなく自己の「聖なる自己」にも配慮しなければならない。人々は，他人だけではなく，自分で自分の「聖なる自己」を冒瀆しないよう，また相互作用の相手から冒瀆されないよう配慮しながら，「適切」な感情を体験・表出することを求められている。

▷2　ゴッフマン，E., 浅野敏夫訳，2002，『儀礼としての相互行為——対面行動の社会〈新訳版〉』法政大学出版局。ゴッフマンとホックシールドの関係については，山田陽子，2002，「心理学的知識の普及と『心』の聖化」『社会学評論』53(3): pp. 380-395を参照のこと。

❹ 感情の商品化

　先に述べたように，感情の体験・表出は，それを受けとる人にとってプラスの価値を帯びたものとなることがある。この価値を利用することで「感情の商

品化」が可能になる。「感情の商品化」は，価値ある感情を提供し，その代わりに金銭を得て利潤を上げるという仕組みを作りだすことである。こうして「商品化された感情」は，ファーストフード・ショップの「0円のスマイル」から高級旅館の「心からのおもてなし」までさまざまな場面で見られる。こうした仕組みの中で，商品価値のある感情を生産し，それを他者に提供する仕事が「感情労働」であり，その担い手が「感情労働者」である。

　感情労働者に課せられる感情規則は，分析的には2つに区別される。ひとつは（感情労働者に限らず）相互作用の参加者すべてに課せられる感情規則である。これは相互作用の参加者の「聖なる自己」への「贈り物」となる感情を定めた規則である。もうひとつは感情労働者だけに課せられる感情規則で，これは仕事の妨げとなる感情を抑制し，仕事の上で必要な感情（＝商品価値のある感情）を作りだすことを求める規則である。

　相互作用儀礼を構成する感情規則と感情労働を構成する感情規則は，対立することがある。典型的には次のような状況が考えられる。感情労働をしている人が客から侮辱されたとする。この場合，相互作用儀礼の遂行という観点からすると，侮辱された人が非礼な人に怒ることは正しい。「聖なる自己」が冒瀆されたのだから，怒ることが「適切」な感情体験・表出である。実際，こうした状況で多くの人々は怒りを覚えるだろう。しかし感情労働の遂行という観点からすると，こうした怒りはしばしば「不適切」な感情とされる。例えば客室乗務員の仕事では，客に対する怒りのように商品としてマイナスの価値しかない感情は「不適切」とされる。実際，航空会社は客室乗務員＝感情労働者に自らの怒りを抑制することを求め，非礼な客にも心からの笑顔で接客することを要求する。

　ここに感情労働者のジレンマがある。感情労働者は，客による自らの「聖なる自己」の冒瀆に「適切」に反応することを許されていない。ここに生じるのは，感情労働者自身が相互作用儀礼を構成する規則からの逸脱者になるか（そもそもの逸脱者は客なのだが），感情労働を構成する規則から逸脱し，何らかの仕事上のペナルティ（例えば解雇）を受けるリスクを冒すかというジレンマである。

　感情労働者が「プロ意識」を持つ場合，このジレンマはさらに深刻になる。感情労働を構成する規則への違反は，単なる違反ではなく「プロの自己」の否定を意味しかねない。それは「プロならば当然」の感情管理ができないことの表明になるからである。ここには「聖なる自己」をとるか「プロの自己」をとるかというジレンマが成立する。どちらを選んだとしても苦しい選択であり，体験であることは間違いない。もっとも，別な見方をすると「プロ意識」を煽ることは，感情労働者をして商品価値のある感情を作らせる安価な方法なのかもしれない。

5 感情労働論の展開

ホックシールドの感情労働論は，医療，特に看護をめぐる議論上，どのような影響を与えたのか。

感情労働論の「感情規則」と「感情管理」などの概念は，看護という営みを看護師の「内面」も含めて浮彫にする。これらの用語により，単なる「外的」な活動としてではなく，「内的」な営みも含めて看護を記述できるようになる。これらの用語を導入することで，さまざまな感情規則とそうした規則をめぐる感情管理を記述することが可能になるのである。例えば武井麻子は，看護を構成する感情規則として何があるのかを指摘し（彼女は「患者の気持ちに共感せよ」「患者に対して個人的な感情をもってはいけない」「患者に対して怒ってはいけない」「泣いたり取り乱したりしてはいけない」などを例としてあげている），こうした感情規則をめぐりどのような感情管理が行われているのか，そこにはどのような負担があるのかを論じている。

ホックシールドの議論の単なる適用ではない看護の調査・研究もある。例えば崎山治男による看護師の調査研究である。ホックシールドは，相互作用儀礼と感情労働の相克に注目したが，感情労働を構成する感情規則内部の相克は見過ごされがちであった。これに対して崎山は，2つのタイプの感情規則が看護師の感情労働を構成していると指摘する。ひとつは個々の「クライエントへの配慮」を求める感情規則，もうひとつはクライエント全体に対する公平なサービス提供や感情労働者が雇われている「組織体の効率・利潤追求」を求める感情規則である。崎山は，両者の対立が顕在化するプロセスや，顕在化した2つの感情規則の相克の看護師による処理プロセスを描く。そして複数の感情規則の相克という感情労働者の苦境に対処する可能性を模索する。彼は，その可能性を，感情労働者による「自律的な感情管理」，とりわけ「感情規則に対する解釈図式」を変えるという「態度変更」に見いだしている。

感情労働論は，単なる実証研究のツールとしてではなく，看護行為の意義を示すものとしても利用されている。これは，それまで語りにくいがゆえに価値なきものとして切り捨てられがちであった営みを記述し（「感情規則」や「感情管理」という概念が，これを可能にする），その意義を強調するための概念装置としての利用である。「単なる分析装置ではなく」，看護師が医師の補助に留まらない固有の「アイデンティティを確立するためのスローガンのようなもの」として「感情労働」をめぐる概念装置が用いられるという事態も一部ではみられる。

（中川輝彦）

▷ 3　例えばスミス，P.，武井麻子・前田泰樹監訳，安藤太郎・三井さよ訳，2000，『感情労働としての看護』ゆみる出版（原著1992）

▷ 4　武井麻子，2001，『感情と看護——人とのかかわりを職業とすることの意味』医学書院，p. 42

▷ 5　崎山治男，2005，『「心の時代」と自己——感情社会学の視座』勁草書房

6　Meerabeu, L., 2004, "Emotional Labour," Gabe, J., Bury, M. and Elston, M., *Key Concepts in Medical Sociology*, SAGE Publications, p. 196.

Ⅲ　医療にかかわる仕事・職業

7　インフォーマルケア

1　インフォーマルケアとコミュニティケア

　インフォーマルケアとはフォーマルケアの対義語である。フォーマルケアとはケア提供機関における医療福祉専門職者によるケアを指している。したがって，インフォーマルケアとは，病院などの医療施設ではない場所で，医療福祉専門職者ではない者が提供するケアをいう。代表的な例として，自宅での家族介護や地域のボランティア団体などによるケアがある。これらの例が示すように，インフォーマルケアはケア施設の外という意味でのコミュニティで展開するため，必然的にコミュニティケアとの関連が深い。

　欧米の政策では，1950年代後半からコミュニティケアの確立が目標とされている。この目標に基づき，初期段階では，例えば大規模な医療施設の高齢入院患者を，もっと小規模な社会福祉施設に移すなどし，以前よりもコミュニティの中でケアする方向にシフトしていった。

　ところが，1970年代になると，コミュニティケアの意味がコミュニティの中でのケア（care *in* the community）から，コミュニティによるケア（care *by* the community）へと変容し始める。つまり，めざすべきケアの場所が医療施設からコミュニティに移っただけでなく，中心的なケアの担い手となるべき者も，患者や障害者にとって公的かつ第三者的な専門職者から，家族，友人，近隣者などコミュニティ在住の私的な関係者に移っていった。そして，このコミュニティケアの意味変容とその重点化の流れの中で，「インフォーマルケア」という用語・概念が立ち上がり，1980年代から90年代にかけて，健康政策および研究の領域を中心に活発な議論を生み出していった。

　インフォーマルケアが血縁，友人関係，近隣関係などの私的なつながりを基盤に持つということは，コミュニティの成員間の関係の安定が，その成立の必要条件となる。しかし，労働形態の多様化や，従来インフォーマルケアの中心的な担い手とされてきた女性が労働市場に参入し，以前よりも家庭やコミュニティにとどまらなくなったことにより，誰がどのようにどの程度ケアをすべきかがあらためて問われるようになってきた。また，コミュニティが高齢化するにしたがい，「老老介護」のような高齢者間ケアの状況も浮上してきた。

　こうした変化を反映し，例えばイギリスでは，それまでケアされる側にしか基本的に注目してこなかったケア政策が，世紀の転換期からインフォーマルケ

▷1　Stevenson, Fiona, 2003, "Community care and informal caring," Graham Scambler, ed., *Sociology as Applied to Medicine*, 5th ed., Saunders, pp. 248-264.

▷2　Heaton, Janet, 1999, "The gaze and visibility of the carer: a Foucauldian analysis of the discourse of informal care," *Sociology of Health and Illness*, 21(6): pp. 759-777.

▷3　Rhodes, Penny and Sandra Shaw, 1999, "Informal care and terminal illness," *Health and Social Care in the Community*, 7: pp. 39-50.

▷4　高橋睦子・田邊和佳子，2003，「ジェンダー・バイアスの多層性と近代の屈折——島根の場合」『国立女性教育会館研究紀要』7: pp. 45-56

▷5　▷1参照。

▷6　Linda, Pickard, 2001, "Carer break or carer-blind? policies for informal carers in the UK," *Social Policy and Administration*, 35: pp. 441-458.

アを提供する側（ケアラー）をケアすることの重要性を認識し始めた。この変化は，1989年のケア政策報告書が『人びとのケア（Caring for People）』と題されていたのに対して，1999年の報告書のタイトルが，『ケアラーのケア（Caring about Carers）』になったことにも見て取れる。[6]

❷ ケアラー

インフォーマルケアの担い手であるインフォーマルケアラーは，先の報告書のタイトルにあったように，単に「ケアラー」と呼ばれることが多い。しかし，英語圏でも実際に自分を「ケアラー」と考える者は少なく，自分は「妻」や「息子」として，そうした役割に付随する「当然の」義務を果たしているだけと考える者が多い。[7] ということは，「ケアラー」は自らの置かれた状況により社会から付与されてしまうラベルといえる。[8] つまり，例えば親の介護は子どもの義務であり，息子であれば経済的支援，娘や息子の妻であれば直接的な支援を提供すべきといった規範が，実際に親がケアを必要とする状況になったとき，彼らをケアラーという存在にしてしまうのである。[9]

ケアラーは，規範的にだけでなく，実際にも従来から女性のほうが多く，その状況は現在でも基本的に変わっていない。ただし，日本では主たる介護者の約75％が女性であるのに対し，イギリスでは約58％というように，国によって差は見られる。[10] また，通常思われている以上に，あるいは以前よりも，男性がインフォーマルケアに携わっていることが，明らかになってきている。[11] しかし，それでもケアにまつわるジェンダー規範は根深く，男性が行うと称賛されるが，女性が同様のケアをしても当然視されることは多々ある。[12]

ジェンダーに加えて社会階層も，ケアラーのありようを規定する。例えばイギリス社会では，ケア対象である家族が同居か別居かで分けると，社会経済階層が低い者のほうが同居でケアしている（せざるを得ない）ことが多い。また，階層が低い者のほうが，活用できる社会資源や人的ネットワークが小規模であるため，ケアする側・される側双方にとって，満足のいくケアを実現できる可能性は低くなる。[13][14]

こうした状況は，ケアラーに多大なストレスをもたらしかねない。日本で実施された介護に関する調査によれば，「在宅介護を抱えて困っていること」で多く挙げられたのは，「介護者の精神的負担が大きいこと」（約65％）や「介護者の肉体的負担（が大きいこと）」（約41％）であり，家族介護者が被介護者に憎しみを感じたことがある率は約35％，被介護者に対する虐待の経験率も約18％という結果が出ている。[15] これらが，ジェンダー規範や社会階層と有意に関連しているかは定かではないが，関連の可能性はあり得るだろう。

いずれにしても，身体的・精神的側面への支援は，多くのケアラーが共通して表明するニーズといえる。しかし，彼らのニーズの具体的中身は，ケアの状

▷7 Gooberman-Hill, Rachael and Shah Ebrahim, 2006, "Informal care at times of change in health and mobility: a qualitative study," *Age and Aging*, 35: pp. 261-266.

▷8 Arksey, Hilary, 2002, "Rationed care: assessing the support needs of informal carers in English social services authorities," *Journal of Social Policy*, 31(1): pp. 81-101.

▷9 ▷3参照。

▷10 岩間大和子，2003，「家族介護者の政策上の位置付けと公的支援――日英における政策の展開および国際比較の視点」『レファレンス』平成15年1月号：pp. 5-48

▷11 ▷10および Arber, S. and Gilbert, N., 1989, "Men: the forgotten carers," *Sociology*, 23(1): pp. 111-118.

▷12 ▷4および Rose, H. and Bruce, E., 1995, "Mutual care but differential esteem: caring between older couples," Arber, S. and Ginn, J., eds., *Connecting Gender and Aging*, Open University Press.

▷13 Arber, S. and Gilbert, N., 1992, "Class and caring: a forgotten dimension," *Sociology*, 26(4): pp. 619-634.

▷14 ▷13参照。

▷15 ▷10参照。

況や関係性が個別的であることからして当然多様である。[416]例えば，末期がん患者に対するターミナルケアでは，来るべき死別に対する予期悲嘆とケアラーが向き合うための支援の必要性という，他の状況では見られないニーズが出てくる。あるいは，ケアラー自らが障害や疾患を抱えている状況では，健常なケアラー以上に手厚い身体的・精神的サポートが必要とされるであろう。こうしたケアラーの多様なニーズを把握することが，研究の上でも政策の上でも求められている。ただし，一般的にいえるのは，社会経済的に不利なケアラーのほうが，十分にニーズが満たされていない状態にあるということである。[417]

③ フォーマルケアとインフォーマルケア

ジュリア・トゥイッグによれば，フォーマルケアの視点からケアラーをどう見るかによって，フォーマルケアとインフォーマルケアの関係を3つの理念型に整理できるという。[418]

ひとつ目は，「資源としてのケアラー」である。このタイプでは，インフォーマルケアはヘルスケアの本来的な資源とみなされ，フォーマルケアは基本的にインフォーマルケアが機能不全を起こしたときにだけ介入する。そして，ケアを要する近親者をケアするか否かの判断（自分がケアラーになるかどうか）に，フォーマルケアは基本的に介入できないとされる。

2つ目は，「協働者としてのケアラー」である。この観点では，フォーマルケアとインフォーマルケアは相互補完的だが，両者は根本的に異なる規範的基盤を持ち，容易には相容れないものとみなされる。フォーマルケアは，ケアラーのニーズや動機に関心を払うが，それはあくまでもケアシステム全体が機能不全を起こさないようにという，機能的な関心の範囲内にある。

3つ目は，「クライアントとしてのケアラー」である。この場合，フォーマルケアは，ケアラーを患者や障害者と同じく特定のニーズを抱え，ケアを必要とするもう一人のクライアントとみなす。無論，両者は同程度にケアの必要な者とは捉えられない。実際には，ケアラーの中でもかなりの身体的重労働と多大な精神的ストレスに苦しむ者が，フォーマルケアから重点的にクライアントとして対象化される。

健康政策では，ケアラーは従来，医療費の削減やフォーマルケアの効率化に活用できる資源と見られてきた。[419]この観点では，入院日数の短縮化や在宅終末期ケアの促進などは，ケアを「本来の」担い手であるケアラーに「戻す」というロジックになる。しかし，近年はケアラーを協働者やクライアントとみなす傾向が強まっている。前者は，例えば平日の日中に行政が実施しているエイズに関する電話相談業務を，週末や夜間はエイズ関連NPOが請け負うといった例が挙げられる。後者の例としては，上述の在宅介護者の負担に対するケアが典型だろう。

▷16　▷1参照。

▷17　▷1参照。

▷18　Twigg, Julia, 1989, "Models of carers: how do social care agencies conceptualise their relationship with informal carers?" *Journal of Social Policy*, 18(1): pp. 53-66.

▷19　▷1参照。

フォーマルケアとインフォーマルケアとの関係は以上のように整理可能だが，ここで示したケアラーの3類型はあくまでも理念型であり，現実には絶対的でも相互排他的でもなくむしろ併存している．実際には，フォーマルケアとインフォーマルケアとの境界は，曖昧になりがちな側面を持っている．訪問看護師が患者と日常的に非常に私的で親密な関係を築くとき，それはインフォーマルケアとは呼べないのか．また，長期入院している患者を見舞う「エキスパート・ケアラー」が，病棟看護師らによる日々の医療実践を強力に規定してくるとき，どこまでがフォーマルケアあるいはインフォーマルケアなのか．こうした例が示唆するように，フォーマルケアとインフォーマルケアは，現場において，常にその間の境界をめぐる折衝過程にあるとみなすべきだろう．[20]

▷20 Allen, Davina, 2000, "Negotiating the role of expert careers on an adult hospital ward," *Sociology of Health and Illness*, 22(2): pp. 149-171.

4 インフォーマルケア研究の展望

インフォーマルケアやケアラーという語は，日本では社会学よりも社会福祉学の領域でよく使われ，研究も進められてきた．特に，高齢者に対する介護をとりまく状況に照準した研究が目立つ．家族ケアのコンテクストでは，配偶者間や義理の関係を含む親子間ケアに注目した研究は豊富だが，きょうだい間，友人間，血縁関係にない同居者間，またペットを「家族」とみなせばペット - 飼い主間のケアなどに注目したものはまだ少なく，今後そうした研究の発展が期待される．加えて，医療ボランティア，セルフヘルプグループのメンバー，民生委員，保健協力員（推進員）といったケアラーによるケアについても，研究展開の余地がある．

ケアラーのジェンダーの問題については，不均衡なジェンダー規範が根強いことに鑑みて，マジョリティである女性ケアラーにまつわる研究をさらに展開させる必要があるだろう．しかし同時に，男性ケアラーに着目した研究の増加も，現象理解および政策立案の両方の点で重要である．男性ケアラーは，例えば高齢夫婦間介護における介護者としての夫や，障害児の養育に携わる父親として確実に存在するにもかかわらず，十分に研究されてきたとはいいがたい．

また，インフォーマルケア研究の領域では，精神的ストレスや身体的疲労，虐待，支援不足，フォーマルケアによる不適切な介入など，インフォーマルケアにまつわるネガティブな側面にとかく照準しがちである．しかし，人が病の体験に正の価値づけをすることがあるように，ケアラー体験に対するポジティブな意味づけもあり得る．そうした意味づけ行為に注目し，相互行為論的な視点からケア編制のあり方を考察したり，感情労働との関連を検討したりすることは，社会学的にも社会的にも意義ある研究といえるだろう．　　（山崎浩司）

コラム 15

赤ひげ
医療不信の神話

1 「赤ひげ」とは

「赤ひげ」は，次の引用が示すように，日本では患者第一に診療を行う「よき医師」の代名詞として今日でも用いられている。"赤ひげ"は今でも存在するか，という問いはもう古いのだろうか。／私利私欲を捨て，昼夜を問わず患者のために働く医師を"赤ひげ"と呼ぶなら，残念ながら今はいないと答えた方がよい。」

「赤ひげ」とは，もともとは山本周五郎の小説『赤ひげ診療譚』の主人公の医師のあだ名である。この小説は，1958年に『オール読物』に連載され，翌年には単行本として文藝春秋社より出版されている。この小説は，江戸時代の小石川療養所を舞台とし，その医長新出去定の医師としての活躍，見習医師保本登の医師としての成長と，新出と保本の療養所および往診での診療を通して見えてくる江戸の貧しき人々の生活とが交互に描かれている。

1964年には新潮社から文庫本が出版され，その翌年には，黒澤明の監督で映画化されている。さらに，1972年10月から約1年間，NHKで週1回テレビドラマとして，計38話が放送されている。

「赤ひげ」が，「よき医師」の代名詞として用いられるようになるのは，いつ頃からか。『大宅壮一文庫雑誌記事索引総目録　件名編』（大宅壮一文庫／紀伊國屋書店，1985年）を用いて，いつ頃から雑誌記事のタイトルに，このような意味で「赤ひげ」が用いられるようになるかを調べると，初出は，1973年の「ルポルタージュ・人間『現代の赤ヒゲ先生』人間改造論を説く佐伯保養院院長，広瀬行雄」（『月刊ペン』1973年8月号）であった。時期としては，テレビドラマの開始の10カ月後であり，「赤ひげ」が「よき医師」の代名詞となることにテレビドラマが決定的な役割を果たしたと推測される。

これに関連し，小説，映画，テレビドラマの3つのバージョンの間には，いくつかの重要な点で違いがある。例えば，小説と映画では，「赤ひげ」は新出をさげすむ蔑称なのに対して，テレビドラマでは敬意と親しみを込めて用いる愛称となる。また，前者では当時の最先端の医学を学んだ医師という設定だが，後者では旧式の漢方医学しか知らない医師という設定である。しかし，後者では，その医学を駆使して治療し患者を救うという場面が多く，患者の求めに応じていつでもどこでも医療を提供することや，貧者に対しては無料で医療を提供すること，さらに地位や富を捨てて貧者に献身するといったことが医師のモラルの問題としてドラマの主題となっている。

2 「赤ひげ」のイメージ

では，今日，「赤ひげ」はどのような医師を指して用いられているのか。朝日新聞の記事（1985年1月1日～1995年5月29日）の中で，見出しあるいは本文中に，上記の意味で「赤ひげ」が用いられているものを検索したところ，45本の記事を得た。これらの記事を読むと，次のような2つの「赤ひげ」像を読み取ることができる。

第一に，地位や高収入を捨てて医療過疎地域で診療する医師が「赤ひげ」と呼ばれる。ここで，医療過疎地域とは，現在の医療システムでは構造的に近代医療にアクセスすることが困難，あるいはまったくできない人々が大勢住んでいる地域（僻地，スラム・ドヤ街，第三世界）を指す。

第二に，地域特に労働者居住地区または農山漁村での診療や，往診をしたり夜間診療に応じるなど，求めに応じていつでもどこでも診療し，なるだけ安くで治

療を行ったり，貧乏人には安くあるいは無料で診療を施すなど，お金にがめつくなく，患者の話によく耳を傾け，単に病気だけでなく身の上相談にも応じるような人情味のある医師が「赤ひげ」と呼ばれている。このような医師は，「医は仁術」の実践者ともされる。

3　「赤ひげ」をめぐる神話

　第二の意味での「赤ひげ」については，このような医師が近年，減ってきており，それを一因として，医師に対する信頼が低下し，医療への不満が増大している，といわれることがある[4]。のみならず，「医療不信の増大」は，マスメディアにおいて，決まり文句となっている感がある。しかし，これを示す確たる証拠があるかというと，非常に疑わしい。

　医師や医療に対する人々の信頼度・満足度については，これまでいくつかの世論調査で調べられている。このうち，『世論調査年鑑（全国世論調査の現況）』（内閣総理大臣官房広報室編，1960年度版から1993年度版）に結果概要が示されているものを選び出し，それらの調査結果を経年的に比較してみると，まずこうした調査は1970年代前半に始まっていることがわかる。しかし，これ以後，1990年頃までは（それ以降は，この種の調査はほとんど行われなくなる），医師に対する信頼の点では，全国的に，若干の信頼の低下は読み取れなくもないが，いまだ国民の4人に3人は医師を信頼しているという結果である。医療に対する満足という点では，国民の約半分は日頃受けている医療に満足しており，この割合は1973年から1990年頃まで，ほとんど変ってないという結果なのである[5]。

　個々の診療に対する不満や不信というレベルについては，医療過誤裁判の件数がその証拠として持ち出されることがある。これが増大していることは事実で，「最高裁判所調べ」では，1970年に97件，1990年に364件である。詳細は省くが，この件数は，診療行為そのものの数，もめ事一般を民事裁判で解決しようとする傾向，医療におけるもめ事を民事裁判で解決しようとする傾向にも左右される。これらの影響を取り除いて，患者やその家族が過誤を疑うほど医師や医療に対する不信や不満を感じる頻度が増大しているといえるかどうかは非常に疑わしい。

　1973年には70歳以上の医療費が無料化されるなど，1970年代前半は，日本において，医療保障がアメリカを除く欧米先進国なみになったとされる時期である。この時期に，「医は仁術」をテーマとするテレビドラマが人気を博す一方で，世論調査は医師への不信や医療への不満に注目し始める。しかし，少なくとも世論調査のレベルでは，この時期から1990年頃まで，人々の間で不信や不満が増大したという事実はない。マスメディアの報道中で，どのようにして，医療不信の増大が「事実」として報じられるようになり，それが医療にどのような影響を与えているかは医療社会学の取り組むべき課題のひとつであろう。　　　　（黒田浩一郎）

▷1　このコラムは次の文献をもとにしている。黒田浩一郎，1998，「赤ひげ」佐藤純一・黒田浩一郎編『医療神話の社会学』世界思想社，pp. 61-96
▷2　黒岩卓夫，1989，「心の書『赤ひげ診療譚』」『朝日新聞』1989年9月4日
▷3　映画はビデオ化されているが，テレビドラマはビデオ化されておらず，倉本聰が担当した回のシナリオ16本が出版されているだけである（倉本聰，1984，『倉本聰コレクション14　赤ひげ(1)』，『倉本聰コレクション15　赤ひげ(2)』理論社）。
▷4　例えば，丸山正次，1986，「医療過誤裁判の今昔」日本医事法学会編『医事法学叢書3　医事紛争・医療過誤』日本評論社，pp. 26-27；水野肇，1994，「現代名医論」斎藤茂太編『日本の名随筆別巻43　名医』作品社，pp. 29-30
▷5　以下の文献には，アメリカでも同様であると報告されている。Pescosolio, Bernice A. et al., 2001, "The Profession of Medicine and the Public," *Journal of Health and Social Behavior,* 42(1): pp. 1-16.

Ⅳ 医療をめぐる制度

1 医療をめぐる政治

1 国家と政治

「国の政策が医療を左右する」とはよくいわれる。では「国」は，医療の何にどのように関わっているのか，また「国の政策」はどのように決まるのか。つまり医療をめぐる政治は，どのように行われるのか。ここでは「先進国」，特に日本の現状を念頭におきながら，これらの問いを考えていきたい。

ここで「国」とは，社会学でいう「近代国家」（以下単に「国家」と表記する）を指す。では「近代国家」とは何か。これは，つきつめると難しい問いだが，さしあたりは次のように考えておきたい。「近代国家」とは，特定の領域（＝領土・領海・領空）において，正当な暴力を独占し，法に基づいて特定の秩序を維持したり実現しようとする統治機構である。ここで「正当な」とは，人々により「正当」とみなされているという意味である。国家は，自らが独占する「正当な暴力」を背景に，法に基づいて特定の秩序を当該領域にいる人々に，有無をいわさず押しつけることもある。国家が法に依拠するのは，「合法性」（法に則っていること）から，自らの「支配」の「正当性」を引き出しているからである。

次に「政治」という語は，例えば「家族内の政治」という表現があるように，必ずしも国家と直接関係するわけではない「政治」を指すこともある。しかしここでは，国家に関わる「政治」に限定して，この語を用いたい。すなわち「政治」とは，国家の政策の決定・遂行やそれに影響を与えようとする行為であり，「医療における政治」とは医療に関わる国家政策の決定・遂行やそれに影響を与えようとする行為である。

2 医療政策の概要

医療政策には，どのようなものがあるのか。すなわち国家は，医療の何に，あるいは医療に関わる何に，どのように関与するのか。ここでは国家の医療への関与，つまり「医療政策」を概観する。

国家は法に基づいて，特定の秩序（どのような秩序かは，ある程度法に示されている）の維持や実現をめざす。医療への関与もまた例外ではない。国家は，法に則り，医学研究を含む医療やそれに関する活動に関与（規制・認定・促進など）したり，これらの活動を直接・間接に運営したりするのである。

▷1 ここでの「国家」の捉え方は，概ね M. ヴェーバーの議論に依拠している。ヴェーバー，M.，脇圭平訳，1980，『職業としての政治』岩波書店，pp. 10-18

▷2 ここでの「政治」の用法はヴェーバーに依拠している。▷1の p. 10

国家による医療への関与には，どのようなものがあるのか。日本の現状については，少なくとも以下のものが指摘できよう。①医学研究。国家は，医学的知識・技術の生産を規制・認定・助成したり，直接・間接に運営したりする。②医療従事者の養成。医師や看護師などの「医師と連携する専門職」の教育機関の規制・認定・助成・運営などを行い，これらの職業の資格認定などを行う。③医療の提供。病院・診療所などの医療機関の規制・認定・助成・運営や，健康保険などの医療保険の規制・認定・助成・運営などを行う。④母子保健。妊産婦・乳幼児の健康診査（＝健診）や保健指導を行う。⑤感染症対策。予防接種や，患者の監視・隔離などを行う。⑥薬事行政。医薬品や医療器具の承認，およびその製造・販売・広告の規制などを行う。⑦生活環境衛生と環境保全。食品や廃棄物などの規制や上下水道の整備・管理，大気・水質・土壌などの保全を行う。⑧学校衛生。学齢期の子どもの健診や保健指導などを行う。⑨労働衛生。職場の安全確保を図り，被雇用者の健診や，労働災害の認定や補償を行う。⑩地域保健。地域の住民を対象とする健診，保健指導などを行う。

3　医療への関与の契機

　国家は，どうして医療に関与するのか。近代国家の特性に注目することで，この問いに答えたい。

　まず多くの近代国家が，民主主義を掲げていることに注目しよう。民主国家では，政治家は有権者の関心に敏感にならざるを得ない。ここに医療政策が立案され，実行される契機がある。健康的とされる環境を整えたり，医療へのアクセスを容易にするといった政策は，有権者の支持に結びつく可能性がある。国家は医療にあまり関与しない方が良いという主張もあるが，よりいっそうの関与を訴えるにせよ，逆に関与の減少を訴えるにせよ，人々の健康や良い医療（何が「良い医療」なのかという問いはここでは措く）をめざす政策は，しばしば有権者の支持を集める手段となる。このため政治家や政党は，医療政策を公約に掲げ，その実現をめざすのである。

　しかし政治家や政党の「人気取り」だけで，国家の医療への関与のすべてが説明できるわけではない。一般に支配関係を創出し，維持しようとする統治機構は，自らに適合的な秩序を構想し，実現しようとする。そして近代国家は，自国の住民の生（生命，生活）に関心を持つといわれる。つまり近代国家の構想する秩序には，住民（時に国民あるいは一部の国民に限定されることもある）の健康が含まれ，医療政策はこれを実現するための手段とされる。医療政策の内容や健康の位置づけ（労働力や軍事力の基礎とされたり，国家が住民あるいは国民に保証すべき権利とされたりする）は多様であるが，国家の秩序構想に，住民の健康や医療がしばしば組み込まれてきたことは事実である。

　また，すべての国家を統べる統治機構がないことも，国家の医療への関与に

▷3　黒田浩一郎，1995，「国家」黒田浩一郎編『現代医療の社会学——日本の現状と課題』世界思想社，pp. 147-148

▷4　 コラム17 を参照のこと。

▷5　 Ⅲ-2 Ⅲ-3 Ⅲ-5 を参照のこと。

▷6　 Ⅳ-2 Ⅳ-3 Ⅳ-4 を参照のこと。

▷7　 Ⅳ-8 を参照のこと。

▷8　 コラム16 を参照のこと。

▷9　有名な「死なせるか生きるままにしておくという古い権利に代わって，生きさせるか死の中へ廃棄するという権力が現れた」というM. フーコーの主張は，ひとつには，このことを指摘している。フーコー, M., 渡辺守章訳，1986，『性の歴史1——知への意志』新潮社，p. 175（原著1976）

▷10　 Ⅳ-7 を参照のこと。

影響している。現在，地球上には複数の国家が存在する。すなわち軍・警察などの暴力装置を持つ統治機構が，それぞれの領土・領海・領空を占有し，割拠している。これらの統治機構は，通常，相互に「国家」として承認し（例外もある），時に協力関係が築かれることもあるが，しばしば利害を異にし，対立し，さらには武力衝突に至ることもある。これらの統治機構（国家）すべての上位にあって，その抵抗を排してでも服従させる能力を持つ上位の統治機構は存在しない[11]。こうした状況下，各国は，自国の存続を図るために，何らかの手段によって他国の脅威を減じたり，それに抗したりする必要がある。ここに国家による医療への関与の契機がある。国家は，他国への軍事的対抗と，それを直接・間接に支える人々の健康維持・増進を図る。例えば日本では，明治維新後，他の領域に先駆けて国策として兵士の健康の維持・増進がめざされた。そして1930年代になると，軍事力に限定されない国家の総合力が問われる「総力戦」の遂行という観点から，国民全体の健康の維持・増進が企てられた。それまでは「急性伝染病対策を除けば，一部の裕福な人びとと工場労働者と兵士を主たる対象としており，一般国民にはほとんど無縁な社会的に限定された実践」であった「近代医療」が「第二次世界大戦下の総力戦体制のなかではじめて……理念としては人口全体を対象とする『国民医療』」となったのである。実際，現在日本の医療の制度的枠組み（健康保険，保健所，母子衛生，厚生省（現在の厚生労働省）による医療の管轄など）が，この時期に構築されている[12]。

④ 医療政策の形成

　医療に関わる国家の政策は，どのように形成されるのか。一般的に政策は，利害関係のある行為者（個人・組織）間の相互作用を通じて形成される。ただし利害関係のあるすべての行為者が，交渉に関わり，影響力を発揮するわけではない。大抵は少数のパワフルな行為者が，政策に影響を与える。では誰（どのような行為者）が，医療をめぐる政治に関わってきたのか。

　日本の医療政策，特に診療報酬や病床数の設定など医療費全体の総量や配分に関わる政策形成について，池上直己とJ. C. キャンベルは「『主役』は厚生省と日本医師会であり，それに両者の『支援者』として諸団体が加わっており，それ以外は見学している『観客』である」と指摘する[13]。厚生労働省（旧厚生省）は「行政が立案した計画に従って医療が提供されるような体制」の構築を通じて「すべての地域住民の健康水準の向上」をめざし，医師会は「プロフェッションの自由」すなわち「それぞれの医師が臨床経験によって『芸』として高めた医療を，だれにも拘束されることがなく，各々の患者のニーズに応じて提供できるような体制」をめざしてきた[14]。両者は対立しつつも，国家による財源確保，国民への平等な医療提供，および病院・診療所による医療サービスの量的拡大の必要性という認識を共有し，医療政策に大きな影響を与えてきた。ただ

▷11　ギデンズ，A., 松尾精文・小幡正敏訳，1999, 『国民国家と暴力』而立書房（原著1985）

▷12　美馬達哉，1998, 「軍国主義時代——福祉国家の起源」黒田浩一郎・佐藤純一編『医療神話の社会学』世界思想社，p. 124

▷13　池上直己・キャンベル，J. C., 1996, 『日本の医療』中央公論新社，p. 4

▷14　▷13の p. 29

し厚労省と医師会という「主役」といえども，それぞれの「支援者」（前者は財務省，健康保険連合組合など，後者は各専門医学会，「医師と連携する専門職」の団体，与党など）の意向や，「観客」（野党，日本経済団体連合会，日本労働組合総連合会，医療政策の研究者・評論家・ジャーナリスト，一般国民など）の評価に配慮する必要がある。何より時の政権の方針は，厚労省はもちろん，医師会にとっても，一定の抵抗はできても覆しがたい所与として医療政策を規定してきた。

　このような構図は，特に診療報酬や病床数の設定などを想定したものであり，何が争点になるのかで，政策形成の舞台に登場する行為者は変わる。例えば医師の養成（教育）に関わる政策では，文部科学省が登場する。個々の病に関わる政策，例えばその病の研究・治療に対してどのような政策がとられるべきか，そもそもある病を病として認めるべきかに関わる争点では，当該の病を契機として組織化された社会運動（例えば患者団体など）や，その病に関わる個々の医師が，政策形成に関与するだろう。また薬に関わる場合，製薬企業も，政府や政党への働きかけ，患者団体への支援などさまざまな形で，直接・間接に影響力を行使しているといわれる。

　医療政策の形成は，一国内で完結しないことにも注意が必要である。前述の総力戦体制下の医療政策のように，国家間の関係が政策に影響を与えるだけではない。国家や（国家を「メンバー」とする）国際機関だけではなく，国境を越えて活動する社会運動や「ビッグファーマ」（巨大なトランスナショナル製薬企業）が，医療政策に大きな影響を与えることもある。エイズ治療薬に関わる知的所有権をめぐり，国家，製薬企業，社会運動などが相争ったのは，その一例である。このケースでは，次のような構図がみられた。一方では「ビッグファーマ」やその関連企業とアメリカが，アメリカンスタンダードの知的所有権を国際的に擁護し，エイズ治療薬の価格を高い水準で維持することで，自社・自国の利益を図ろうとした。他方では，「エイズアクティヴィスト」などのトランスナショナルな社会運動や，経済的に貧しいHIV感染者を多数抱える国家が，知的所有権の保護よりも安価な薬をHIV感染者に供給することを望んだ。これらの行為者は，自らの望むところを実現すべく，さまざまな個人・組織を巻きこんで活動した。こうした中で，南アフリカ政府，ブラジル政府などは，自国民に安価なエイズ治療薬を供給することに，ある程度成功したといわれる。

　こうしたケースは決して特殊なものではない。今後は，国家や国際機関だけではなく，国境を越えて活動する行為者を巻きこんだ相互作用に目を向けなければ，どのように形成・実施されたのかわからない医療政策が，ますます増えてくると思われる。

（中川輝彦）

▷15　ただし2009年の政権交代以降，医師会と政党との結びつきは流動的である。

▷16　橋本鉱市，2008，『専門職養成の政策過程――戦後日本の医師数をめぐって』学術出版会

▷17　 IV-5 を参照のこと。

▷18　 II-4 を参照のこと。

▷19　 IV-8 や次の文献を参照のこと。美馬達哉，2007，『〈病〉のスペクタクル――生権力の政治学』人文書院

IV 医療をめぐる制度

2 近代医療

1 定義

　近代医療（modern medicine）とは，近代社会において支配的な医療を指す。ここでいう医療は，狭義の医療すなわち病気の診断や治療だけでなく，医学の知識や理論体系も含む。具体的には，近代医療とは，近代医学に基づいて，病院やクリニックなどの医療施設で，国家によって資格認定された専門職としての医師を中心に行われる病気の診断や治療を意味している。

　もちろん，近代社会であっても，近代医療のほかに複数の医療システムが存在している。それらのなかで，国家によって中心的な医療として法的・制度的に認められているのが近代医療である。なお，このように近代医療が支配的であるのは，近代医療が科学的に正しいあるいは有効であるからではなく，国家によってそのようなものとして制度化されているからだという理解は，医療社会学の考え方の出発点である。ちなみに，18〜19世紀の欧米での近代医療は，瀉血や下剤・催吐剤の多用で知られ（「英雄医学」と呼ばれた），当時は多くの病気に効果的と考えられていたが，こんにちの近代医学理論からみて有効とは考えづらい。

2 歴史

　近代という時代区分について，西欧史学では，15〜16世紀のイタリア・ルネサンスや宗教改革を起点とすることが多い。だが，近代医学という場合の近代は，16〜17世紀でのケプラーやガリレオの天文学およびニュートンの力学を典型例とする自然科学の成立（科学革命）以降を意味する。A. ヴェザリウスによる観察に基づく人体解剖学（『人体の構造』1543年）やW. ハーヴェイによる血液循環の解明（『心臓の運動について』1628年）は，ローマ時代以来のガレノスの医学を否定し，近代医学の嚆矢とされる。ここでは，人間身体を機械と同様に捉える身体観が見て取れる。

　近代医学の展開される場所としての病院に注目するならば，古典とされる書物の知識ではなく，病院での臨床的な観察と死後の病理解剖を重視した18世紀末から19世紀前半までのパリ学派（臨床医学派）に近代医療の始まりをみることもできる。その代表的医師の一人 X. ビシャは病理解剖を重視して，組織の変化に病因を見いだす組織病理学の起源となった。臨床的な観察では，R. T.

▷1　佐藤純一，1995，「医学」黒田浩一郎編『現代医療の社会学——日本の現状と課題』世界思想社，pp. 2-32

▷2　IV-4 参照。

▷3　例えば，入手しやすいものとして，廣野喜幸・市野川容孝・林真理，2002，『生命科学の近現代史』勁草書房

▷4　V-5 参照。

H. ラエンネックが，聴診器を考案して（1819年），生きた身体内部の状態を観察する技術的手法の先鞭を付けた。

ただし，生物学に基づく近代医学理論が体系化され，こんにちと連続するものとなるのは19世紀後半である。C. ベルナールの『実験医学序説』（1865年）は，医学における実験観察の重要性を指摘し，生物学や生理学の意義を述べている。また，R. コッホによる結核菌の発見（1882年）は，その後のさまざまな病原菌の発見とともに，特定病因論へとつながった。

アメリカでの医師の専門職化は，ヨーロッパより遅く，北米での医学校調査をもとに，医学研究の重視と医学教育の標準化を主張した「フレクスナー報告」（1910年）から制度化が進んだ。

日本では，江戸時代に蘭学・蘭方として西洋医学が導入されていたが，幕府の厳重な規制のもとに置かれ，断片的な知識にとどまった。近代医学の出発点とされるのは，オランダの海軍軍医ポンペが長崎で体系的な西洋医学講義を開始した1857年とされる。ただし，ここでの近代医療という視点からは，明治政府の国家的方針として，当時の西洋医療を日本に導入して中心的な医療としていくことを宣言した「医制」（1874年）こそが，近代医療の始まりと呼ぶにふさわしいとも言える。

当初は，漢方医も資格試験なしに医師開業資格を認めたため，西洋医は，有資格の医師の2割程度に過ぎなかった。したがって，制度としての近代医療が普及・定着するのは，西洋医学の医師の比率が半数を超える20世紀初頭以降であると見ることもできる。

❸ 近代医学

近代医学は，科学的生物学を基礎としていることから「生物医学疾病の普遍性と近代医学の中立性」とも呼ばれる次のような特徴がある。

○疾病の普遍性と近代医学の中立性

近代医学は科学的真理に基づく知識体系であるとされるため，疾病概念は，元素周期表のように全人類に普遍的で，社会や時代を超えて妥当なものとされる。また，近代医学は，価値観に左右されず中立的で，客観的と見なされる。だが，こうした本質主義的な主張に対しては，医療社会学や医療人類学からの強い批判がある。

○心身二元論と人間機械論

科学革命によって成立した近代科学（天文学や力学に代表される）の基礎にある機械論的自然観は，近代医学理論に強い影響を与えた。R. デカルトの『省察』（1641年）は，この機械論的自然観にたって精神と身体の二分法（心身二元論）を定式化している。魂や精神を分離した身体は，構成部品に還元・分析することのできる機械と見なされる。ド・ラ・メトリはさらに進めて，霊魂を否

▷5 Ⅱ-3 参照。

▷6 Ⅱ-2 参照。

▷7 ミシュラー, E. G., 尾崎新・三宅由子・丸井英二訳, 1988,『医学モデルを超えて——医療へのメッセージ』星和書店

定して人間そのものを機械として論じた（『人間機械論』(1747年)）。こうした考えからすると，近代医療の実践は，機械修理と同じで，価値の問題や病気に関わるこころや感情の次元は無視されがちになる（と，批判される）。

○特定病因論[48]

疾病は，その個人の身体の内部に実在する特定の単一の病因から生じ，その病因を除去することが治療だという考え方である。

○強い技術指向性と絶えざる技術革新

▷8 [Ⅱ-3]参照。

疾病の特定病因を，機械としての人間身体の内部に探すという近代医学の方法論に基づき，観察を精緻化するために，顕微鏡・エックス線などの機器や生化学的検査や遺伝子検査などの技術を，近代医学は積極的に利用してきた。その結果として，患者本人の訴えや苦痛が，主観的なものに過ぎないとして軽視されがちである（と，しばしば批判される）。このような技術指向性が，科学技術の発展は人類の幸福を増大させるという進歩史観と結びつくことで，近代医学には，より新しい診断・治療はより優れたものになると見なす傾向が強く存在する。これは，多くの伝統医療が，古くからある伝統こそ有効性を保証すると見なすのと対照的である。なお，こうした新しい診断・治療が常に要請される近代医学では，技術革新の評価のための人体実験が必要不可欠となる[49]。

▷9 [コラム4]参照。

4 近代医療のそのほかの特徴

○担い手としての専門職[10]

▷10 [Ⅲ-2][Ⅲ-3][Ⅲ-4]参照。

近代医療の中心には，国家資格を持った専門職としての医師が存在する。医師は，医療の中心的な側面，つまり病気の診断・治療の決定，薬の処方，手術などの権限を独占している。

○医療の場としての病院

近代医療（の理念型）においては，患者は，外来診療で必要と判断されれば，周囲の社会から一定隔離された閉鎖的な施設である病院に収容されて，診断・治療を受ける。これは，これは近代医学が，患者を日常的な生活の場や社会的諸関係から切り離して，一種の機械として技術的に修理することと関連している。ただし，フーコー[11]などが指摘するとおり，17世紀半ばでの西欧の病院（一般施療院）は，徒食と怠惰と不道徳を根絶する収容施設であり，貧困な病者に加えて，犯罪者や身寄りのない老人も収容されていた。病院が医療施設となるのは，18世紀末から19世紀前半にかけてであり，人々が病院に入院することを好ましいと考え始めるのは，さらにずっと後のことである。

▷11 [Ⅴ-5]参照。

○国家の強い関与

近代医学理論の研究と教育，専門職の養成と資格認定，医療施設の運営など，近代医療に対する国家の関与は幅広い分野にわたり，しかも密接である。これは，近代国家においては，ある程度の医療や次に述べるような公衆衛生の提供

IV-2 近代医療

は国家の責務とされることとも関連する。20世紀後半の先進諸国では，福祉国家の展開により，米国を除いて，医療サービスの多くを住民の多くが無料ないし一部自己負担のみで受診できる仕組みが作られている。

5 近代医療像の組み替え

　以上のような病気の診断と治療に志向する医療とは別に，近代社会に特徴的な医療システムが存在している。それは，「公衆衛生」と総称される領域と関連した活動である。これは，「近代社会において支配的な医療」の一つではあるが，多くの点で，これまで論じてきた近代医療とは異なっている。

　支配的な医学理論としては，病院や実験室で展開される生物学よりも一般の人々のいる地域で展開される疫学や統計学が，特定病因論よりも多数の原因での確率論的病因論が重視される。また，病因としては，機械としての人体の内部ではなく，死産や社会といった環境やライフスタイルがリスクとして重要となる。こうした特徴から「リスクの医学」と呼ぶこともできる。

　医療実践の介入の対象となるのは，個人としての病者ではなく，健常人も含めた人口という集団である。介入の目標は，疾病の治療よりも，疾病予防や健康増進に焦点化されるため，集団の健康状態やリスクの監視が行われる。この点からは「監視医療」と呼ぶことができる。

　健常人をも対象とし，集団としての人口を取り扱うことから，このタイプの医療の行われる場の中心となるのは，病院ではなく，保健所やクリニックとなる。また，健康増進およびそのための個人のライフスタイル変更が介入の目標となることから，その担い手も疾病治療の専門医だけではなく，公衆衛生を専門とする医師に保健師などの職種を加えた医療関連職のチームとなる。

　こうしたタイプの医療システム（リスクの医学，監視医療）は，20世紀半ばから後半に，先進諸国でとくに目立つものとなってきた。しかし，歴史的に見たとき，この医療システムの原型は，欧米先進諸国の植民地においても積極的に展開されたところに特徴がある（植民地医療，帝国医療）。当時の植民地主義は西洋による文明化として正当化されており，近代医療の現地への導入は，植民地主義的搾取とは異なるプラスの側面として宣伝された。しかし，近代医療のうち病気の診断と治療を志向する部分は，文化的背景の違いもあって，しばしば現地で住民からの反感を買った。また，専門職としての医師を十分に調達することも困難で，病院などの医療施設整備も経済的には引き合わないものだった。それに対して宗主国の強制力に基づいた公衆衛生的な医療を，集団的に展開することは，合理的な植民地経営には適していたと考えられる。

　近代医療を，近代社会でのグローバルな現象として，すなわち近代化のなかで西洋と非西洋で同時的に生じてきた医療と考えるならば，非西洋社会の近代における医療システムの姿を考察することは重要である。　　　　　　（美馬達哉）

▷12　美馬達哉，2001，「史的システムとしての近代医療」黒田浩一郎編『医療社会学のフロンティア――現代医療と社会』世界思想社，pp. 53-79

▷13　II-3 参照。

▷14　美馬達哉，2012，『リスク化される身体――現代医学と統治のテクノロジー』青土社

▷15　II-7 参照。

▷16　見市雅俊・斉藤修・脇村孝平・飯島渉編，2001，『疾病・開発・帝国医療――アジアにおける病気と医療の歴史学』東京大学出版会；奥野克巳，2006，『帝国医療と人類学』春風社

151

Ⅳ 医療をめぐる制度

3 医療施設

1 診療所と病院

　医療施設の代表的なものは診療所と病院である。日本の医療法は，診療所を「患者を入院させるための施設を有しないもの又は19人以下の患者を入院させるための施設を有するもの」と規定し，病院を「20人以上の患者を入院させるための施設を有するもの」と規定している。このように，日本においては診療所と病院を区別する基準は基本的に規模（病床数）である。これは明治時代に西洋医学を本格的に導入した時から変わっていない。

　それに対して，多くの欧米諸国では，診療所＝外来診療担当施設，病院＝入院治療担当施設として，両者は機能分化しているとしばしば指摘されてきた。なぜ，欧米では診療所と病院は機能分化しているのだろうか。

　欧米で歴史的に hospital がどういった施設を指してきたかの変遷に，その理由の一端を探ることができる。コッカーハムによれば，hospital は歴史的に4つの種類の施設を指してきた。中世の hospital はキリスト教の実践施設として，聖職者や修道女が低い階層の人々の世話（看護や食事の提供，避難所の提供）をする場所だった。ルネサンスや宗教改革後，hospital は宗教的性格を弱め，世俗の権威（通常は地方自治体）の管轄下に置かれるようになった。当時貧困者は失業したり，土地を追われたりなどで，社会経済的に厳しい状況に置かれていた。そこで，病気か健康かにかかわらず，貧困者に食事や宿を提供する救貧施設としての性格を hospital は帯びるようになった。

　その後，コミュニティの責務として貧困者に福祉サービスを提供する公共施設という性格は表面上変わらなかったものの，医者が hospital に多くの傷病者を見いだし，自分の自宅（clinic）からそこへ診察に出かけるにつれて，hospital は次第に医療提供・医学研究・医学生の教育のための施設という今日的な役割を帯びるようになっていった。しかし，18世紀頃は医療水準がまだ低かったこともあって，hospital は貧困者が死にゆく場所というイメージを一般の人々に持たれていた。

　19世紀になると，医学が発達し，それとともに院内感染を防止する消毒・殺菌の知識と技術が発達した。また，hospital 職員（看護師などのコメディカル）の質が向上し，医者を十分にサポートできるようになった。こうして，hospital はあらゆる社会階層の患者に質の高い医療を提供する施設となっていった。

▷1　Cockerham, William C., 2004, *Medical Sociology*, 9th ed., Pearson/Prentice Hall.

▷2　19世紀前半の hospital の様子を知るには，次を参照。アッカークネヒト, E. H., 舘野之男訳, 1978, 『パリ病院　1794-1848』思索社

これら4種類の施設に共通する特徴は，あるカテゴリーの人々を収容する施設だという点である。こうして，現代の欧米諸国において hospital は，病人を収容し入院治療を担当する医療施設，つまり病院となっているのである。

さて，日本においては，診療所と病院の区分は機能でなく規模（病床数）であるため，容易に診療所から病院になることができる。従来，医療施設の長にとってめざすべきモデルは，プライマリケア（一次医療）から高度医療まで，また急性期治療から長期療養まで，あらゆる医療を行う自己完結型の総合病院だった。こうしたことも手伝って，日本の人口当たりの病院病床数は欧米諸国に比べて高かった。そこで，政府は1980年代後半以降，都道府県レベルで医療計画を策定し，それを通して病院病床の規制に乗り出した。この政策によって，日本の病院数・人口当たり病院病床数は1990年代以降減少に転じている。また，二次医療を主に担当する地域医療支援病院や，高度医療を主に担当する特定機能病院などの制度を新設し，医療施設の機能分化を図っている。従来の日本の状況は，地域内に類似の医療を提供する大小の医療施設が複数存在するというものだった。それに対して近年は，地域内に相異なる医療を提供する医療施設が存在し，地域全体としてあらゆる医療を住民に提供するという地域完結型医療施設体制がめざされている。2008年4月からの新しい医療計画制度においても，この方針は明記されており，その一環として，地域連携診療計画などを通じた病診連携（病院と診療所との連携）の強化に取り組むとされている。

❷ 医療施設の組織社会学（1）：官僚制論との比較

1950年代から1960年代にかけて，病院は医療社会学の主要な研究テーマだった。ひとつには，当時病院は保健医療分野で中心的位置を占めており，プライマリケアやコミュニティケアはそれほど注目されていなかったためである。もうひとつの理由として，官僚制の逆機能分析が盛んに行われるなど，当時の組織社会学の鍵概念が官僚制だったことが挙げられる。

官僚制組織の公式構造の特徴のひとつは，それぞれ特定の機能を果たす諸職位が一元的な管理的権限のハイアラーキー（階層的序列）によって統合されていることである。この官僚制論的視点からみると，病院の公式構造は興味深い特徴を備えていた。病院のスタッフは医師をはじめとしてさまざまな専門職からなる。専門職という職業の主要な特徴は自律性であり，病院内においてもリクルートや昇進，規律は各専門職集団によって組織化されがちである。それゆえ，専門職的権限と官僚制組織としての管理的権限という二重権限（dual authority）が病院では顕在化しやすい。このため，専門職的権限と管理的権限との葛藤や調整に関する研究が行われた。

ゴスは大規模教育病院を調査し，ある構造的メカニズムが存在する時，官僚制的権限と専門職的権限との緊張関係が緩和されると示唆した。その構造的メ

▷ 3　Goss, Mary E. W., 1963, "Patterns of Bureaucracy among Hospital Staff Physicians," Freidson, Eliot, ed., *The Hospital in Modern Society*, Free Press, pp. 170-194.

カニズムとは，ひとつの職位ハイアラーキーの中に公式の権威関係と公式の助言関係という二重の統制システムが存在することである。このシステムでは，高い職位の人は部下である専門家の眼から見て十分な専門知識を有することが要請され，管理的職務だけでなく専門的職務も担う。ゴスはこうしたメカニズムを持つ組織を準官僚制と名づけた。

3 医療施設の組織社会学（2）：ゴッフマンとストラウス

ゴッフマンは精神病院で参与観察を行った。彼によれば，精神病院は全制的施設のひとつである。全制的施設とは生活の全局面が同一の場所で送られる施設であり，したがって入所者は常時施設管理者たちの監視下に置かれる。ゴッフマンは精神病院の入院患者たちの生活体験を次のように記述した。彼らは入院の際に，それまでのアイデンティティ・キット（衣服や氏名など）を取りあげられ，規格品を支給されたり番号づけされたりする。こうして，それまでの自己イメージが無力化されることになる。そして，施設管理者たちは公式・非公式の規則やサンクションなどを通じて，新たな自己イメージや役割を患者たちに与える。患者たちはそうした自己イメージや役割に協調的に適応する場合（一次的適応）もあれば，さまざまな便法を用いてそれらから距離を置く場合（二次的適応）もある。二次的適応によって，施設の裏面生活が形成・運用される。ゴッフマンの研究は精神障害者の長期入院を見直すきっかけのひとつとなり，コミュニティケア重視の流れを生み出していったともいわれている。

また，ストラウスたちは精神病院へ出向いて，さまざまな職種からなる複雑な病院内の分業がどうやって作動しているかを調査した。そして，病院の公式の制度規則だけを調べても病院内の社会秩序を説明できないことに気づいた。明示された規則による行為の範囲は実際少なく，管理者たちはむしろ規則数を抑えていた。組織の公式構造や明示規則は組織成員の個々の相互作用を構成するための資源ないしコンテキストという役割に退き，多くの場合，社会秩序は関係者間の日常の交渉を通じて絶えず再構成され作動していた。このように，病院内の社会秩序は「交渉された秩序（negotiated order）」であることをストラウスたちは見いだした。ストラウスたちの研究および交渉された秩序概念が刺激となって，医療従事者間関係（医師‐看護師関係など）や医療従事者‐患者関係の研究が活性化した。この種のミクロ社会学的研究では，組織としての医療施設自体は研究の焦点というよりは，舞台ないし背景となっている。

4 医療施設の組織社会学（3）：オープンシステム論と病院像の変化

組織論の分野で，一般システム理論の影響を受けたオープンシステム論が台頭し，組織間関係や組織‐環境関係の研究が盛んになってくると，医療社会学においても医療組織とそれをとりまく外部環境との関係を調べる研究が現れて

▷4 ゴッフマン，E.，石黒毅訳，1984，『アサイラム——施設被収容者の日常世界』誠信書房

▷5 Strauss, Anselm et al., 1963, "The Hospital and Its Negotiated Order," Freidson, Eliot, ed., *The Hospital in Modern Society,* Free Press, pp. 147-169.

きた。また，病院ケアだけでなく，プライマリケアやコミュニティケアも注目されるようになってきたという医療現場の変化も，こうした研究を活性化させる背景となっている。

スコットたちは1945年から1995年にかけて，外部環境の変化によってアメリカ・サンフランシスコ湾地域の医療組織がどう変遷してきたのかを調べた。50年あまりの期間を大きく3つの時期に区分している。第一の時期（1945～65年）は専門家支配の時代，第二の時期（1966～82年）は連邦政府関与の時代（**メディケア・メディケイド**の創設），第三の時期（1983年～現在）は管理的統制と市場メカニズム（マネジドケアなど）の時代である。スコットたちはこれら3つの時期ごとに，医療組織の栄枯盛衰を調べた。そして，50年あまりの間に，保健医療分野における統治構造は分化し，さまざまな形態の医療組織が出現・増加し（HMOや在宅ケア機関など），さらには正統的西洋医学と異なる代替医療が台頭してきたことを明らかにした。これら組織フィールド（インプットもアウトプットも同じような組織の集合，いわゆる業界）の構造化に関する指標は総じて，保健医療組織フィールドの構造解体（多極化，分裂化）が進行していることを示している。ただし，医療組織間の連携は逆に強まっている。また，組織形態の多様化は，構造解体の一指標であるとともに，不確実な将来の変化に対応するためのひとつの対処法でもあると，スコットたちは指摘する。

病院は入院治療担当施設だと述べてきたが，実は20世紀後半から欧米諸国で病院病床数の人口当たり比率が減少している。従来の保健医療統計は病床を基準としていたが，近年は次第に活動指標（病院で診察を受けた患者数など）で測定するようになってきた。こうした傾向を生みだした要因について，アームストロングは次のように論じる。従来，病院は病人に衛生的空間を提供する場所であり，また病床での療養が推奨されていた。しかし，20世紀後半になると，院内感染が再び問題視されるようになり，病院が必ずしも安全な場所ではなくなってきた。また，病床での安静よりも早期のリハビリテーションの必要性が論じられるようになってきた。このため，病床の利用の抑制や外来サービスの充実を強調する新しい病院像が生まれてきた。さらに，健康状態と病気状態を二元論的に捉える考え方に代わって，両者を連続的に捉える考え方が台頭してきて，収容すべき病人の定義が難しくなってきた。こうした健康や病気に関する認識の根底的変換が，病院像の変化の一因となっていると，アームストロングは指摘している。

（金子雅彦）

▷6 Scott, W. Richard et al., 2000, *Institutional Change and Healthcare Organizations: From Professional Dominance to Managed Care*, University of Chicago Press.

▷7 メディケア・メディケイド
メディケアは65歳以上の高齢者および一定の要件を満たす障害者などを対象とした公的医療保険制度であり，メディケイドは貧困者を対象とした公的医療扶助制度である。

▷8 HMO(health maintenance organization)
HMOはマネジドケアの代表的団体である。会員は保険料を払い，指定された医療施設で医療サービスを受ける。HMOと契約した医療施設はHMOから支払われる金額の範囲内で会員に医療サービスを提供する。

▷9 Armstrong, David, 1998, "Decline of the Hospital: Reconstructing Institutional Dangers," *Sociology of Health & Illness*, 20(4): pp. 445-457.

▷10 医療施設の組織社会学についてさらに詳しく知るには，次を参照。Elston, Mary A., 2004, "Hospitals and Health Care Organizations," Gabe, Jonathan et al. eds., *Key Concepts in Medical Sociology*, Sage Publications, pp. 203-208.

Ⅳ 医療をめぐる制度

4 多元的医療システム

1 定義

　多元的医療システム（pluralistic medical system）あるいは医療的多元主義（medical pluralism）とは，ある社会において，単一ではなく複数の医療システムが共存していることを意味する。その社会においては，病者のみならず治療者もが，複数の（互いに矛盾することもある）医療システムを利用する。この概念は，医療人類学者チャールズ・レスリー[41]によって提出された概念である。

　彼の『アジアの諸医療システム』[42]は，南アジアにおいてローカルに実践されるアーユルヴェーダ（インドの医学），ユナーニ医学（ギリシャ・アラブの医学），中医学などの伝統医学を，コスモポリタン医学としての近代医療と対比して論じている。そこでは，伝統医療の治療者たちは，近代医療の医師とよく似た形で専門職化している集団として描かれ，その医学理論は近代科学的ではないが合理的に，健康と病気についての体系的説明を提供することができるものとして提示されている。

　この多元的医療システムの主張には，大きくは 2 つの意義があった。

　ひとつは，医師をはじめとする近代医療の提供者と推進者が，西洋起源の近代医療のみが科学的・合理的かつ普遍的な医療（コスモポリタン医療）であると主張していることに対して，人類学者からの反論だという点である。この文化相対主義的な観点からすれば，近代医療は，多元的医療システムのなかのひとつのシステムにすぎない。また，多元主義の強調は，伝統医療と近代医療の関係性は，遅れた医学と進んだ医学という優劣関係や伝統対近代という時間的前後関係にあるわけでないという主張をも含んでいる。

　もうひとつは，病者は，実際の健康追求行動において，近代医療だけを排他的に利用するのではなく，複数の医療システムを横断的に利用しているという事実を明確化したという点である。レスリーの研究は南アジアの事例に基づくものであるが，多元的医療システムがみられるのは，非先進国や非西洋に限られない。現代の欧米においても，ホメオパシー（同種のものが同種の病気を治すという原理に基づく医療）や**カイロプラクティック**[43]などが近代医療と共存しており，これは多元的医療システムの一例と見なし得る。医療人類学者 M. ロックは，京都を中心とするフィールドワークを元に，日本においても，漢方やその他のさまざまな民間療法が，近代医療と関連し合いつつ多元的医療システム

▷ 1　Lock, Margaret and Nichter, Mark, 2002, "Introduction: From documenting medical pluralism to critical interpretations of globalized health knowledge, policies and practices," Nichter, Mark and Lock, Margaret eds., *New Horizons in Medical Anthropology: Essays in Honour of Charles Leslie*, Routledge, pp. 1-34.

▷ 2　Leslie, Charles ed., 1976, *Asian Medical Systems: A Comparative Study*, University of California Press.

▷ 3　**カイロプラクティック**
19世紀末に，アメリカの D. D. パーマーによって創始された医療システム。疾病の原因を脊椎骨のずれと考えて，手技による治療を行う。アメリカなどでは，法的に認められた医療として公的資格制度がある（DC：ドクター・オブ・カイロプラクティック）。日本では，制度的医療のひとつとしては法的に認められていない。

156

を形作っていることを描いている。[44]

2 病者の視点からの多元性

健康追求行動における多元的医療システム，すなわち病者の観点から見た多元主義という点で示唆に富むのが，医療人類学者 A・クラインマンのいう医療システムのセクター分類である。[45] 彼は，疾病という生物医学的側面に還元できない病気の文化的意味に注目し，病気というできごと・その原因・治療法などに関する解釈の類型化されたパターンを，病気の「説明モデル（explanatory model）」と名づけた。そして，台湾でのフィールドワークを元に，ある病者がどの治療法を選択し，治療を受け，それを継続したり，中止したりするかというプロセスを，伝統医学や近代医学などのいろいろな理論を奉じる治療者と素人である病者の説明モデルとの葛藤と交渉の過程として描き出した。

彼によれば，治療者は，病者と治療者の説明モデルの差異によって大きく次の3つのセクターに分類される。「民間セクター（popular sector）」は，本人，家族，同僚，友人などの素人によって提供されるケアのシステムを指している。患者会などもここに含まれる。このセクターでは，病者と治療者は説明モデルを共有している。「民俗セクター（folk sector）」は，その社会における伝統医療の治療者に相当している。病者と治療者の説明モデルは一致しているわけではないが，文化を共有しているため，このセクターの治療者はしばしば，病の意味の解釈を通じて癒しを提供することもできる。「専門職セクター（professional sector）」は，近代医療の治療者に相当している。生物医学に基づく近代医療の説明モデルは，病気の意味という文化的次元を無視しているため，病者の説明モデルと齟齬を来す場合があるとされる。病者や治療者の視点からみれば，多元的医療システムは，病気と健康に関わる社会的リアリティ（臨床的リアリティ；Clinical reality）の複数性と言い換えることもできる。

このクラインマンの主張の意義は，病者の視点（説明モデル）を重視した点とともに，病気の大多数が専門職セクターではなく民間セクターと民俗セクターで治療されていることを示した点にある。

3 医療システム概念に対する批判

多元的医療システムに対する批判として重要なもののひとつに，それを構成する個々の「医療システム」像が完結的で静態的に過ぎるという指摘がある。すなわち，多元的医療システムの捉え方では，過去から連綿と変化することなく続くアーユルヴェーダや中医学などの伝統医療と近代医療とが干渉し合うことなく並立していると捉えられている。

しかし，歴史的にみれば，伝統医療と近代医療は相互作用のなかにある。歴史学者 R. C. クロイツァーが示す通り，中国における中医学の重視と制度化は，

▷4 ロック, M., 中川米造訳, 1990,『都市文化と東洋医学』思文閣出版

▷5 クラインマン, A., 大橋英寿・遠山宣哉・作道信介・川村邦光訳, 1992,『臨床人類学――文化のなかの病者と治療者』弘文堂

伝統医療がそのままの形で残存してきたというようには捉えられない。むしろ，近代化や西洋化へのナショナリズム的な反発に基づいて，中医学は，近代医療と比肩し得る医療システムとして再構築されたという面を持っている。レスリーも，インドにおけるアーユルヴェーダの制度化が，西洋化に対抗して「真の」アーユルヴェーダを復興しようとする（西洋化された近代的教育を受けた知識人の）反植民地主義とナショナリズムに裏づけられた意識的努力に由来するものであることを指摘している。こうした伝統医療での復興主義（medical revivalism）は，E.ホブズボウムの言う「創られた伝統」の一例であろう。

一方で，コスモポリタン医療であるはずの近代医療は，ローカルな文化によって強い影響を受けてさまざまに変異する場合がある。例えば，ロックは，欧米で広く受け入れられている脳死を人の死と見なす学説が，近代医療とその生物医学理論を受け入れているはずの日本ではなかなか受容されがたかったことを，そうした事例として解釈している。また同様に，女性の更年期に関連した身体の不調についての生物医学理論が，日米で大きく異なることも報告している。

「多元的医療システム」の捉え方では見過ごされやすいこととして，ある種の治療法は，医療システムという意味体系や信条体系に統合されない他者性を持つためにかえって有効だと信じられる場合もあることである。多くの社会で，新しいもの，珍しいもの，外国製のものなどは，治療法や治療薬としてしばしば珍重されることが知られている。例えば，江戸時代の医師は，蘭方医でなくても西洋渡来の医薬品を用いていたし，インドのアーユルヴェーダ医学でも，近代医学の医薬品を用いる場合がある。

4 代替補完医療

1970年代頃のアメリカなどでは，近代科学を物質主義として批判する対抗文化としてのニューエイジサイエンス（運動）が登場した。その一部は，伝統医療や非正統的医療を肯定的に捉え，神秘主義や全体論的（ホーリスティック，全人的）な考え方を積極的に医療に取り入れることで，近代医療に代替し，あるいはそれを補完することを目指した。

これらは，補完代替医療（Complimentary and alternative medicine: CAM）とも呼ばれる。アメリカで何らかのCAMを利用した者は，1990年代では人口の30％以上という調査もある。こうした医療についての研究は，アメリカでは1990年代から盛んになった。近代医学には限界があることを認め，代替あるいは補完するCAMの意義を認める立場からは，多元的医療システムは医療の理想像とみなされる。

だが，先進諸国におけるCAMに対しては，近代医療を批判しているものの，基本的な価値観を近代医療と共有しているのではないかという批判もある。

▷6　クロイツァー，R. C., 難波恒雄・難波洋子・大塚恭男訳，1994，『近代中国の伝統医学』創元社

▷7　ホブズボウム，E.・レンジャー，T. 編，前川啓治・梶原景昭訳，1992，『創られた伝統』紀伊國屋書店

▷8　ロック，M., 坂川雅子訳，2004，『脳死と臓器移植の医療人類学』みすず書房

▷9　ロック，M., 江口重幸・山村宣子・北中淳子訳，2005，『更年期――日本女性が語るローカル・バイオロジー』みすず書房

▷10　Committee on the use of complementary and alternative medicine by the American public board on health promotion and disease prevention, 2005, *Complementary and Alternative Medicine in the United States,* The National Academies Press.

▷11　Eisenber, D. M., Davis, R. B., Ettner, S. L., Appel, S., Wilkey, S., Van Rompay, M. and Kessler, R. C., 1998, "Tends in alternative medicine use in the United States, 1990-1997: Results of a follow-up national survey," *JAMA,* 280(18): pp. 1569-1575.

▷12　Han, G.-S., 2002, "The myth of medical pluralism: A critical realist perspective," *Sociological Research Online,* 6(4).

CAMの治療者の多くは，近代医療の医師と同様に専門職化を追求し，患者の抱えている問題を患者の身体や心の中にあるものとし（医療化），権威的な医者患者関係のもとで治療を行い，そのサービス提供の代価に支払いを受ける（商品化）。つまり，医学理論は異なっていても，具体的な社会的経済的な側面に目を向ければ，CAMと近代医療は資本制のもとでの医療として類似点が多く，この点から「多元的医療システムは神話である」とする批判である。

5 非正統医療・民間医療という視点

近代医療は，多元的医療システムのなかのひとつの医療を指し示す記述概念であるだけでなく，近代社会における唯一の正統的な医療となっている点で，規範概念でもある。近代国家は，どのような医療が正統であるかを規定し，必要に応じて，他のタイプの医療を規制したり，その治療者を罰したりする権限を持っているからだ。

この近代医療の規範性に注目するならば，多元的医療システムは，近代社会において支配的な医療としての近代医療と，それ以外の，近代医療から排除されたさまざまな医療という残余カテゴリーに二分される（西洋自文化中心主義におけるWest and the Restと同じ論理である）。佐藤純一や池田光穂らは，この後者の医療（非近代医療）を総体として「民間医療」と呼んで社会学的分析の対象としている。▷13

▷13 池田光穂，1995，「非西洋医療」黒田浩一郎編『現代医療の社会学――日本の現状と課題』世界思想社，pp. 202-224；佐藤純一編，2000，『文化現象としての癒し――民間医療の現在』メディカ出版

この意味での非近代医療は，近代医療の2つの必要条件（生物医学に基づいていること，かつ国家免許を持つ医師の手によって行われること）を満たさない医療であり，次の3つに類型化できる。すなわち，非医師が生物医学以外の理論に基づいて行う医療（これまで狭義の民間医療と見なされてきたもの），生物医学の理論に基づいて非医師が行う医療（ときに，医師法や薬事法の違反として取り締まりの対象となる），生物医学以外の理論に基づいて医師が行う医療（例えば，近代医学では無効あるいは危険とされるような医療を信奉している医師の指導のもとでの医療，例えば，断食療法など）▷14である。近代医学のトレーニングを受けた医師の行うことが必ずしも生物医学的に正統とは限らないという指摘は，近代社会での医師の診療の多様さを分析・理解するうえで重要である。

▷14 黒田浩一郎，1985，「現代社会における民間医療」『ソシオロジ』29(3)：pp. 57-82

医療社会学にとっては，先進諸国における多元的医療システムの作動を捉えることは重要な研究課題のひとつだが，その際に，単に複数の閉じた医療システムの並列としてではなく，開かれた医療システム間の相互作用，医学理論と医療の実践の両面で生じる医療システム間の混交などに注目しつつ，政治経済的社会構造にも規定される複雑な総体として捉える必要がある。

（美馬達哉）

Ⅳ　医療をめぐる制度

5　医療をめぐる社会運動

1　社会運動の萌芽

「ピンクリボンキャンペーン」をご存知だろうか。インターネットなどで広く宣伝されているこの運動は，乳がんの早期発見・早期治療を呼びかける目的で，アメリカで始められた。ピンクリボンは啓発のためのシンボルとして使用され，多くの人の耳目に触れることで多くの賛同者を得ようとする。このようなキャンペーンは今でこそ盛り上がりを見せているものの，元はといえば，乳がんはごく個人的な病気に過ぎなかった。このように，自分や身近な他者の健康が害された時，それを「遺伝」や「不運」，医療者の「過失」として片づけるのではなく，社会に向けて問うべき「問題」として捉えるとき，ここには社会運動の萌芽があるとみなすべきである。さらに，病の経験を他者と共有したり，支援者を募ることで，より社会的にインパクトの強い社会運動になる可能性がある。「医療をめぐる社会運動」とは，病を個人的な事象として回収するのではなく，政治的・社会的な問題として広く世に問う試みのことである。さらにこの試みには，運動参加を通じての「自己変革」の要素も含まれている。

さて社会運動とは，①われわれ意識（we-consciousness）を持った集合体（個人の行為との違い），②一定程度組織化されている（一時的な「パニック行動」などとの違い），③既存の社会システムに変革を迫る（当事者間での口論などとの違い）などといった特質を持つ集合行為の一形態を指す。このような問題を世に問う多様な活動を分析の俎上に載せ，現代社会の診断を産出してきたのが社会運動論（研究）である。

一見，医療社会学を学ぶ人たちにとって，社会運動は縁遠いものと思われるかもしれない。それは，現代社会を生きるわたしたちにとって，社会運動が常に可視的で，文字通り社会運動として出現するとは限らないことがひとつの原因になっているのかもしれない。実際の社会運動は，ふだんは趣味のサークルであったり，労働組合であったり，社会的ネットワークといったさまざまな形を取りうるものであると現在は考えられている。クリージは，政府・行政などを敵手とするかどうか（対当局指向），構成員が直接参加するかどうかの組み合わせで社会運動のパターンを大きく4つに分類している。[1]

社会運動組織は図Ⅳ-5-1のように，①制度化，②商業化，③自閉化，④ラディカル化，へと組織の形を変える可能性がある。①制度化とは，投票行動な

▷1　Kriesi, H., 1996, "The Organizational Structure of New Social Movements in a Political Context," McAdam, D., McCarthy, J. D. and Zald, M. N., eds., 1996, *Comparative Perspectives on Social Movements : Political Opportunities, Mobilizing Structures, and Cultural Framings*, Cambridge University Press, pp. 152-184.

ど制度的回路を通じて自分たちの代弁者を送り込む方向性である。②商業化とは，介護やまちづくりなど，さまざまな社会的サービスを提供しているNPO（Non-Profit Organization）のように，活動資金を有償事業から捻出し，活動を継続していこうとする方向性である。③自閉化は，対外的な訴えかけよりも，メンバー間の意識の共有などを重視する方向性，④ラディカル化とは，敵対的で過激な抗議手法を採用する方向性を指す。

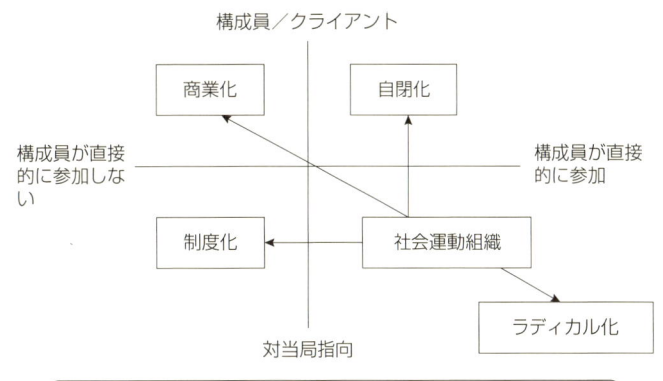

図Ⅳ-5-1　社会運動組織の目標達成と行為レパートリーの移行類型

出所：角一典，2004，「非日常と日常のはざまで——社会運動組織の変化」大畑裕嗣・成元哲・道場親信・樋口直人編『社会運動の社会学』有斐閣, pp. 175-190より作成。

これまでに個々人の病の経験が社会問題として提起され，社会運動へと発展していったケースとして，甚大な被害と苛烈な偏見・差別を伴った「薬害HIV」に代表される薬害事件をここでは中心的に取り上げる。

2 「薬害HIV」問題にみる社会運動

個人の病の経験が政治的・社会的な問題となるのはどのような時か。過去の日本での社会運動の歴史を紐解いてみれば，当時の医学では病の原因を特定できず（せず），病いの当事者たちが原因帰属のための「意味づけ」をしようとした際に社会運動が生起していることがわかる。例えば，経済成長と引き替えに多くの被害者を生み出し，「四大公害」として日本の歴史に暗い影を落とした「水俣病」問題では，工業廃水が異常死の原因であることが長らく明らかにされなかった。その結果，長期間にわたり被害者が捨て置かれ，被害が拡大し，十分な補償も行われてきていない。

しかし，汚染された大気や食べ物だけが健康被害の原因になるとは限らない。ここで，ある病の原因が医師から処方・投与された薬剤である場合を考えてみよう。よかれと思って使用される薬剤が，実は自身の健康を害しているとしたら，果たして怒りの矛先はどこに向ければよいのであろうか。さらには，この問題群が「副作用被害」と意味づけられたら，原因帰属はその薬剤を選び取った患者と医師，さらには副作用に「過敏に」反応した自身の身体に求められるのであろうか。近年，問題となっている「**薬害C型肝炎**」だけでなく，かつての**スモン**や**サリドマイド**，さらには1,400人あまりもの感染被害を引き起こした「**薬害HIV**」は，このような意味づけに抵抗し，訴訟運動へと発展していったケースである。

薬害HIVは，AIDS発症の原因となるウイルス（HIV）が混入した血液製剤を投与された**血友病**の患者がHIVに感染した問題である。血友病患者に投与する血液製剤には血液凝固因子が含まれており，患者は製剤を輸注することに

▷2　薬害C型肝炎
止血のため，手術や出産時に使用された血液製剤によりC型肝炎に感染していた問題。2008年1月に「薬害肝炎被害救済法」が成立し，数百万人にもおよぶといわれる感染者の救済が始まることになった。

▷3　スモン
整腸剤として処方されたキノホルム中毒による下肢のマヒや視力低下の症状。1979年に原告と国・製薬会社とが和解した。

▷4　サリドマイド
妊婦がつわり止めの目的で使用した市販薬サリドマイドにより，四肢が短くなる奇形新生児が多数生まれた。1974年に原告と国・製薬会社とが和解した。

▷5　血友病
血液凝固因子が先天的に不足し，出血が止まりづらくなる遺伝性疾患。止血しなければ，関節障害，さらには頭蓋内での出血などにより命を失うこともある。

より止血していた。1970年代末から非加熱の血液濃縮製剤が流通するようになると，患者のQOLは格段に上昇した。ところが，製剤に含むことで，病因となるウイルスを不活性化する技術が当時はなかったため，血液製剤には肝炎ウイルスの他，HIVが混入したままであった。1980年代に入りアメリカでAIDS発症者が相次ぐと「原因不明の奇病」と騒がれ，偏見と差別が渦巻く中，非加熱製剤が一因であると判断した多くの先進諸国では加熱製剤への切り替えが進められた。しかし，日本では，HIV感染可能性のある非加熱血液製剤の使用を旧厚生省や製薬会社は長らく放置した。これが薬害HIV問題の端緒である。

十分な治療方法が確立されず，救済制度にも不満を持つ感染被害者たちは，1989年に国と製薬会社を相手取り提訴した。1996年3月に和解するまでのあいだ，多くの原告がAIDSを発症して亡くなる厳しい訴訟活動であった。自身の感染が露見するのを恐れたため，原告がなかなか増えない中，1995年からは，旧厚生省を取り囲んだ「人間のくさり」やラップパレードによって，運動は若者など多くの「**良心的支持者**[46]」たちを惹きつけていった。良心的支持者たちは，表立って出ることの難しい感染被害者たちを支え，大きな社会的インパクトを残した。[47]

一方，薬害訴訟とは別に，HIV／AIDSをめぐる社会運動は日本国内に限らず，さまざまなメッセージを世に投げかけていた。AIDSを発症して亡くなった人たちの追悼を目的にアメリカで始められた「**メモリアルキルト**[48]運動」では，死者数などの「数値」でしか表されない死者たちの個々の人生史とかけがえのない生命を浮かび上がらせた。キルトの展示を引き受けた日本各地のプロジェクトチームは，のちにエイズボランティア団体・NPOの母体となっていく。

HIV／AIDSをめぐっては，課されたスティグマの大きさゆえ，治療方法の確立・整備の他に，責任の所在を明確にすること，さらにはまとわりついた負のイメージの転換が重要な課題となった。HIV／AIDSをめぐる社会運動は，感染被害者たちのプライバシーへの配慮から，先述した①われわれ意識を醸成することは困難であったものの，エイズボランティアなど良心的支持者により②組織化が進められ，原告団を支えた。③制度変革指向性でも，今日のHIV／AIDS診療の確立を促進し，ボランティアに集まった人たちはHIV／AIDSの理解の普及を進めた。

③ 「抵抗の根拠地」としてのセルフヘルプグループ

他方，社会運動には上記のような政治的・社会的変革の側面だけでは切り取れない一面も存在する。例えば，変革の対象を「文化」や，運動参加者の「アイデンティティ」に求めた場合，社会運動の意義はさらに広がる。すなわち，社会運動は「自己変革」の側面を備えうるという点である。[49]

今日，この自己変革を重視する動きとしては，患者本人とその家族から構成

▷6　良心的支持者（conscience adherents）
運動から直接の利益を得られないにもかかわらず，運動に参加・関与する人々。逆に，利益を得られるにもかかわらず運動参加しない人々を「フリーライダー（ただ乗り）」と呼ぶ。

▷7　本郷正武，2007，『HIV／AIDSをめぐる集合行為の社会学』ミネルヴァ書房

▷8　メモリアルキルト
畳1畳分（90 cm×180 cm）の布に，故人へのメッセージや遺品を縫い込んだもの。

▷9　石川准，1988，「社会運動の戦略的ディレンマ――制度変革と自己変革の狭間で」『社会学評論』154：pp. 153-167

される「セルフヘルプグループ（SHG）」の活動を挙げることができる。病経験の共有に立脚した活動を行うことから，SHG は，先述した③自閉化した社会運動の要素を持ち合わせている。SHG は，2 人のアルコール依存症者によりアメリカで始められた「AA（Alcoholic Anonymous）」が起源とされており，今日の日本でも，「断酒会」に代表されるような依存や嗜癖がある人たちのグループ，死別体験などの心的外傷を負った人々のグループなどが SHG を立ち上げている。[10]

SHG が定期的に開くミーティングでは，各自が自身の病の体験を自由に話すことができるが，そこで話したことが議論のたたき台にされたり，まして非難されたり否定されることはない。さらに，ミーティングで聞いた話は口外することが禁じられている。このような「言いっぱなし，聞きっぱなし」「ミーティングで聞いたことは口外しない」という大きく 2 つのルールにより，ふだんは押さえつけている自分の気持ちや心の叫びを安心してさらけ出し，それを受けとめてくれる仲間と出会うことが可能になる。例えば，自閉症に代表される発達障害は長らく「母原病」と称され，我が子を産み落とした母親が障害の原因であるとする間違った通説が流布されてきた。遺伝性疾患である血友病の子どもを持つ母親と同様，医師や周囲の人々から心ない言葉を投げかけられることにより，特に母親たちは必要以上に自分を責めてしまうことがある。このような母親たちが子育ての悩みについて打ち明けることができ，同じような仲間とつながることができたら，どれだけ心の重荷から解放されることであろうか。

このような SHG に身を寄せることで，自己肯定感（セルフ・エスティーム，self-esteem）を回復することもできるだろう。それゆえ，安心して自身の病を語ることができる安全な場所は「親密圏」と呼ばれ，現代社会でますます重要性が高まっている。[11] さらには，ミーティングの開催といった活動にとどまらず，診療体制の改善や人権の尊重を訴えるような，社会に向けた動きをとる SHG も見られる。これを SHG から社会運動への変容，つまり逆自閉化のプロセスとみる研究もあるが，現実には，病の困苦を持った当事者たちをわざわざ闘争の矢面に立たせることは，プライバシーの面からも難しいことが多い。[12] ピンクリボン運動のように，当事者運動としてだけではなく，乳がんの罹患可能性を持った女性や専門職も巻き込んだ運動として多くの良心的支持者を動員することにより，当事者を危険にさらすことがなくなる。それゆえ，SHG はあくまでも「抵抗の根拠地」として理解するべきである。[13]

社会運動と，社会運動の萌芽を持った集合行為は，外向きの抗議と内向きの自己変革の要素を持つことで，社会的・制度的・文化的な成果を求める。さらには，診断名や，社会から貼られたラベルとは異なる，自身にとっての「病の意味」を模索する，いわば「命名権の獲得」を集合的にめざす行為であるともいえよう。

(本郷正武)

▷10　岡知史，1999，『セルフヘルプグループ——わかちあい・ひとりだち・ときはなち』星和書店

▷11　齋藤純一，2003，「親密圏と安全性の政治」齋藤純一編『親密圏のポリティクス』ナカニシヤ出版，pp. 211-236

▷12　本郷正武，2006，「ライフコースの重なりが結ぶセルフヘルプ・グループ像——『障害児をもつ親の会』を事例として」『保健医療社会学論集』17(1)：pp. 25-37

▷13　窪田暁子，1991，「Self Help Group 論の検討Ⅱ——成立の社会的背景からみたその特質」『東洋大学大学院紀要』28：pp. 151-163

Ⅳ 医療をめぐる制度

6 薬の規制

1 薬の規制とは何か

　ここでいう「薬の規制」とは，医薬品の安全性と有効性に関する国家的な管理システムのことを指す。近代化学に基づく医薬品の開発は，19世紀ドイツで始まり，基礎医学研究の進展とともに製薬企業は巨大産業へと発展していった。しかしその一方で，こうして開発された医薬品の規制を国家が担うようになるのは，20世紀後半のことである。むしろ，それ以前の薬の規制は市場によって行われており，不必要な薬は市場メカニズムによって自然に淘汰されると考えられていた。

　欧米諸国において，国家による医薬品規制システムが形成されるきっかけとなったのは，1960年代初頭に起きたサリドマイド事件である。なかでも早くからこの問題に取り組んでいたアメリカは，例外的にサリドマイドの被害を最小限に食い止めることに成功した。そこで以下では，アメリカの事例を中心に，欧米と日本における薬の規制システムの特徴について概観することにしたい。

▷1 サリドマイドについては Ⅳ-5 ▷4 参照。

2 欧米における薬の規制

　一般的に，欧米における医薬品の規制に関して，アメリカとイギリスは対照的なシステムを形成していると考えられている。イギリスの規制システムを特徴付けるのは，政府の規制当局と製薬企業との協調的な関係である。こうした状況のもとでは，政府は企業の監視者というより，その利益の代弁者へと接近しがちである。科学社会学者のジョン・アブラハムは，「規制の虜（regulatory capture）」という概念によって，両者の関係を説明している。これは，規制する側が規制される側に取り込まれた結果，公共の利益を代弁しなくなることを意味している。

▷2 Abraham, John, 1997, "The Science and Politics of Medicines Regulation," Elston, Mary Ann, ed., *The Sociology of Medical Science and Technology,* Blackwell, pp. 153-182.

　イギリスの医薬品規制の出発点となるのは，サリドマイド事件をきっかけに制定された1968年の薬事法である。しかし，イギリスの規制システムにおいては，当初から規制当局と製薬企業の役割は未分化なままであり，製薬企業はしばしば規制当局の方針に強い影響を与えてきた。さらに，1980年代以降の保守党政権のもと，規制当局の役割を減少させようとする新自由主義的な改革が進められたことは，この傾向に拍車をかけることになった。

▷3 Abraham, John, 1995, *Science, Politics, and the Pharmaceutical Industry : Controversy and Bias in Drug Regulation,* Routledge.

　これに対して，規制する側と規制される側の役割を明確に分離するという点

で，アメリカは世界でも類を見ない厳格な規制システムを構築してきた。アメリカの規制システムにおいては，規制当局の役割は大きく，製薬企業と規制当局の関係はむしろ敵対的である。また，これに関連して，多くの消費者団体が政府と製薬企業との癒着に目を光らせている。この背景にあるのは，1966年に制定された情報自由法（Information Freedom Act）であり，これによってアメリカの消費者団体は新薬についての情報を政府から自由に入手することが可能になった。これは，薬についての情報公開が進んでいないイギリスとは対照的な状況である。

アメリカにおける薬の規制を考えるうえで重要な画期をなすのは，1962年の修正薬事法，いわゆる「キーフォーバー＝ハリス修正法」の成立である。この法案の立案者であるエステス・キーフォーバー上院議員は，1950年代から数度にわたって公聴会を開催し，製薬企業の法外な利益や誇大広告の問題を明らかにしていった。彼の行った薬価引き下げのための活動は，結果として，医薬品の安全性と有効性の評価についての政府の役割を確立することにつながった。ただし，1950年代当時，キーフォーバーの活動は製薬企業や医学界はもとより，何人かの同僚議員からも激しく攻撃されており，大統領や規制当局からも支持を得られていなかった。

こうした状況を一変させたのが，1962年に起きたサリドマイドをめぐるスキャンダルである。1962年の7月15日付けのワシントン・ポストの一面には「FDAのヒロイン，有害薬品の市場参入を阻止」と題する記事が掲載された。この記事は，食品医薬品局（U. S. Food and Drug Administration, FDA）のフランシス・ケルシーの個人的奮闘によって，アメリカがサリドマイドの被害から守られていたことを報じ，彼女は一躍国民的英雄になった。

薬理学の専門家としてFDAに赴任したばかりのケルシーは，サリドマイドに関する製薬企業の申請データに当初から不信感を抱き，申請を認めさせようとする圧力にも屈せず，承認を引き伸ばしていた。その結果，アメリカでは1960年9月8日に承認申請されていたにもかかわらず，サリドマイドは市場に出ることを瀬戸際で食い止められていたのである。その間に，欧州でサリドマイドによって胎児奇形が生じるという報告が出され，製薬企業はアメリカでの承認申請を取り下げざるを得なくなった。

こうして成立した修正薬事法の意義は，①製造者に対して安全性とともに，有効性に関する実質的な根拠の提出を義務づけたことと，②被験者からの同意取得を要請したこと，の2点にある。とりわけ，前者の規定によって，製薬企業は新薬の承認申請において，厳密な臨床試験の実施を要求されることになった。医事法学者のウィリアム・カランは，これによってFDAは，「安全を守る警察官（policeman）から，科学的成果の価値や質や成功の裁定者（arbiter）へ」と変容した，と指摘している。[4]

▷ 4 Curran, William J., 1969, "Governmental Regulation of the Use of Human Subjects in Medical Research: The Approach of Two Federal Agencies," *Daedalus*, 98(2): pp. 542-594.

▷ 5 規制科学
健康や環境に関する公共政策に科学的根拠を与える科学。特定の政策的ゴールを意識して研究が行われる点で、そうした目的を特定しない従来型の科学とは区別される。中島貴子, 2002,「論争する科学——レギュラトリーサイエンス論争を中心に」金森修・中島秀人編著『科学論の現在』勁草書房, pp. 183-201

▷ 6 オーファン・ドラッグ
稀な疾患を対象とする医薬品のこと。一般的に、製薬企業に開発へのインセンティブが働かないため、何らかの政策的介入が必要だと考えられている。

▷ 7 新薬の承認申請において、開発者自らが審査委員となって、薬の安全性や有効性をチェックすること。かつて国会論議となり、1981年に禁止された。

▷ 8 辰野高司, 2001,『日本の薬学』薬事日報社

▷ 9 治験
一般的には、厚生労働省の新薬承認審査のために企業によって行われる臨床試験のことを指す。日本独自の行政用語であり、「治療試験 (therapeutic trial)」の略語だともいわれる。

▷ 10 レフラー, R. B., 長澤道行訳, 2002,『日本の医療と法——インフォームドコンセント・ルネッサンス』勁草書房

FDAはこれ以降、大量の医学や薬学の専門家を雇用することで組織の科学化を図り、製薬企業から独立した「**規制科学**（regulatory science）」の担い手へ変貌していくことになる。実際、1970年代以降、FDAは医療機器に関する規制や、**オーファン・ドラッグ**の開発促進、後発薬の承認の促進など、新たな医薬品の規制政策を次々と導入し、今日に至るまで、世界の医薬品規制をリードし続けている。

3 日本における薬の規制

欧米の医薬品規制システムを、アメリカ型とイギリス型という2つに分類した場合、日本は基本的には後者のモデルに近いと考えられる。例えば、かつて問題となった日本の新薬の承認申請体制における「二人一役」問題などは、政府と企業、研究者の間での構造的癒着をよく示している。ただし、日本の場合には、それに加えて、医薬品産業の点で後発国であるという特徴が加わる。すなわち、日本における薬の規制システムの発展過程は、欧米諸国で開発・生産された薬の「輸入」や、国際的な薬の管理システムの発展に伴う「外圧」に対処するなかで形成されてきたのである。

欧米と同様、日本においても医薬品の国家的規制が本格的に開始されるのは、60年代以降のことである。サリドマイドやスモンといった一連の薬害事件の反省に立って1979年に薬事法が改正され、医薬品の安全性と有効性の評価に関する国家の責任が初めて明文化された。それまでの薬事法の目的は、むしろ不良医薬品の選別を念頭においたものであり、この意味では、1979年の薬事法の改正は、日本の医薬品規制の発展において、画期をなすものであった。

しかしながら、その直後の1982年に製薬企業のデータ捏造事件が発覚し、あらためて日本の医薬品開発体制は全体的な見直しを迫られることになる。さらに、この時期、国内の製薬企業による国際市場への進出に備えて、日本も新薬の承認申請についての国際的な統一基準作りに参加せざるを得なくなり、欧米並みのシステムを構築する必要が生じていた。こうした状況のもと、1989年に日本初の「医薬品の臨床試験の実施の基準（Good Clinical Practice, GCP）」が公表され、翌年から施行されることになった（なお、GCPは1997年に改正されるため、一般的にはこの1989年のGCPを「旧GCP」と呼ぶ）。

旧GCPの設置によって、ようやく日本でも、「**治験**審査委員会」の設置と被験者からの同意取得が必須となり、形式的には欧米並みの厳しい規制が製薬企業に課せられることになった。しかし、その中身を見てみると、同意規定は口頭を許容するという緩い規定であり、規制自体も法令ではなく「薬務局長通知」である点など、いくつかの課題が残されていた。

実際、旧GCPの抱える実効性の問題は、早くも1992年の総務庁行政監察で明らかになった。この監察では、第三者的な立場から治験の実施について意見

を述べるべき立場に，その医療機関の関係者が選ばれていることや，書面による同意取得が推奨されているにもかかわらず，ほとんどが口頭同意であり，その場合の記録も不十分なものであることなどが判明した．さらに旧 GCP 施行後も，ソリブジン事件や薬害エイズ事件などの薬害事件が相次ぎ，その結果，1996年には薬事法が改正され，ついに GCP は単なる「通知」から省令へと格上げされることになる．また同年には，日米 EU 医薬品規制調和国際会議（International Committee on Harmonization, ICH）の GCP ガイドラインが公表され，翌年日本もこの国際 GCP に合わせる形で，新 GCP を制定する．

　新 GCP は，①インフォームド・コンセントの文書化，②治験統括医師制度の廃止，③企業側での治験実施計画書作成とモニタリングや監査，④治験審査委員会の役割の強化，⑤治験責任医師の設置，⑥治験の法律上の位置づけ強化など，これまでの GCP とは大きく異なる厳しい基準を治験に課すことになった．ここにおいて，日本でもようやく現代的な薬の規制システムが稼動していくことになったのである．

4　規制における国家の役割

　ところで，こうした国家による薬の規制をめぐる問題は，従来の医療社会学においてはほとんど研究されてこなかった．これは，第一には，薬の規制の問題が，医療社会学だけではなく，規制の経済学や科学論といった多領域にまたがる考察を要求しているからである．そのうえ，従来の社会科学の枠組みにおいては，そもそも国家による規制について積極的に評価することが困難であったという事情もある．

　例えば，マルクス主義においては，概ね国家は資本家階級の利害の代弁者であると見なされてきた．それゆえ，マルクス主義的視点からは，国家的な規制システムの整備によって公共の利益を増進するという可能性はほとんど追求されてこなかった．他方で，古典派経済学や，1980年代以降の新自由主義においては，そもそも規制は国家ではなく，市場によって行われるべきだと考えられてきた．両者は政治的には対極に位置していたが，いずれも「規制科学」を推進する政府の責任について積極的な言及を行い得ないという点では共通していたのである．

　加えて，今日では，医薬品開発のグローバル化の進展に伴い，薬の規制における国家の役割はますます複雑なものになってきている．2000年代には，製薬企業の多国籍化が進み，これに対応するように，トランスナショナルな規制システム構築が進められている．この点において，現代の医薬品規制の研究においては，国家の役割に加えて，こうしたトランスナショナルな規制をも視野に入れた視点が要請されているのである．

（田代志門）

▷11　旧 GCP においては，治験統括医師が治験に関する多くの業務を取り仕切っていたが，この改正によって，これらの業務は企業の責任で行われることとなった．

▷12　北澤京子，2001，『患者のための「薬と治験」入門』岩波書店

IV 医療をめぐる制度

7 福祉国家における医療

1 定義

　福祉国家（Welfare state）は「全国民的な広義の社会保障制度を不可欠の一環としてもつ国家・社会・経済体制」である。日本で，狭義の社会福祉という場合は，社会保障制度（社会保険，国家扶助，公衆衛生および医療など）の一部で国家扶助を受ける者や障害者などへの援助を意味する[41]。一方，「福祉国家」でいう社会福祉（広義）の場合は，病者，障害者，高齢者，子どもなどへの援助や貧困対策に加えて，失業保障など労働者保護も含む。

　福祉国家の背景としてはケインズ主義とベヴァリッジ主義が重要である。

　積極的な予算出動によって完全雇用を目指すケインズ主義的なマクロ経済政策と，公共財である社会福祉を国家として提供する福祉国家のシステムに整合的である（ケインズ主義的福祉国家，Keynesian welfare state）。この面からは，福祉国家は「福祉が政府支出の多くを占め，国民総所得の一定（3～5％）以上を超える程度に達した国家」とも定義される。

　ベヴァリッジ主義とは，国家による最低限の所得保障を社会安定のための必須条件とした英国での提言「ベヴァリッジ報告」（1942年）[42]に由来している。社会福祉を，従来の宗教的慈善による救貧ではなく，国家制度として普遍主義的に提供することは，それを国民の権利として認めることにつながる。この点は，シティズンシップ（市民権）の歴史を図式化した T. H. マーシャルによって理論化された[43]。彼によれば，先進諸国では，18世紀の市民的シティズンシップ（法に基づいて公正な裁判を受ける権利），19世紀の政治的シティズンシップ（参政権の行使を通じて，民主主義的な統治を受け，統治に参加する権利），20世紀の社会的シティズンシップ（安全で文化的な生活をおくる権利）へと発展するという。この意味での福祉国家とは，経済的平等への努力によって社会的シティズンシップを自力ではそれを維持できない国民にも保障する国家ということになる。

　経済的観点からみた福祉国家は，資本主義における貧富の差の拡大傾向を是正するための，福祉支出を通じた所得の再配分制度でもある。その意味では，手当や年金あるいはサービスの給付だけではなく，財政移転（各種の税額控除や減税などを通じての所得再分配）も，福祉国家政策の一部である。

　また，フェミニズムの観点からは，福祉国家と家族の関係における家父長制の問題，福祉と関連したケア・介護労働のジェンダー分業（福祉の女性化）な

▷1　社会保障制度審議会「社会保障制度に関する勧告」（1950年）

▷2　イギリス社会保険および関連サービスに関する検討を行なうべき委員会編，山田雄三監訳，1969，『社会保険および関連サービス──ベヴァリジ報告』至誠堂

▷3　マーシャル，T. H.・ボットモア，T.，岩崎信彦・中村健吾訳，1993，『シティズンシップと社会的階級──近現代を総括するマニフェスト』法律文化社

どが焦点化される。

❷ 福祉国家の類型

H. L. ウィレンスキーは，先進諸国はその政治的イデオロギーにかかわらず，経済水準の向上と人口高齢化に伴って，互いによく似た福祉国家へと進展すると論じた（近代化論，収斂理論）。これに対して，R. ティトマスは，先進諸国での社会福祉の差異に注目して，残余的福祉国家と制度的福祉国家に分類した。前者（例えばアメリカ）においては，家族や市場が福祉の提供に失敗したときに限って，国家による最低限保障が行われる（セーフティネット）。後者（多くの西欧諸国）では，社会福祉は権利であり，所得再分配を国家が積極的に行う。

福祉国家の類型化の試みとして，大きい影響を与えたのが，G. エスピン-アンデルセンによる福祉国家レジーム論である。彼は，家族・市場・国家の組み合わせ（レジーム）に注目し，労働力の商品化（賃労働）が貧困を作り出すという観点から，労働者側の脱商品化への要求とそれへの国家や市場の対応の仕方として，三類型を提起した（自由主義，社会民主主義，保守主義）。

自由主義レジームは，アメリカを典型とし，社会福祉についても市場でのサービス購入が重視され，所得再配分制度は最低限である。その結果，労働力の脱商品化も最低限となる。社会民主主義レジームは，スウェーデンを典型とし，国家による普遍主義的な給付として社会福祉を提供する。これに対応して脱商品化の程度は最大限となる。保守主義的レジームは，ドイツを典型とし，福祉の提供は家族を基本とする。家族による福祉が不可能になった場合にのみ国家が責任を負う（補完性原理）。家族制度を維持するため，通常は，男性稼得者は家族手当を含んだ所得を得る一方，未就労女性への給付は限定的である。公務員，専門職，大企業の直接被雇用者などは労働組合や職能団体を通じて国家の政策決定に影響を与えること（コーポラティズム）ができ，こうした一部の労働者には，手厚い福祉が与えられ，脱商品化の程度は高い。

この類型化における日本の位置づけは議論となっており，家族制度重視の面では保守主義レジームが支配的だが，給付水準が低く残余的福祉国家に類似している点では自由主義レジームに近いとされる。

❸ 福祉国家の形成と総力戦体制

近年，日本における福祉国家の形成に関して，戦後の日本国憲法での社会的シティズンシップの明文化ではなく，東アジア・太平洋戦争期の総動員による総力戦体制を重視する議論が登場している。従来の論では，福祉国家は，占領初期の民主改革を起点として，1960年代の国民皆保険・皆年金制度の創設を経て，1973年の高額療養費制度，老人医療費無料化などで実質化したとされる。

しかし，歴史的には，日本の福祉国家の青写真が作られたのは，戦時中の

▷4　デイリー，M.・レイク，K., 杉本貴代栄監訳，2009,『ジェンダーと福祉国家——欧米におけるケア・労働・福祉』ミネルヴァ書房；山根純佳，2010,『なぜ女性はケア労働をするのか——性別分業の再生産を超えて』勁草書房

▷5　ウィレンスキー，H. L., 下平好博訳，1984,『福祉国家と平等——公共支出の構造的・イデオロギー的起源』木鐸社

▷6　ティトマス，R. M., 谷昌恒訳，1979,『福祉国家の理想と現実』東京大学出版会

▷7　エスピン-アンデルセン，G., 岡沢憲芙・宮本太郎監訳，2001,『福祉資本主義の三つの世界——比較福祉国家の理論と動態』ミネルヴァ書房；エスピン-アンデルセン，G., 渡辺雅男・渡辺景子訳，2000,『ポスト工業経済の社会的基礎——市場・福祉国家・家族の政治経済学』桜井書店

▷8　エスピン-アンデルセン，G., 埋橋孝文監訳，2003,『転換期の福祉国家——グローバル経済下の適応戦略』早稲田大学出版部

▷9　美馬達哉，1998,「軍国主義時代——福祉国家の起源」佐藤純一・黒田浩一郎編『医療神話の社会学』世界思想社，pp. 103-126；鍾家新，1998,『日本型福祉国家の形成と「十五年戦争」』ミネルヴァ書房

1940年前後である。厚生省設立（1938年），国民健康保険法（1938年，加入率は1943年に推計70％以上），労働者年金保険法（1941年），国民医療法（1942年），厚生年金保険法（1944年）など枚挙にいとまがない。

総力戦としての20世紀の戦争では，戦争遂行に全国民を動員することが必要となり，戦力とそれを支える国力増強のため近代的で合理的な社会システムも模索された。国民の総体を健康で有用にするため，またこうした体制への国民の同意を調達するために福祉国家の制度が要請された。また，軍需を満たすための国家統制の広がりは，福祉国家に必要な国家による人々の日常生活への監視と介入を容易にし，戦争被害についての「犠牲の平等」という考え方は，福祉国家を支える理念となった。

このように，戦後の福祉国家の制度的基礎は，占領軍による民主的改革ではなく，戦時総力戦体制下での医療制度の統制であると言える。

国民国家への文化的統合という機能は，課税を通じた所得再配分制度にとどまらない福祉国家の役割を表している。フランソワ・エヴァルトが指摘する通り，福祉国家は，失業や疾病などのリスクを集約し，個々の主体の責任の有無にかかわらず，社会全体で分散して対処を準備する制度（社会保険）としての側面を通じて，社会的連帯性の理念と結びついている。[10]

❹ 福祉国家の危機

1970年代のオイルショックをきっかけに先進国で慢性化した不況とインフレの共存のもとで，ケインズ主義の有効性に疑念が持たれ，福祉国家のような大きい政府での財政赤字増大が強く批判された。こうした批判を理論的に支えたネオリベラリズム（新自由主義）によれば[11]，ケインズ主義や福祉国家は，個人の選択の自由を損なう全体主義であり，競争的市場によって効率化することこそ自由で繁栄した社会を築く条件であるという。[12]

こうした傾向は，規制緩和と民営化と小さい政府というスローガンにまとめられ，アメリカのレーガン政権（1981～89年），イギリスのサッチャー政権（1979～90年）において現実化した。ただし，C. ピアソンらが指摘した通り，「福祉国家の危機」での福祉国家批判は多分にイデオロギー的なもので，大きい政府批判にもかかわらず，福祉支出は1980年代においても拡大を続けた。[13]

日本では，こうした福祉国家批判は，大平政権（1978～80年）で「日本型福祉社会論」として登場し，中曽根政権（1982～87年）で部分的に現実化した。その後，小泉政権（2001～06年）の「構造改革」で全面化し，グローバリゼーションの影響も加味され，日本社会における福祉国家の制度に大きな影響を与えた。

▷10　Ewald, F., 1986, *L'Etat Providence,* Editions Grasset.

▷11　ハイエク，F. A., 気賀健三・古賀勝次郎訳，2007,『自由の条件Ⅲ──福祉国家における自由』春秋社；フリードマン，M., 村井章子訳，2008,『資本主義と自由』日経BP社

▷12　ネオリベラリズム以降に，福祉国家を再活性化させる理念として，ベーシックインカム（Basic Income: BI）とワークフェアが最近よく議論される。この2つは，労働力の脱商品化に関して正反対の立場を取る。BI は，すべての人に，シティズンシップとして無条件に所得を提供するシステムであり，最大限の脱商品化である。ワークフェアは，逆に，社会福祉の目的を就労（人的資本開発すなわち商品化）に置き，就労や職業訓練への参加を福祉給付の必要条件とする。

▷13　ピアソン，C. 田中浩・神谷直樹訳，1996,『曲がり角にきた福祉国家──福祉の新政治経済学』未來社

5 グローバリゼーション

1990年代から進行したグローバリゼーションは，福祉国家の危機をさらに深化させた。ひとつの理由は，資本や生産拠点の国際移動が容易になったことで，一国の国内でのケインズ主義が困難になったことにあるとされる。また，経済のグローバリゼーションに伴う世界市場での競争の結果，高福祉・高負担の国家からは資本逃避が起き，国家間で労働市場規制や福祉レベルの「底辺への競争」が生じる可能性があるともされる。この状況は，一国内での生産性向上と賃金上昇による需要の増大とが大量生産・大量消費による第二次世界大戦後の経済発展を支えるというフォーディズム（レギュラシオン理論）が失効したという意味で，ポストフォーディズムとも呼ばれている。

グローバリゼーションのもとでは，財政規律と所得平等と雇用拡大という3つの国家目標を同時に実現することはできないという点に注目すれば，福祉国家レジームの現状は次のように分析できる。まず，自由主義レジームは，財政規律を重視することで（非正規や低賃金の）雇用拡大を実現できるが，所得格差を広げる。社会民主主義レジームは，雇用の維持・拡大と所得平等を同時に可能とするために，財政収支の悪化に苦しめられる。保守主義レジームは，労働市場の規制によって雇用者の所得水準を守り，財政支出増大に歯止めをかける結果，雇用縮小が生じる危険がある。

6 医療保障と福祉国家

福祉国家と医療サービスでは，医療社会学的に興味深い点が二点ある。

ひとつは，公的医療保険制度の創設に対して，医療者の専門職団体が，保険診療による医療内容の制限によって医療者の診療上の裁量権が侵害されること，医療サービス価格の決定権が医療者から奪われる（実質的に切り下げられる）こと等の理由から反対する場合がほとんどだということである。しかし，実際の医療保険制度導入後には，医療者の専門職団体は公的保険制度に強い影響力を行使し，制度の維持を積極的に支持するようになる。

もうひとつは，福祉レジームの違いにかかわらず，先進国で一致して，（高齢化などに伴う）医療費増大の抑制が重要な政策目標とされている点である。その主要な手法はマネジド・ケアで，保険支払機関が，保険適用の許認可を通じて医療内容に制限を加えたり，疾患に対する標準的な医療サービス価格の上限を設定したりすること（丸め）で医療費を抑制する。そこには，医療内容の正当性を決める権力として，医療専門職の権力へ挑戦するという側面がある。また，ある疾患，医療行為を保険適用とするかしないかの決定は，医療化を推進（抑制）する大きな要因でもある。

（美馬達哉）

▷14 リピエッツ，A.，若森文子訳，2002，『レギュラシオンの社会理論』青木書店；ボワイエ，R.・デュラン，J. P.，荒井壽夫訳，1996，『アフター・フォーディズム』ミネルヴァ書房

▷15 アイヴァーセンのトリレンマともいう（新川敏光・宮本太郎・真柄秀子・井戸正伸，2004，『比較政治経済学』有斐閣，第9章）

▷16 北原龍二，1999，『健康保険と医師会――社会保険創始期における医師と医療』東信堂

▷17 コンラッド，P.，進藤雄三・松本訓枝訳，2006，「医療化の推進力の変容」森田洋司・進藤雄三編『医療化のポリティクス――近代医療の地平を問う』学文社，pp. 3-27（Conrad, P., 2007, *The medicalization of society*, The Johns Hopkins University Press. に収録）

Ⅳ 医療をめぐる制度

8 グローバリゼーションと医療

1 グローバリゼーションとは

　グローバリゼーション（globalization）あるいはグローバル化は，冷戦構造の崩壊以降の世界のあり方を示すキーワードとしてしばしば用いられる[41]。社会的諸関係の国境を越えた拡張，その諸関係のネットワークやその関係を通じたモノ・ヒト・カネのフローの強化，ローカルとグローバルの相互浸透などを意味しており，経済的側面と文化的側面に分けて論じられることが多い。国際貿易指標では，経済的グローバリゼーションは20世紀初頭にすでに高いレベルに達しており，近年に特有の現象ではないという説もある。

　経済的グローバリゼーションは，地球規模での経済的相互作用の拡大と深化であり，国境を越えた貿易と金融の増大だけでなく，サービスや情報やテクノロジーの膨大なフローをも生み出している。グローバルに展開するトランスナショナル企業（TNC）のなかには，中規模の国民経済に匹敵する売上げを誇るものもある。グローバリゼーションを肯定する立場（グローバリズム）から見れば，市場原理の徹底は技術革新と効率化を加速し，豊かな社会を生み出すことになる。しかし，豊かさを享受するのは一握りの人々で，国家間および国家内での貧富の格差をこれまでになく拡大したとの批判もある。

　一方，文化的グローバリゼーションを重視する立場からは，インターネットの普及やコミュニケーション企業のTNC化によって，言語や音楽や生活慣習が国境を越えて相互連関している状況が主に論じられる。しかし，これは文化的画一化とは限らず，アメリカ型の消費文化がグローバルに拡大（マクドナルド化，ディズニー化など）するのと同時に，ローカルには，宗教的あるいはエスニックなアイデンティティを絶対視する潮流が対抗的に力を持つ現象がある。ただし，グローバルにモノ・ヒト・カネがかつてない規模と速度で移動し，情報が瞬時に共有されるなかでは，文化は折衷主義的で異種混交な多元的文化とならざるを得ない。そうした状況をふまえて，**ポストコロニアルスタディーズ**[42]では，文化を実体的な不変のものとしてとらえる本質主義的見方は原理主義や排外主義につながるとして批判されている。

2 グローバリゼーションのなかの身体と医療

　身体や医療の領域でのグローバリゼーションの例としては，国民国家の役割

▷1　グローバリゼーションに関する入門書としては，伊豫谷登士翁，2002，『グローバリゼーションとは何か——液状化する世界を読み解く』平凡社新書；伊豫谷登士翁編，2002，『グローバリゼーション——知の攻略　思想読本』作品社；スティーガー，M. B.，櫻井公人・櫻井純理・高橋正晴訳，2005，『グローバリゼーション』岩波書店；ヘルド，D.・マッグルー，A.，中谷義和・柳原克行訳，2003，『グローバル化と反グローバル化』日本経済評論社，などがある。

▷2　ポストコロニアルスタディーズ
20世紀後半での植民地独立以降（ポストコロニアル）でも，旧宗主国と旧植民地に存続している社会的諸問題（例えば人種主義など）に対して，現代における帝国主義の文化や政治という観点から分析する研究のこと。E. サイード，G. C. スピヴァック，H. K. バーバらが研究者としてよく知られている。

の変容に伴う福祉国家の危機や社会福祉諸政策の民営化（脱国家化），知識集約型産業である製薬企業の巨大 TNC 化，医薬品開発に必要な人体実験（治療試験）の貧困国への「輸出」，医薬品に利用可能な生物や遺伝子の特許化（第三世界の多様な生物資源を対象とし，「生物学的海賊行為（バイオパイラシー）」と批判される），貧富の格差を利用したメディカルツーリズム（患者が良質で安価な医療を求めて国境を越えて移動すること）の増大，国境を越える移植用臓器売買，先進諸国での介護やケアに関わる労働への（女性）移民受け入れの拡大，新型インフルエンザのような新興感染症や再興感染症の急速な世界的流行（パンデミック）の可能性，などが挙げられる。

③ 社会的交通の健康と病気への影響：3 つの側面

　ここでは，大局的な視点からグローバリゼーションと医療の関連を捉えるために，グローバル化した社会的交通の増大と強化が健康と病気に与えた影響を，歴史的に 3 つの局面――モノ・ヒト・情報の交通――に分けて考察しよう。

　まず，病原菌というモノ自体は，グローバル化に伴って，その病気に免疫を持たない人々が居住する地域（疾病処女地）に持ち込まれた場合，大流行を生み出し，ときには甚大な健康被害を引き起こすことが知られている。この場合，病気は，ヒトの移動に伴ってその地域に持ち込まれるが，現地の住民に与える影響は，移動した人数に比べてはるかに大きい。コロンブス以来の数世紀にわたる植民地化の歴史にも，新大陸への「生物学的侵略」が伴っていた。16 世紀初頭，スペイン植民者がインカ・アステカ帝国をわずかな人員で征服できたのには，植民者によって持ち込まれた天然痘やはしかによる現地人の大量死が大きな役割を果たしたとされる。それ以外でも，ヨーロッパから持ち込まれた天然痘の 1875 年大流行ではフィジーの人口の三分の一が死亡したとされる。

　次に，19 世紀の植民地化の拡大と帝国主義による世界分割は，軍隊などの大規模なヒトの交通を活発化することで，急性感染症のパンデミックを生み出した。例えば，19 世紀末までに 5 回の世界的流行を引き起こしたコレラは，大英帝国の拡張以前には，インドのベンガル地方の風土病に過ぎなかった。しかし，19 世紀にイギリスが，それまで無数の小国に分かれていたインドのほぼ全土を支配し，鉄道を敷設したことで人々の移動が盛んになり，コレラ流行は広域化した。病原菌自体はほぼ同じものであっても，近代化に伴って，病気が広域に蔓延化する現象は「開発原病」と呼ばれることもある。その後も，アヘン戦争やクリミア戦争に伴ってコレラ流行の世界的拡大が起きた。

　こうした場合は，単に病原菌というモノによって生じたという側面よりも，グローバルな社会経済的構造の変化（特に植民地での経済的搾取）とそれに伴うヒトの移動によって生み出されたという側面が大きい。19 世紀末には，こうした状況と周期的な気候変動（エルニーニョ現象）が複合して，インド，中国，ブ

▷ 3　Ⅳ-7 参照。

▷ 4　Glickman S. W. et al., 2009, "Ethical and Scientific implications of the globalization of clinical research," *NEJM*, 360：pp. 816-823.

▷ 5　シバ，V.，松本丈二訳，2002，『バイオパイラシー――グローバル化による生命と文化の略奪』緑風出版

▷ 6　ウッドマン，J.，斉尾武郎訳，2008，『メディカル・ツーリズム――国境を越える患者たち』医薬経済社；真野俊樹，2009，『グローバル化する医療――メディカルツーリズムとは何か』岩波書店

▷ 7　Scheper-Hughes, N., 2000, "The global traffic in human organs," *Current Anthropology*, 41：pp. 191-224.

▷ 8　マクニール，W. H.，佐々木昭夫訳，2007，『疫病と世界史』（上下）中公文庫；クロスビー，A. W.，佐々木昭夫訳，1998，『ヨーロッパ帝国主義の謎――エコロジーから見た 10～20 世紀』岩波書店

▷ 9　見市雅俊・脇村孝平・斎藤修・飯島渉編，2001，『疾病・開発・帝国医療――アジアにおける病気と医療の歴史学』東京大学出版会；見市雅俊，1994，『コレラの世界史』晶文社

ラジルなどで大規模な飢饉が繰り返し発生したとされる（「後期ヴィクトリア朝ホロコースト」）。[10]

また，ヒトのグローバルな移動という面では，国民全体を動員した20世紀における総力戦の影響も大きい。第一次世界大戦末期の1918年のインフルエンザが，軍隊の移動とともに拡大して世界的流行（スペイン風邪）を引き起こした。死者は2,500万人以上で，戦争による死者数をはるかに越えたという。[11]

20世紀末，バイオテクノロジーに支えられた近代医療（生物医学）は，一部の病気を治療する能力を飛躍的に進歩させた。その結果，ある種の病気においては，病気に関する情報やテクノロジーにどれだけアクセスできるかということが，その病気それ自体よりも重要になった。ある病気の運命を決めるのは，モノやヒトの交通ではなく，その病気に関する情報（知的財産）がどう流通するか（あるいは流通を阻止されるか）という問題といえる場合もある。例えば，エイズは，貧しい第三世界の多くの人々にとって迅速な死を意味する。しかし，先進国の住民で最先端の抗ウイルス剤治療を受ける資力に恵まれている人々には，慢性疾患のひとつに過ぎない。したがって，抗ウイルス剤という知的財産が，それを最も必要としている国々（貧困かつエイズが蔓延した地域）で利用されないことで，グローバルなエイズ危機が悪化しているとも言い得る。これは，抗ウイルス剤が，製薬企業の知的所有権の保護によって，原材料費をはるかに超える高価格で販売されていることによる。製薬企業側の主張によれば，高価格は次世代の医薬品の研究開発費をまかなうためという。一方，その批判者たちによれば，医薬品の研究開発の多くの部分は，政府からの補助金を得て，大学や公的研究機関で行われており，製薬企業の役割は少ないという。

1990年代末に南アフリカやブラジルでは，エイズ治療を普及させるため，政府が特許強制実施（特許権者の許諾なしにコピー薬を製造すること）を行おうとした。それに反発した製薬企業やアメリカは，新薬開発のための特許権保護の重要性を主張し，知的所有権保護を謳う国際条約（TRIPS協定）を盾に取って，世界貿易機関（WTO）に提訴した。だが，「国境なき医師団」などの人道主義的NGOからの批判の高まりや国際世論の非難によって2001年に訴訟は相次いで取り下げられ，同年のWTO閣僚会議ドーハ宣言では，公衆衛生危機の際に政府は特許の強制実施権を持つことが確認された。[12]

犠牲者としてのエイズ患者を，グローバルなマスメディアの中でスペクタクル化することで，NGOは道徳的な優位性を確保し，製薬企業やWTOの譲歩を引き出した。しかし，グローバルな社会問題の複雑な全体の中からわかりやすい部分だけを取り上げ，単純な善玉・悪玉論に還元することは，問題の本質を隠蔽することにつながる場合もある。例えば，1994年のルワンダ虐殺でのフランス軍と国境なき医師団のつながりのように，地域紛争での緊急医療NGOの人道介入は，軍事的な人道介入の露払いとなり，戦争を道徳的に正当化する

▷10 Davis, M., 2002, *Late Victorian Holocausts : El Niño Famines and the Making of the Third World,* Verso.；脇村孝平，2002，『飢饉・疫病・植民地統治——開発の中の英領インド』名古屋大学出版会

▷11 クロスビー，A. W., 西村秀一訳，2004，『史上最悪のインフルエンザ——忘れられたパンデミック』みすず書房；バリー，J. M., 平沢正夫訳，2005，『グレート・インフルエンザ』共同通信社

▷12 美馬達哉，2007，『〈病〉のスペクタクル——生権力の政治学』人文書院

役割を果たすことがある。▷13

4 新しいエージェントの登場

　健康と病気をめぐる社会的実践は，グローバリゼーションのもとでは，エイズの例で示したように，国家主権と製薬企業と人道主義的NGOのトランスナショナルなせめぎ合いの中に置かれる。この事態は，グローバリゼーションと国際化の違いを典型的に示している。国際化をめぐる議論では，国家を単位として国際関係が構築されることが前提となる。これに対して，グローバリゼーションにおいては，個々の住民やローカルな政府と，国際機関やグローバルに展開した企業・NGOが多層的に相互連関することが常態となっている。

　こうした国境を越えて権威や権力を持つ新しいエージェントの登場は，グローバル・ガバナンスとして問題化され，国民国家の内部で生じる社会現象を前提として議論を行ってきた社会学や政治学に再考を迫りつつある。▷14

　また，エイズには，ローカルな文化と異なるゲイのライフスタイルや国境を越えたゲイのアイデンティティの普遍化を促進する面があった。この背景のもとで，ゲイ運動も新しいグローバルなエージェントとして構築された。▷15

5 ケア・介護労働と移民

　グローバリゼーションは医療者の移動とも関連する。その例は，イギリス，アメリカでは，自国の医師が敬遠する領域である救急医療，高齢者医療，精神医療などに，英語で医学教育を受けた移民医師が数多く関わっていることだ。

　また，ケア・介護労働の国際分業の進行も広く議論されている。20世紀後半の先進諸国では，女性の賃労働への従事（社会進出）が増大するに従って，それまで女性が無償の家事労働として家庭内で担わせられてきた高齢者や病者へのケア・介護労働を社会的に担うシステムが必要となった。

　いくつかの国々（アメリカやシンガポールや香港など）では，女性移民労働者が，自宅での「家政婦」，老人ホームなどでの介護者，病院での看護師として，自国の労働者よりも低賃金で，そうしたケア・介護労働を担っている。そうした職業領域への移民の送り出しを積極的に政策として奨励する国としては，インドネシアやフィリピンが知られる。先進諸国でのケア・介護のニーズを，低賃金で引き受ける女性移民の増大は，「移民の女性化」や「ケア労働の国際移転」とも呼ばれ，移民研究とジェンダー研究とグローバリゼーション研究をつなぐ問題領域となっている。▷16

　高齢社会を迎えた日本では，従来の消極的な移民受け入れ政策が一部変更されて，フィリピンやインドネシアからの女性移民労働者のケア・介護領域への参入が制度化されて拡大しつつあり，今後注目される。

（美馬達哉）

▷13　重光哲明，2001，「フランス緊急医療NGOにみる人道的介入」勝俣誠編『グローバル化と人間の安全保障』日本経済評論社，pp. 85-108

▷14　ヘルド，D.編，中谷義和監訳，2002，『グローバル化とは何か——文化・経済・政治』法律文化社

▷15　アルトマン，D.，河口和也・風間孝・岡島克樹訳，2005，『グローバル・セックス』岩波書店

▷16　Ehrenreich, B. and Hochschild, A. R., 2002, *Global Woman : Nannies, maids, and sex workers in the new economy*, Owl books.; Parrenas, R. S., 2001, *Servants of Globalization : Women, migration and domestic work*, Stanford University Press.

コラム 16

健康保険

1 社会保険の基本的特徴

　健康保険は，病気やけがといったリスクに備えるための，政府や公的機関が運営する社会保険である（厳密にいえば民間運営の健康保険もあるが，ここでは論じない）。

　保険とは，同じようなリスクにさらされた人々が集まって，お互いに保険料という形で少しずつ費用を出し合い，その集団の誰かに事故が発生した場合に，集めたお金でその人に必要な給付を行う仕組みである。リスクを分散する仕組みだから，大数の法則（個別の場合にはまったくの偶然に見える事象も，多量に観察すると発生する確率が一定値に近づくこと）が成立する程度の人数が参加することが必要である。

　社会保険制度には，保険原理と扶助原理が共存する。保険原理からすると，保険料を加入者各自のリスクに応じて設定すること（給付・反対給付均等の原則）は妥当である（民間保険の場合はそうしている）。しかし，リスクの高い人々は貧困者など社会的弱者に多いため，社会連帯を基調とする扶助原理からすると，そうした設定は妥当でない。したがって，社会保険は，法律でもって加入を義務づけることによって，加入者数（被保険者数）を確保したうえで，各自のリスクとは別の基準（所得比例ないしは同一など）でもって保険料を設定する。こうして，社会保険は高所得者から低所得者へ，あるいは低リスクの人から高リスクの人への所得の再分配の機能を果たしている。

　社会保障の仕組みには，社会保険とは別に公的扶助がある。公的扶助は貧困者救済制度で，税金を財源としていて，扶助原理がより強い。そのため，公的扶助の給付を受けるには資力調査（ミーンズテスト）に応じなければならない。それに対して，社会保険の場合は，あらかじめ保険料を払う（拠出制）代わりに，給付の際に資力調査を受ける必要はない。

2 健康保険制度の起源

　世界で初めて健康保険制度を創設したのはビスマルクである。もともと北ヨーロッパの都市では，中世から同業者組合（ギルド）などで相互扶助の仕組みが行われていた。ドイツは1871年に統一し，産業化・近代化を急速に推進した。しかし，その代償として，物価が高騰するなど，国民の生活不安が増大したため，政府に対する国民の支持を高める必要があった。

　そこで，当時宰相だったビスマルクは伝統的な相互扶助組織に注目し，それに法的強制力を与えて一般化しようとした。そして，1883年に疾病保険法を制定した。これは被用者と雇い主の費用分担のもとに疾病金庫を設置し，病気で働けない被用者に対して無料の治療と疾病手当を支給するものだった。業務災害に関する災害保険，老齢年金などに関する老齢・廃疾保険とともに，ビスマルク社会保険3部作といわれる。

　健康保険をはじめとする社会保険は，これ以降急速に欧州各国に普及した。

3 日本の健康保険制度の変遷と現状

　日本では，1905年頃から一部の民間や官営の工場などで，疾病給付を行う共済組合が作られ始めた（鐘紡共済組合や帝国鉄道庁現業員共済組合など）。そして，1922年には健康保険法が制定された。当時，日本は第一次世界大戦後の不況にあえいでいて，大量の失業者が発生し，労働争議も多発していた。そこで，人々の生活上の不安を取り除き，労使の協調と融和を図ることを目的として，この法律が制定された。対象は工場・鉱山労働者（ブルーカラー）に限定していて，保険料は労使折半だった。保険者（運営機関）は政府（中小企業対象）または健康保険組合（大企業対象）

とされた。結局，健康保険法は関東大震災のため施行が遅れ，1927年から施行された。

1938年には，農村・農民の救済と，国民の健康と体力の向上を目的として，国民健康保険法が制定された。この国民健康保険法は当時国民の約6割を占める農山漁村の住民を対象としていた。翌1939年には，都市部の会社で働く事務職などの人々（ホワイトカラー）を対象とした職員健康保険法が制定された。職員健康保険法は1942年に健康保険法に統合された。

第二次世界大戦後も，健康保険制度の整備が進められた。1959年の国民健康保険法改正により，全市町村は国民健康保険事業の実施を義務づけられ，他の公的健康保険の被保険者とその被扶養者を除き，市町村の区域内に住所を有する者はすべて国民健康保険の強制被保険者となった。こうして1961年4月に，全市町村（奄美大島の無医村1町5村を除く）が国民健康保険事業の実施を開始して，国民皆保険が達成された。

以上のように，日本の健康保険制度は多種多様の保険者が積み木細工のように合わさって，国民皆保険が実現している。現在，主なグループとして，組合管掌健康保険（大企業被用者とその被扶養者），全国健康保険協会管掌健康保険（中小企業被用者とその被扶養者），各種共済（公務員・私学教職員とその被扶養者），国民健康保険（農業者や自営業者など）がある。ちなみに，社会保険発祥の地であるドイツは国民皆保険となっていない。

加入している保険の違いによって，加入者に対するサービスが大きく異ならないよう，公的健康保険間の調整が行われてきた。現在，医療給付の一部負担割合は保険別でなく，年齢別に区分けされている。したがって，組合管掌健康保険の加入者も国民健康保険の加入者も，同じ年齢なら，自己負担割合は同じである。また，この自己負担が一定額を超えた場合，超過額を健康保険から償還する高額療養費制度がある。さらに，健康保険の財源は保険料や患者自己負担だけでなく，所得の低い加入者が多い保険を中心に，税金がかなりの程度投入されている。

保険給付は医療行為自体を給付する現物給付が基本だが，一部現金給付もある（傷病手当金など）。すべての医療行為が公的健康保険で保障されるわけではない。美容整形などは保険の適用外である。原則として，保険で認められていない医療行為を行う場合には，入院や検査など他の費用もいっさい保険はきかず，すべてが自己負担となる。保険診療と自由診療の併用を禁止しているためだ（混合診療の禁止）。ただし，例外的に混合診療が認められる場合（保険外併用療養費）がある。ひとつは先進医療や治験など，治療上の有効性や安全性が医学的に確かめられれば，将来的に保険診療への導入が検討される医療行為やサービス（評価療養）である。2つめは差額ベッドなど，患者の選択によるもので保険導入を前提としない医療行為やサービス（選定療養）である。どちらも国によって適用範囲が指定されている。さらに，2016年4月から患者申出療養が始まった。この制度は患者の申出を起点として未承認薬などを用いた治療を行うものである。ただし，国がその治療の安全性や有効性を確認する必要があるなど，一定の制約がある。　　　　　（金子雅彦）

参考文献

足立正樹編，2003，『各国の社会保障（第3版）』法律文化社

椋野美智子・田中耕太郎，2008，『はじめての社会保障——福祉を学ぶ人へ（第6版）』有斐閣

吉原健二・和田勝，1999，『日本医療保険制度史』東洋経済新報社

コラム 17

生命倫理

1 「生命倫理」とは何か

「生命倫理」(ないしは「生命倫理学」)という言葉は、アメリカで1970年代に作られた「バイオエシックス (bioethics)」の翻訳語である。「バイオエシックス」という言葉には、元来は環境倫理をも含む広い用法が存在していたが、現在では、もっぱら生命科学や医療に関連した倫理的問題を研究する学際的アプローチのことを指している。伝統的な医療倫理 (medical ethics) と対比した場合、哲学者や法学者、一般市民や患者など非医療者による医療上の意思決定への参加を強調する点が特徴的である。

日本において、「生命倫理」という言葉が注目されるようになったのは、脳死・臓器移植の問題が社会的に注目された1980年代以降のことである。この時期に、新たな社会的課題として先端医療の倫理的問題が注目されるようになり、これに対応するべく、アメリカの「バイオエシックス」の導入が試みられた。

ただし、日本に輸入された「生命倫理」は、いくつかの点でアメリカの「バイオエシックス」とは異なっている。ここでは、主に人体実験論、および宗教と生命倫理という2つのトピックに絞って、両者の差異を浮かび上がらせてみたい。

2 人体実験論

現在、「生命倫理」ないしは「バイオエシックス」の名のもとに議論されているテーマは、臓器移植や生殖技術等の倫理的側面についての検討から、マクロな医療資源の配分にかかわる問題まで幅広い。ただし、初期の中心的課題はもっぱら人体実験のガイドライン作りであり、このために設置された「生物医学・行動科学研究における被験者保護のための全米委員会」(1975~1978年) を通じて制度的にも確立していった。

それゆえ、バイオエシックスにとって、人体実験論はその原点となっている。

もっとも、バイオエシックス誕生以前にも、すでにいくつかの人体実験の国際的なガイドラインは存在していた。とりわけ「ニュルンベルク綱領」(1947年) は、人体実験の倫理規範として、被験者の自発的同意の必要性を規定した点で画期的なものだった。しかし、アメリカにおいては、ニュルンベルク綱領は、あくまでもナチスドイツに対してのものであり、自国の人体実験を縛る規範とは考えられていなかった。

こうした状況を大きく変えたのが、1960年代以降の一連の人体実験スキャンダルと、それに続く新たな規制システムの構築であった。人体実験のルール作りをもはや医学研究者だけに委ねておくことはできないという世論を背景として、神学者や哲学者、法律家が次々と医療上の意思決定に参入してくるようになったのである。彼らは人体実験の問題と向き合うことで、非医療者の立場から現場での意思決定に参与するとともに、その経験に基づいて、学問としてのバイオエシックスを確立していったのである。

3 宗教と生命倫理

もう一点、日本の「生命倫理」において抜け落ちているのは、初期において宗教家・神学者が果たした役割の重要性である。もちろん、バイオエシックスが独立した学問領域として制度化されていくさい、その中心を担ったのは哲学者たちであり、彼らは世俗的な視点を強く打ち出すことによって、バイオエシックスの議論を公共的なアリーナへと押し上げていった。

ところが、時期を少し遡ってみると、バイオエシックスははじめから、必ずしも「価値自由」に基づく無色透明の公共政策のためのロジックであったわけではないことがわかる。というのも、60年代後半から70年

代前半の「バイオエシックスの誕生」期においては，その中心的な役割を担ったのは，哲学者ではなく神学者を中心とした特定の宗教に強くコミットしていた知識人たちだったからである。この点において，バイオエシックスはアメリカのアカデミズムに突如として現れた哲学の一分野というよりは，リベラルなキリスト教を中心とする宗教的な文化資源に大きく依拠したディシプリンだったとみることができる。

こうしたバイオエシックスと宗教との緊密な結びつきは，その研究機関設立の経緯からも確認することができる。アメリカにおいて，その初期から精力的な活動を続けている代表的なバイオエシックス研究機関は，「ヘイスティングス・センター」，「ジョージタウン大学ケネディ倫理学研究所」，「健康と人間の価値協会 (Society for Health and Human Values, SHHV)」の3つであるが，どの機関の設立も，アメリカにおけるキリスト教の動向と切り離して論じることはできない。

特に「最も人文学的な」バイオエシックスを展開した「健康と人間の価値協会」は，その母体が，医学校での神学教育を検討するプロテスタントの牧師団体であることからもわかるように，宗教的色彩は強い。また，ヘイスティングス・センターは「最も世俗的」といわれるが，その設立者である哲学者ダニエル・キャラハンはもともとリベラルなカトリックの雑誌『コモンウィール』の編集者であり，カトリックの立場から中絶と生殖技術の問題に取り組んでいた。さらに，ケネディ倫理学研究所は，その名の通り，カトリックのケネディ家の支援によって作られた研究所であり，設立者の産婦人科医アンドリュー・ヘレガースは，第二ヴァチカン公会議（1962～1965年）で生殖技術に関する委員会に参加したカトリックの平信徒であった。

このように，初期バイオエシックスはアメリカの宗教的伝統に深くコミットした知識人によって担われており，こうした宗教と生命倫理の関係は1980年代後半以降，再活性化している。それはとりもなおさず，バイオエシックスの課題が，生と死の意味づけという，その社会の宗教的次元と深い関係にあることと無関係ではない。

4　社会のなかの「生命倫理」

ところで，こうしたアメリカの「バイオエシックス」と日本の「生命倫理」との乖離は，ひとつには初期の日本の紹介者たちが「バイオエシックス」の理論的成果のみに着目し，それが誕生した社会的文脈に無関心であったことに起因している。その結果，近年まで日本の「生命倫理」は，「バイオエシックス」という新しい知の領域がどのような社会的文化的背景のもとで誕生したのか，ということにはほとんど注意を払ってこなかった。日本の「生命倫理」において，長らく人体実験の問題や，宗教と生命倫理の関係が問われなかった背景には，こうした事情がある。

長年，参与観察者としてアメリカのバイオエシックスを研究してきた医療社会学者のレネー・フォックスは，バイオエシックスは生と死の境界領域を扱うことによって，深いレベルでの「アメリカ社会の集合的意識」を表象している，と指摘している。こうしたフォックスの視点を応用するならば，われわれは日本の「生命倫理」の欠落を補うとともに，その言説の背景にある「集合的意識」をも社会学的に解明していく必要があるだろう。

（田代志門）

▷1　コラム4 参照。
▷2　土屋貴志，2002，「『bioethics』と『生命倫理』――人体実験論を中心に」小泉仰監修・西洋思想受容研究会編『西洋思想の日本的展開――福澤諭吉からジョン・ロールズまで』慶應義塾大学出版会，pp. 154-174
▷3　田代志門，2003，「宗教と生命倫理――初期バイオエシックスにおけるアメリカの宗教的伝統」『社会学研究』73：pp. 111-134
▷4　Fox, Renèe C. and Swazey, Judith P., 1988, "Medical Morality is not Bioethics: Medical Ethics in China and the United States," Renèe C. Fox, *Essays in Medical Sociology : Journeys into the Field*, second enlarged edition, Transaction Books, pp. 645-671.

V 研究者紹介

1 タルコット・パーソンズ

1 パーソンズと医療社会学

　タルコット・パーソンズ（Talcott Parsons, 1902～1979）は，20世紀アメリカを代表する社会理論家であると同時に，医療社会学という新たな研究領域を開拓したパイオニアのひとりである。彼は，1937年に公刊された『社会的行為の構造』において，自らの行為理論の基礎を構築したのち，晩年に至るまで，一貫して社会学の一般理論の彫琢に取りくんだ。パーソンズの提示した理論枠組みとしては，初期の「**主意主義的行為理論**」に加えて，中期の「**パターン変数**」や後期の「**四機能図式**」などが，よく知られている。

　医療社会学の歴史において，パーソンズの地位を不動のものとしたのは，『社会体系論』（原著1951）において展開された「病人役割」概念である。『社会体系論』は，『行為の一般理論を求めて』（原著1951）において定式化された枠組みを基礎として，社会システムの一般理論を提示した著作である。そのさい，パーソンズが自らの理論の経験的妥当性を検証するために選んだのが，「近代医療の事例」であった。

　病人役割概念が画期的だったのは，それがさまざまな行為の連なりから社会構造を説明する彼独自の理論的視座から展開された点である。すなわち，それ以前に提唱されていた医療社会学があくまでも医学の一部門にすぎなかったのに対し，パーソンズは，医学とは異なる独自の社会学的視点から病気や健康の問題に取り組んだのであった。その結果，病人役割概念は，医師-患者関係論のみならず，その後の医療社会学全体の発展に寄与することになる。医療社会学の歴史において，『社会体系論』の出版が決定的な出来事だと考えられているのは，こうした文脈においてのことである。

　ただしその一方で，医療社会学の分野においては，病人役割概念以外のパーソンズの研究はそれほど知られていない。とりわけ，後期から晩年にかけての専門職論の展開や死の意味づけの問題などは，近年まであまり注目されてこなかった。しかしながら，彼の生涯にわたる研究関心を踏まえた場合，これらの課題は重要な意味を持つ。なかでも専門職論は，パーソンズのマクロな社会認識と深く関わっている。そこでここでは，主として後期パーソンズの専門職論に焦点をあて，彼の医療社会学研究を概観することにしたい。

▷ 1　高城和義，2002，『パーソンズ——医療社会学の構想』岩波書店

▷ 2　**主意主義的行為理論**
英米型の実証主義とドイツ型の理想主義というヨーロッパ思想の二大潮流を統合することによって，パーソンズが提示しようとした行為理論。環境や遺伝ではなく，行為者の能動的・主観的な働きかけを重視する点で，「主意主義（voluntarism）」と呼ばれる。高城和義，1986，『パーソンズの理論体系』日本評論社

▷ 3　**パターン変数**
行為者が行為に際して何らかの判断のために依拠する価値判断の基準を定式化したもの。①感情性と感情中立性，②集合体志向と自己志向，③普遍主義と個別主義，④業績本位と所属本位，⑤限定性と無限定性，という5組からなる。

▷ 4　**四機能図式**
システムが存続するために必要な機能的要件を，適応（Adaption），目標達成（Goal-Attainment），統合（Integrtion），潜在的パターンの維持と緊張管理（Latent Pattern Maintenance and Tension Management）という4つの側面から捉えたもの。それぞれの頭文字をとって，AGIL図式とも呼

❷ 市場・官僚制・専門職

　専門職に対するパーソンズの関心は，その学問的出発点にまで遡ることができる。学位論文において，パーソンズはウェーバーとゾンバルトの資本主義論を検討したが，彼はその末尾で，ウェーバーの悲観的な未来像に対して率直な違和感を表明している。すなわち，ウェーバーは，人間をモノのように扱う官僚制組織が社会全体に拡大することによって，「死んだ機械化された社会的条件が生み出され，そのなかで，あらゆる人間活動は『システム』に従属せざるをえなくなるだろう」という。しかしながら，「ウェーバーはこのペシミズムにおいて本当に正しいのだろうか⁴⁶」と，パーソンズは問いかけたのである。

　パーソンズは，後にこの「問い」に対する具体的な答えとして，医師を中心とする専門職論を展開していくことになる。最終的にパーソンズがたどり着いたのは，社会の全面的な官僚制化というウェーバーの診断は誤っており，現代では，官僚制組織でさえ，その内部に自律性を有する専門職を多数配置することによって合議的な方向に変容しつつある，という結論であった⁴⁷。

　こうしたパーソンズの社会認識の前提となるのは，官僚制組織との対比で描かれる，専門職組織の特質である。近代的組織類型の典型とされる官僚制組織においては，組織の意思決定はトップダウンで行われ，組織の成員は形式的・合理的な規則に従って行動することが期待されている。しかし，クライアントの個別のニーズに応えることを主たる任務とする専門職の場合，その業務はトップダウンでは遂行されえない。むしろ専門職組織においては，現場の構成員に広範な裁量権が認められており，彼らは自らの知識と技術に基づいて自律的に行動することが期待されている。

　パーソンズは，後にこうした特徴を有する専門職からなる組織類型を「合議制アソシエーション（collegial association）」と呼び，これを官僚制とは異なる独自の近代的組織類型として位置づけた。「合議制アソシエーション」は，完全に平等な民主的アソシエーションとは異なり，一定の階層性を有している。ただし，各層のなかでは平等な関係が保たれ，構成員同士のコミュニケーションによって意思決定が行われる点に，その特徴がある。

　合議制アソシエーションは，対話による意思決定を旨とする点で官僚制と区別されるが，それが独特の信頼関係を基礎としている点で，市場とも区別される。専門職と素人の間の能力差と，それゆえに生じる「**信託責任**（fiduciary responsibility）⁴⁸」を重視していたパーソンズは，医療や教育における人間関係を市場モデルによって把握することに終始批判的であった。市場取引においては，買い手と売り手が各々の自己利益を追求することは，その手続きが公正でありさえすれば，正当なことだと考えられている。しかしながら，知識格差のある専門職と素人の関係においては，これは必ずしもあてはまらない。知識と経験

▷5　市野川容孝「解説　レネー・C. フォックスと医療社会学の系譜」フォックス，R. C.，中野真紀子訳，2003，『生命倫理をみつめて──医療社会学者の半世紀』みすず書房，pp. 175-214

▷6　Parsons, Talcott, 1929, ""Capitalism" in Recent German Literature: Sombart and Weber, II," *Journal of Political Economy*, 37(1): pp. 31-51.

▷7　パーソンズ，T.，井門冨二夫訳，1977，『現代社会の体系』至誠堂

▷8　**信託責任**
対等な関係にある当事者間で結ばれる「契約関係」との対比で使用される。対等な関係にはない当事者間において，受託者に自己責任を迫ることなく，受益者の利益をはかるように義務づける関係。樋口範雄，1999，『フィデュシャリー［信認］の時代──信託と契約』有斐閣

181

において優る専門職が自己利益を追求しようとすれば，結果として無知な素人を搾取しかねないからである。それゆえ，専門職の側には知識や技術の行使についての特別な責任感情，つまりは「専門職倫理」が必要だと考えられてきた。

パーソンズは，高等教育の充実という「教育革命」を経て，高度な自律性を有する専門職が大量に育成され，社会のあらゆる部門で活躍するようになることを，「近代社会の職業システムで起きている最も重要な変化」だと捉えていた[9]。それによって，大学や病院などの専門職組織のみならず，政府や企業などの官僚制組織も合議的な方向に変容しうる，と考えていたからである。この意味で，パーソンズにとって，専門職への着目は，市場と官僚制への着目と並び称されるべき，近代社会の理論的把握における「革新」だったのである。

③ 専門職複合体

パーソンズの専門職論は，後期に至って，「専門職複合体（professional complex）」という概念とともに，さらに精緻化されていくことになる[10]。この理論枠組みは，以下の2点において，従来の彼の専門職論を大きく進展させるものであった。

第一点は，専門職機能の拡大としての「複合体」概念である。医療の文脈でいえば，パーソンズは，これまでもっぱら「治療」という実践的場面（医師－患者関係）を想定して専門職の機能を考察していた。これに対して，専門職複合体論においては，専門職は，「研究」と「教育」という機能をも含みこむ連続的な「複合体」として捉え直されている。すなわち，彼の言葉を借りれば，専門職複合体とは，「新しい知識の創造」（「研究(リサーチ)」）と「人間の実際的な利益に資するように知識を利用すること」（「実践(プラクティス)」），および「知識の習得を目指す一群の人々に知識を伝達すること」（「教育(ティーチング)」）という3つの相互依存的な機能を束ねる概念に他ならない[11]。

第二点は，素人をも専門職組織の構成員として包含する方向で拡大された「複合体」概念である。パーソンズは患者，クライアント，学生，被験者といった「素人」が自発的に専門職との関係を選択することを条件に，こうした「素人」の参加者を専門職複合体の「メンバー」として把握することを提案している。それゆえ，この視点を第一点と重ね合わせれば，研究・教育・実践という3つの領域それぞれで，専門職は素人と適切な関係を築くことが必要であり，それは「後者が患者であれ，クライアントであれ，学生であれ，被験者であれ，前者が臨床家であれ，教授であれ，研究者であれ」変わらないことになる。

このように，専門職複合体論は，研究・教育・実践を不可分一体の機能システムと捉えるとともに，各部門の「素人」をもそのメンバーとして位置づけようとする壮大な理論的試みであった。その結果，パーソンズの専門職論は，

▷ 9 Parsons, Talcott, 1968, "Professions," Sills, David L., ed., *International Encyclopedia of the Social Sciences*, Vol. 12, The Macmillan Company & The Free Press, pp. 536-547.

▷ 10 田代志門，2006，「専門職と『開かれた自律』——後期パーソンズ医療社会学の射程」『社会学研究』79：pp. 85-109

▷ 11 Parsons, Talcott, 1969, "Research with Human Subjects and the "Professional Complex"," *Daedalus*, 98(2): pp. 325-360.

「実践」の側面に限定されない幅広い専門家をその内側に取り込むとともに，素人の「参加」という契機をも含みこむものへと変容した。この意味で，専門職複合体論は，専門職の自律性のみを強調しがちな「閉じた」専門職モデルに代えて，クライアントとの連帯，他の専門職との連帯という方向に「開かれた」専門職モデルの可能性を提示したものとみることができる。

実際，当時誕生したばかりのいわゆる「倫理委員会」に対するパーソンズ独自の評価に，こうした特徴はよく表れている。通常，これらの委員会に非医者が参与するようになったことは，それまでの医療専門職の自己規制に代わる外的なコントロール・メカニズムだと考えられている。しかしパーソンズは，倫理委員会に参与しているメンバーが，法律家や宗教者という伝統的な専門職であることに注意を促す。すなわち，彼の視点からは，委員会の審査は医療専門職の信託責任を否定して，それを「外部」からコントロールしようとする営みではない。むしろ，医療の世界を法律家や聖職者という他の専門職に対して「横に開く」ことによって，共同で信託責任を遂行させるための装置に他ならない。このように，パーソンズの専門職複合体論は，従来からの専門職の信託責任を強調しつつも，それが柔軟に機能するように一定の工夫を加えたものであった。

▷12 倫理委員会
医療行為や医学研究に関わる倫理的問題について非医療専門家を交えて検討する委員会。診療に関わるものを施設内倫理委員会（Institutional Ethics Committee, IEC）または病院倫理委員会（Hospital Ethics Committee, HEC），研究に関わるものを施設内審査委員会（Institutional Review Board, IRB）または研究倫理委員会（Research Ethics Committee, REC）と呼ぶ。

4 パーソンズの遺産

1970年代の専門職批判の嵐を経て，今日では新しい専門職像が模索されている。専門職の責任を強調しつつも，その自律性を「開いていく」可能性を模索した後期パーソンズの専門職論は，これに対してひとつの指針を提供しうるものである。また，彼が一貫して市場とも官僚制とも異なる独自の原理によって専門職組織を位置づけようとした点は，医療に市場原理を導入することの是非があらためて問われている現在において，アクチュアルな意味を持っている。

もっとも，後期パーソンズの医療社会学は，専門職論に限られたものではない。とりわけ，死の意味づけの問題を扱った一連の論考や，宗教と医療の関係を議論した論考は，彼の生涯に渡る「人間存在の宗教的次元」への関心に基づいている。これらの問題関心は，『社会体系論』においてすでに展開されていた「医療における不確実性」の問題とも絡み合いながら，パーソンズ医療社会学のもうひとつの豊かな鉱脈となっている。

いずれにしても，パーソンズの医療社会学の特徴は，医療という領域における限定的な問題を扱いながらも，それが常にマクロな社会認識とかかわりあっていた点にある。医療社会学が制度化され，独立した学問分野としての正当性を獲得するとともに，こうした視点が希薄になっている現在，われわれがパーソンズから学ぶべき遺産は，ここにこそあるのではないだろうか。

（田代志門）

V 研究者紹介

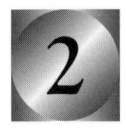

2 エヴェレット・ヒューズ

1 ヒューズと医療社会学

E. ヒューズ（Everett Hughes, 1897～1983）は，医療だけを研究してきた訳ではないが（彼の業績のうち，医療を主題とするものはごく一部である），その医療社会学への寄与はきわめて大きい[1]。ヒューズの論文，特に「職業（occupation）」（後述）に関するものは，医療社会学の「実質的発展の道具」となったといわれる[2]。またA. ストラウス，E. ゴッフマン，E. フリードソン，H. ベッカーなど医療社会学の古典の著者たちを教育し，影響を与えたのである[3]。

ここでは，ヒューズの残した「道具」を中心に，彼の医療社会学への影響を解説する。まず彼の議論の前提となる認識や問題関心を明らかにし，次にそうした前提に基づいて提案された経験的研究の枠組みを検討する。そしてヒューズの議論から影響を受けた医療社会学の研究を紹介する。

2 職業研究の前提

ヒューズは，職業研究において何を問うたのか。そもそもどうして職業研究なのか。「職業」「仕事（work）」「道徳的分業（moral division of labor）」「同業者集団（colleague group）」といったキータームと絡めつつ，彼の議論の前提となる認識や問題関心を明らかにしたい。

ヒューズは「道徳的規則の定義と執行に含まれるすべてのプロセス」の解明を「社会学の中心問題」とみなす[4]。つまり誰が何をなすべきであり，誰が何をなすべきではないのかを定めるプロセス，およびそうして定められた規則に人々を従わせるプロセスを明らかにすることが必要であるという。

ここでクローズアップされるのが「仕事」である。ヒューズによると「仕事は，あらゆる人間社会において道徳的規則の対象」である[5]。仕事には，誰が何をなすべきか定め，その「誰」にその「何」を行わせるという営みが伴う。誰が何をなすべきかを定めるとは「道徳的規則の定義」であり，その「誰」にその「何」を行わせることは，定義された道徳的規則の「執行」である。

こうした認識に基づく仕事の研究は，「分業＝労働の分割（division of labor）」の研究でもある。一般に社会（科）学には，分業について次のような認識がある。この世界にはさまざまな仕事があるが，個々の仕事は単独で成立しているわけではなく，他の仕事や仕事以外の活動と結びついている。個々の仕事や仕

▷1 ヒューズの浩瀚な論文集 *The Sociological Eye* は，彼の業績を「制度」「人種と文化の出会い」「仕事と自己」「社会の研究」に分けている。Hughes, Everett, 1984, *The Sociological Eye : Selected Papers with a New Introduction by David Riesman and Howard S. Becker*, Transaction Publishers.

▷2 Heath, Christian, 1984, "Review Essay: Everett Cherringthon Hughes (1987-1983): a Note on His Approach and Influence," *Sociology of Health and Illness*, 6 (2): p. 228.

▷3 Hughes, Everett, 1958, *Men and their work*, Free Press, p. 101.

▷4 ▷3 の p. 101

▷5 ▷3 の p. 101

事以外の活動は，何らかの「労働」を「分割」して成立したものであり，その「分割された労働」が結合されることで「何らかの労働」が成立する。ヒューズは，このような認識をふまえつつ，分業を「道徳的分業」と呼び，その道徳的特性に注目する。彼が提案するのは，仕事に関わる責務を配分したり，配分された責務を遂行する，あるいはさせる営みの研究，つまり仕事に関する「道徳的規則の定義と執行」の研究である。 ▷6 ▷3のp. 80

分業の研究は，職業とそれを契機に形成される集団（つまり「同業者集団」）の研究でもある。分業は，職業および同業者集団を形成し，そうして形成された職業および同業者集団により分業が形成されるからである。ヒューズは「免許と権限（licence and mandate）」に注目して「職業」と「同業者集団」を捉える。「他の人々には禁じられている特定の活動を行い，その活動と引換に金銭やモノ，サービスを得ること」が特定の人々に許されているとき，つまり一定の「免許」が成立しているとき，「職業」もまた成立する。そして職業を同じくする人々が，相互に同業であることを意識するとき「同業者集団」が形成される。同業者集団は，集団成員や成員の仕事に関わる人々の営みについての道徳的意識（何が正しく，何が正しくないかについての意識）を発達させる。同業者集団の成員は，仕事に関わる人はこうした道徳的意識の求めるところに従うべきであると考え，自らの仕事や仕事に関わる諸々の活動（クライアントや隣接する職業従事者などの活動を含む）を対象とする「道徳的規則の定義と執行」の「権限」を主張する。こうした主張は，その求めるところが必ず実現するわけではないが（これをかなり実現した職業が「専門職（profession）」である），分業およびそれを規定する「道徳的規則の定義と執行」に，しばしば影響を与える。このように，分業が職業・同業者集団を形成するだけでなく，逆に職業・同業者集団が分業を形成する面もある。

▷7 ▷3のp. 78

▷8 ▷3のp. 93

▷9 ▷3のp. 79

❸ 職業研究の準拠枠

こうした認識と問題関心に基づき，ヒューズは職業研究の「準拠枠（frame of referenece）」を提案する。「準拠枠」とは，経験的研究において，何をどのように観察し，考え，書くべきかの指針となる枠組みである。

そうした準拠枠のひとつが「仕事の共通テーマ」に着目した「仕事の比較研究」である。「仕事の共通テーマ」とは，仕事をする際には何らかの解決の必要な問題であり，そのなかでも特定の職業に固有の問題というより，複数の異なる職業が共通して直面する問題である。「仕事の比較研究」とは，職業ないし同業者集団を分析単位とする比較研究なのである。

▷10 ▷3のp. 88

どうして「仕事の共通テーマ」なのか。「仕事の共通テーマ」は，同業者集団で発達する道徳意識の焦点となる。したがって特定の同業者集団における「仕事の共通テーマ」に関わる認識や活動（例えば，どのような解決策が適切とさ

れ，実際にどのような解決が試みられているのか）を明らかにすることは，その集団成員における「道徳的規則の定義と執行」の解明につながるからである。

　どうして「仕事の比較研究」なのか。「仕事の共通テーマ」に注目して個々の職業についての調査研究を蓄積し，さらに職業間の比較を行うことにより，「共通テーマ」をめぐる意識と行動の一般的パターンとバリエーションが明らかになる。このことにより，仕事に関わる「道徳的規則の定義と執行」の一般的パターンとバリエーションの理解が可能になると期待されるからである。

　「仕事の共通テーマ」には，どのようなものがあるのか。ヒューズは「日常業務と緊急事態（routine and emergency）」や「仕事におけるミス（mistakes at work）」などをあげている。▷11

　「日常業務と緊急事態」は，「多くの職業のワーカーないし実践家」が「サービスの受け手にとっては緊急事態となる事柄を日常的に扱う」ことから生じる問題である。▷12 クライアントにとっての「類例のないトラブル」は，しばしば実践家にとっては「幾度も経験してきたケース」である。実践家は，クライアントは大げさだと考え，クライアントはそうした実践家の態度を「真剣ではない」と腹立たしく思っている。▷13 こうした両者のギャップは，コンフリクトの契機となる。ここに，コンフリクトを仕事の支障にならないように処理するという実践家の「共通テーマ」が成立する。

　「仕事におけるミス」もまた，実践家とクライアントの関係において生じる問題である。同じ仕事を続ければ続けるほど「エラーをする理論的確率」は「高まる」。▷14 このエラーの不可避性という事実は，ミスがクライアントに損害（医療では命に関わることもある）を与える仕事では特に深刻な問題となる。何らかのミスが生じたとする。同業者であれば，ミスをした人が同業者集団内部で適切とされるやり方で仕事をしている限り，そのミスは避けようのないものであり，その人には責任はないと考えるだろう。他方，クライアントやその関係者は，そうは考えずにミスをした人の責任を追及するかもしれない。一般に「プロの態度」は「統計的」であり，クライアントは「絶対」を求める。▷15 プロは過程を評価し，クライアントは結果を求めるといってもよい。プロは，仕事を結果のみで評価せず，仕事の過程ないし手段それ自体を勘案して評価する。結果は，偶発的に発生するミスにより左右されるからである。このことと関連して，一般に同業者集団において，仕事に必要な技術は，それ自体として評価されるべき「アート」であり，優れた「アート」の実践者は，同業者から尊敬される。実践家とクライアントの間にはこのようなズレがあるため，「素人のクライアントから称賛されている人」が，「同業者から酷評されること」もあれば，「反対に，クライアントから告発されている人」が同業者から「適切に仕事をしたと評価されている」ということが起きる。▷16 ここに「失敗のリスク」やそこから派生する「コンフリクトのリスク」の「縮減・吸収」という「共通

▷11　▷3の pp. 88-89.「仕事におけるミス」と「日常業務と緊急事態」以外にも，ヒューズは「汚れ仕事（dirty work）」（▷3の p. 49）「罪深い知識（guilty knowledge）」（▷3の p. 80）といった「仕事の共通テーマ」をあげている。

▷12　▷3の p. 88

▷13　▷3の p. 54

▷14　▷2の p. 90

▷15　▷3の p. 91

▷16　▷3の pp. 95-98

テーマ」が成立する。

　ヒューズのアイディアには，職業の比較研究だけではなく，複数の職業により構成される分業自体の研究の準拠枠になるものもある。前述の「仕事におけるミス」は，そのひとつである。一般に「仕事におけるミス」が起きると，誰が，どのように責任をとるべきかという問題が生じる。この問題は，ひとつの職業内で解決されることもある。しかし，その「ミス」に複数の職業が関わっていることが疑われる場合（例えば一部の医療ミス），ミスの責任を誰に付与するのか，どのように職業間で配分して処理するのかという複数の職業にまたがる問題が生じる。このため，どのようにミスが処理されるのかに注目することで，複数の職業にまたがる「道徳的規則の定義と執行」（責任を問うことや，責任付与に関わる規則を作ることは，まさに「道徳的規則の定義と執行」である）がみえてくる。

　前述の「免許と権限」から職業を捉えるというアイディアもまた，分業自体の研究の準拠枠となりうる。「免許と権限」をめぐる主張に注目することは，複数の関連する職業に関わる「道徳的規則の定義と執行」の動態の解明に結びつく。誰がどのような「免許」や「権限」を主張するのか，そうした「免許」や「権限」の主張に誰がどのように反応するのか，そうした反応に対する反応はどうか。これらを明らかにすることは，分業の動態，特に分業が職業を形成し，職業（ないし同業者集団）が分業を形成する過程の解明になる。

❹ ヒューズの遺産

　ヒューズのアイディアを取り入れた医療社会学の調査研究は数多い。「仕事の共通テーマ」というアイディアは，医師や看護師など個別職業の研究や「医療における分業」の研究で利用されてきた。例えば「日常業務と緊急事態」というアイディアを利用した研究として，D. チャンブリスによる病院の調査がある。彼は「日常化（routinization）」をキーワードに，病院スタッフ，特に看護師が，死や身体への侵襲などの「緊急事態」が反復される状況に，どのように適応しているのかを問い，彼女／彼らの「道徳性」を描く。「仕事におけるミス」に注目した研究には，医師集団の「自己規制（self-regulation）」の研究がある。これは，医師の仕事が集団内部でどのように評価・コントロールされているのかを問うもので，E. フリードソン，C. ボスクらの調査がよく知られている。「免許と権限」を手がかりとする研究としては，フリードソンの「専門職支配（professional dominance）」論や A. アボットの「専門職システム（system of professsions）」論がある。前者は「医療における分業」おいて，どのように「免許と権限」が配分されているのかを描き，後者は職業間の「管轄権（jurisdicition）」の争奪戦に注目することで，分業のダイナミズムを描こうとする。

（中川輝彦）

▷17　Ⅲ-1 を参照のこと。

▷18　チャンブリス，D.，浅野祐子訳，2002，『ケアの向こう側——看護職が直面する道徳的・倫理的矛盾』日本看護協会出版会（原著1996）

▷19　Ⅲ-3 を参照のこと。Freidson, Eliot, 1970, *Profession of Medicine: A Study of the Sociology of Applied Knowledge*, University of Chicago Press; Bosk, Charles, 1979, *Forgive and Remember: Managing Medical Failure*, University of Chicago Press.

▷20　Ⅲ-1 Ⅲ-2 を参照のこと。フリードソン，E.，宝月誠・進藤雄三訳，1992，『医療と専門家支配』恒星社厚生閣（原著1970）

▷21　Abbott, Andrew, 1988, *The System of Professions: An Essay on the Division of Expert Labor*, University of Chicago Press.

V 研究者紹介

3 エリオット・フリードソン

1 フリードソンの業績

E. フリードソン（Eliot Freidson, 1923～2005）の業績に触れることなしに，医療社会学史は語れないだろう。それほど彼の医療社会学への寄与は大きい。初期の著作 *Profession of Medicine* や *Professional Dominance* は医療社会学の古典であり，晩年の *Professionalism* などの著作もよく言及されている。

医療社会学に対するフリードソンの貢献は多岐にわたるが，特に専門職（profession）論の貢献が大きい。そこで，ここではフリードソンの専門職論に一貫して見いだされる専門職像と，それが提起する問いを検討する。その際，キーワードとなるのは「ディシプリン（discipline）」と「道徳事業（moral enterprise）」である。そこで以下では「ディシプリンとしての専門職」および「道徳事業としての専門職」という2つの専門職像を解説する。

2 ディシプリンとしての専門職

「ディシプリン」とは何か。discipline には「規律」あるいは特定の「学」ないし「学問領域」という意味がある。フリードソンの想定する「専門職」は，特定の学における知識の生産（＝研究）と，生産された知識の応用（＝実践）を核とする職業活動である。研究は学の方法により，応用は学の知識により律せられている。専門職の営みは「ディシプリンの実践」つまり「学」により「規律」化された営みをその核に持つのである。

「ディシプリンの実践」はどのように成立するのか。その鍵となるのは「組織化された自律（organized autonomy）」と「自己規制（self-regulation）」である。「組織化された自律」とは何か。知識の生産であれ，応用であれ，外部の人々からの干渉に晒されていたのでは，学（＝ディシプリン）により規律化された営みの成立は覚束ないだろう。当該の学問領域の知識の生産・応用を仕事とする人以外の人々は，その学の方法に拠らない知識生産やその学の知識の応用から逸脱した行為を求めるかもしれない。実際，医療では，そうしたことがしばしば起きる。こうした干渉を排除する制度的仕組みが「組織化された自律」である。

では「組織化された自律」は，どのように成立するのか。それは国家による支持なしには実現されない。ある学問領域に依拠した知識の生産・応用を仕事

▷1 Freidson, Eliot, [1970] 1988, *Profession of Medicine : A Study of the Sociology of Applied Knowledge,* University of Chicago Press.

▷2 フリードソン, E., 宝月誠・進藤雄三訳, 1992,『医療と専門家支配』恒星社厚生閣（原著1970）

▷3 Freidson, Eliot, 2001, *Professionalism : The Third Logic,* University of Chicago Press.

▷4 「素人参照システム（lay referral system）」（▷1 の pp. 290-297）をめぐる論点など，重要だが紹介を割愛せざるを得なかった論点もある。

▷5 ▷3 の p. 198

▷6 「組織化された自律」については，▷1 の pp. 368-371, ▷2 の pp. 97-150, ▷3 の pp. 197-213

とする職業に「組織化された自律」を与えるためには，次のような政策が不可欠である。当該の学の研究・教育の拠点となる，一定の「学問の自由」を有する高等教育機関を設立すること，およびその教育機関における教育を原則として条件とする資格制度（この資格がなければ当該職業には就けない）を整備することである。「学問の自由」を制度化した高等教育機関は，知識の生産における自律に必要である。学と結びついた資格制度は，他職種とのクライアント獲得競争，および当該資格の保有者が需要に対して相対的に少ない場合，同業者間のクライアント獲得競争から当該職業の成員を保護する。資格制度は生活のためにクライアントに媚を売ったり，その言いなりになる必要から，当該職業の成員を解放することで，知識の応用における自律を守る。

「組織化された自律」は，クライアントやクライアントとなりうる人々との関係だけではなく，職業間の関係（医師を例にとるなら，看護師などの職業との関係）にも関わる。仮に，仕事をする上で他の職業成員の指示を仰がなければならなければ，仕事上の自律は覚束ないだろう。仕事上の自律を保つためには，それを可能にする地位が必要である。こうした地位を保証するのも，やはり国家である。国家は，特定の職業に特権的地位（他に指示しても，他からは指示されない地位）を与え，分業に支配‐被支配の関係を持ちこむことで，その職業に「組織化された自律」を与える。

「組織化された自律」だけでは「ディシプリンとしての専門職」は成立しない。当該職業の成員による，学に基づいた知識の生産・応用のコントロール抜きには「ディシプリン」は成立しない。職業成員による「自己規制」が「ディシプリンとしての専門職」には不可欠なのである。ここに，何が自己規制を促進し，何が阻害するのかという問いが提起される。▷7

▷7 「自己規制」については，▷1 の pp. 137-184, ▷3 の pp. 201-204

高等教育機関と結びついた資格制度の整備は，資格によるクライアント獲得競争を「閉鎖」する。つまり資格を保有しない人々を競争から閉め出す。こうした「閉鎖」は「自己規制」を促し，「仕事の質とディシプリンの実践と発展への寄与に対して与えられる同業者の尊敬，さらには称賛を得るための競争を強化する可能性がある」。「同業者の尊敬」を得るためには，同業者の間で高く評価される仕事をしなければならない。こうして職業の成員は，自らの学問領域において，あるいは学の応用の場において高く評価されるような仕事を行うよう動機づけられる。▷9

▷8 ▷3 の p. 203

▷9 ▷3 の pp. 201-204

「閉鎖」の持つ「自己規制」の促進機能だけでは，知識の応用における「自己規制」が「組織化された自律」を正当化するのに十分ではない。仕事の経験の生みだす心性が，「実践家（practitioner）」，つまり学の知識を応用し，クライアントの抱える問題の解決を仕事とする職業成員による「自己抑制」を阻むからである。実践家の仕事は，単なる学の知識の機械的な適用ではない。それではクライアントの問題の解決は覚束ないからである。医師を例にとろう。医

▷10 ▷1 の p. 172

学の現状では治療できない疾患もあるし，一般的に有効とされる治療法が「この患者に」効くか否かは不確定である。このような学の知識と実際の状況のギャップを埋めるために，実践家は自らの仕事の経験，つまり「直接の臨床経験[11]」に頼ろうとする。実践家における経験の重視は，他の同業の実践家との関係において，他者の判断を尊重し，他者の判断に干渉することを良しとしない態度，つまり「自己規制」の抑制に結びつく。この態度は，実践家それぞれで判断基準となる経験が異なるから，そこから導かれる判断も異なることはやむを得ないという認識に基づく。

　フリードソンは，「ディシプリンとしての専門職」はどのよう成立するのかを問い，「組織化された自律」と「自己規制」の必要性を指摘し，さらに前者の成立条件，および後者の促進要因と阻害要因を指摘した。ただし自己規制の不十分さの指摘が暗に提起する問い，すなわち「自己規制」を促進し，十分な「自己規制」を実現することは可能なのか，可能であるならそれはどのようにして可能になるのかという問いは，未解決のまま残されている。

③ 道徳事業としての専門職

　次に「道徳事業としての専門職」という専門職像を検討しよう[12]。「道徳事業」は，何らかの道徳・価値の実現をめざす活動である。それは，自らの奉じる道徳・価値を，それらを奉じない人々に押しつけることもある。例えば医学は特定の心身の状態を「病」として定義し，医師はそれに基づいてそうした心身の状態にある人に「病人」の診断を下す。「病」には「望ましくない」という含みがある。病の定義や診断は，一定の価値判断を含む。この価値判断を受け入れたくない人にとっては，病の定義や診断は価値の押しつけである。

　専門職という道徳事業は「自由な社会（free society）」にどう関わるのか。それは「自由な社会」を守るのか，逆に「専制」をもたらすのか。これが「ディシプリン」の成立をめぐる問いと並ぶ，フリードソンの問いである。彼のいう「自由な社会」とは「道徳事業家であることが万人の特権[13]」である社会である。それは（最終的に成功するかどうかはともかく）誰もが自らの信じる価値・道徳の実現をめざす機会を等しく持つ社会である。この対極の「専制（tyranny）[14]」とは，特定の個人・組織だけに，他者に自らの価値・道徳を押しつける特権が与えられている社会である。

　フリードソンの初期の著作は，専門職による「専制の脅威[15]」を強調する。ここで想定されているのは，国家と結びついた専門職対素人という構図である。専門職が国家から与えられる「組織化された自律」には，自らの仕事と関連して，何が問題（＝望ましくない状態）であり，何が問題ではないのかを定義する権限が含まれる。このことは，価値・道徳に関わる判断において，専門家が素人に対して優位に立つことを意味する。加えて福祉国家では，「そもそも住民

▷11　▷1のp. 69

▷12　「道徳事業としての専門職」については，▷1のpp. 252-255およびpp. 335-382，また▷3のpp. 209-222

▷13　▷1のp. 343

▷14　▷1のp. 381

▷15　▷1のp. 381

の求めるものが何なのか」を，国家が専門職に尋ねることが少なくない。このように福祉国家による「公衆のニーズ」の認定には，「素人」ではなく専門職の意見が強く反映されがちである。

▷16　▷1のp. 350

他方フリードソンの晩年の著作は，専門職に対して肯定的である。そこには専門職対素人という構図ではなく，「マネイジャリズム（managerism）」と「コンシューマリズム（consumerism）」と「プロフェッショナリズム（professionalism）」の相克というイデオロギー対立，および企業や国家の官僚制による専門職制度の浸食という構図がみられる。それは，専門職を擁護するプロフェッショナリズムが，官僚制的な仕事のコントロールを擁護するマネイジャリズムや市場を通じた消費者による仕事のコントロールを擁護するコンシューマリズムに対して劣勢になり，マネイジャリズムを体現する企業や国家が専門職を「単なる技術的エキスパート」として従属させつつあるという構図である。こうした構図を前提にすると，「自由な社会」を守るために「道徳事業としての専門職」の擁護が必要になる。専門職が「道徳事業」ではなく「単なる技術的エキスパート」に堕してしまえば，企業や国家というパワフルな行為者は，自らに都合の良い価値・道徳を人々に押しつけやすくなる。つまり企業や国家による「専制」を実現してしまうからである。

▷17　▷3のp. 212

フリードソンの初期の著作は「道徳事業としての専門職」を「自由な社会」への脅威と位置づけ，晩年の著作は「自由な社会」の守護者と位置づけている。両主張は一見矛盾するが，必ずしもそうではない。想定されている構図（初期は専門職対素人，晩年は専門職対企業・国家）が異なるからである。とはいえ疑問は残る。仮に企業や国家の「専制」に対抗するため，専門職の「組織化された自律」が強化されたとしよう。このとき「素人」との関係において，専門職による「専制の脅威」もやはり高まるのではないか。「自由な社会」の擁護者と企業・国家の「専制の脅威」への対抗者という2つの専門職像をどのように調停するのかという問題が，ここには潜んでいる。

4　フリードソンの遺産

フリードソンの論点には，今や「歴史的関心によってのみ」顧みられるにすぎないものもあるという指摘もある。しかし「ディシプリンとしての専門職」の成立や「道徳事業としての専門職」と「自由な社会」の関係を問うことの重要性は，失われていない。医療に「ディシプリンとしての専門職」が必要であると考える限り，また「自由な社会」を望ましいと考える限り，医療社会学者は，これらの問題に関心を持ち続けるであろう。

（中川輝彦）

▷18　Bosk, Charles, 2006, "Review Essay; Avoiding Conventional Understandings: the Enduring Legacy of Eliot Freidson," *Sociology of Health and Illness*, 28(5): pp. 643-644.

Ⅴ 研究者紹介

4 アンセルム・ストラウス

▷ 1　シカゴ学派
1893年に創設されたシカゴ大学社会学部の研究者を中心に発展した社会学の一派。1920〜30年代には、アメリカの社会学で中心的な位置を占めた。その特徴として、関心はプラグマティックなものが多く、シカゴという都市の日常で起こる多様な社会現象の解明が積極的に行われた。研究方法論としては、直接的な観察を重視するフィールド調査が重んじられた。

▷ 2　グレイザー，B.・ストラウス，A., 後藤隆・大出春江・水野節夫訳，1996,『データ対話型理論の発見』新曜社

▷ 3　グレイザー，B.・ストラウス，A., 木下康仁訳，1988,『死のアウェアネス理論と看護』医学書院（原著1965）

▷ 4　ストラウス，A., 片桐雅隆訳，2001,『鏡と仮面』世界思想社

▷ 5　社会心理学は、「一定の社会的諸条件の下におかれた人間の心理や行動、あるいは経験を、それらの諸条件との関連で理解し説明しようとする科学の一部門」であり、心理学的社会心理学と社会学的社会心理学とに大別される（見田宗介・栗原彬・田中義久編，1994,『〔縮刷版〕社会学事

アンセルム・ストラウス（Anselm Leonard Strauss, 1916〜1996）は、**シカゴ学派**▷1の流れを汲む社会学者・社会心理学者であり、『データ対話型理論の発見』▷2、『死のアウェアネス理論と看護』▷3、『鏡と仮面』▷4などの著作で、日本でも知られている。これらの仕事は、それぞれ質的研究法、医療社会学、社会心理学▷5といった、ストラウスの関心領域における主たる貢献である。なかでも、彼が**バーニー・グレイザー**▷6とともに体系化した「データ対話型理論（グラウンデッド・セオリー）」は、看護学、医学、社会福祉学、心理学など多方面で注目を集め、社会学を超えてストラウスの名前を広めることになった。特に日本の保健医療・福祉・心理領域の研究者の間では、こうした背景もあり、ストラウスの医療社会学や社会心理学への貢献は、質的研究における成果ほど吟味されていない。しかし、ストラウスという社会学者を総合的に理解するには、これら3領域における彼の動向を相互連関的に捉える必要がある。以下では、ストラウスの経歴をふり返りながら、社会的相互作用と社会構造、グラウンデッド・セオリー、病みの軌跡の3つをキーワードに、ストラウスの貢献の全体像を描出してみよう。

1　社会的相互作用と社会構造の統合

ストラウスは、はじめヴァージニア大学で生物学を専攻したが、その後シカゴ大学に進学し、**ハーバート・ブルーマー**▷7の指導の下、『態度概念の批判的分析』で1942年に修士号を、さらに**アーネスト・バージェス**▷8に師事し、『大学都市住人の友人選択を左右する3つの心理的要因に関する研究』で1945年に博士号を、社会学で取得した。1944年から58年にかけて、ローレンス・カレッジ、インディアナ大学、シカゴ大学、フランクフルト大学等で社会学の教鞭をとり、その後1960年までシカゴ市のマイケル・リース病院心身・精神医学研究所で研究を主導した。

ストラウスのキャリアのうち、社会心理学的な研究が最も旺盛に展開されたのがこの時期である。事実、社会心理学の概説書やその領域の泰斗である**ジョージ・ハーバート・ミード**▷9の思想を題材にした著作、またアイデンティティの問題に注目した前出の『鏡と仮面』も、すべて1960年までに出版されている。

社会心理学がストラウスを魅了したのは、それが彼の関心のひとつであった人間関係の生成・維持・変更といった、社会的相互作用に光を当てるものだか

192

らであった。ミードやブルーマーの社会心理学を継承したストラウスにとって，人間は自発的な個人的意味づけに基づいて行動しながらも，同時にその意味づけの源泉を他者との社会的相互作用に求め，また新たな社会的相互作用を通して，自らの意味づけの維持や修正をしてゆく存在である。つまり，個人と集団・社会は，常に相互規定的な関係にあると彼は考えた。

こうした観点から，ストラウスは『鏡と仮面』でアイデンティティについて論じている。それによれば，人間の個人的なアイデンティティは，集合的なアイデンティティと常に相互規定的な関係にあり，絶えず相互作用を介して再構成を強いられる過程にある。例えば，「よい入院患者」というアイデンティティを保つには，自分が入院患者として「よい」と考える行為を，病院で医療者や他の患者との関係で試し，その結果，彼らにやはり「よい」と認められ続けなければならない。

また，「よい入院患者」の定義は，自分が入院している病院が制定している規則，医療者が医学教育を通して培ってきた価値観，あるいは一般社会で善とされるようになった規範的価値観といった，社会構造にも規定されている。ストラウスは，「社会構造と相互作用は密接に結びついており，また，時を超えて（繰り返し）相補的にお互いに影響を与えている」点を，再三強調している。そして，社会学が社会構造の解明に，社会心理学が社会的相互作用の考察に優れているのなら，社会心理学は社会学にとって不可欠であり，両者は統合されねばならないとストラウスは考えた。

② グラウンデッド・セオリー

ストラウスによる社会的相互作用と社会構造の理論的統合は，思弁的に展開しただけでなく実証的に裏打ちされていった。それは主に量的方法ではなく質的方法によるものであった。この質的方法の選択は，ストラウスがフィールド調査を重んじたシカゴ学派の一員であったことに起因する。彼は，1950年代に勢力を拡大していったパーソンズの機能主義と，その検証方法であった量的研究が，「全体として最近の出来事に（すなわち，非歴史的に）方向づけられている」と捉えており，重視すべき社会的相互作用と社会構造との過程的（または時間的）な相互規定が，十分に描出されていないと考えていた。

相互作用と社会構造の相互規定的過程を調査する機会は，ストラウスが1960年に，カリフォルニア大学サンフランシスコ校看護学部に，新設の社会・行動科学科の初代教授として招聘され，残りのキャリアをそこで過ごすことになってから，圧倒的に保健医療分野によって提供されることになった。

その代表的なものが，60年代前半にカリフォルニア州の6つの病院で3年以上に渡って行われた，死にゆく患者とその家族や医療者を対象にしたフィールド調査である。この研究はストラウスが計画・主導し，後にグレイザーが参加

典』弘文堂，pp. 410-411）。ストラウス，ミード，ブルーマーらが「社会心理学者」と紹介されるとき，それは社会学的社会心理学者を意味する。

▷6 バーニー・グレイザー（1930～）
ストラウスとともにグラウンデッド・セオリー・アプローチ（GTA）を確立した社会学者。コロンビア大学でラザースフェルトなどに学び，定量的な社会学研究の訓練を受けた。1961年に博士号を取得後，カリフォルニア大学でストラウスと共同研究を始め，『死のアウェアネス理論と看護』や『データ対話型理論の発見』などを刊行する。しかし，90年代初頭にGTAの解釈をめぐりストラウスと対立。現在は頻繁にセミナーを開き，グレイザー版GTAの普及に努めている。

▷7 ハーバート・ブルーマー（1900～1987）
シカゴ社会学第3世代を代表する社会学者・社会心理学者で，シンボリック相互作用論という視点と用語を定着させた。シカゴ大学で教鞭をとり，ストラウスら第4世代シカゴ社会学者を養成した。

▷8 アーネスト・バージェス（1886～1966）
シカゴ社会学第2世代を代表する社会学者。シカゴをモデルに，人間生態学的な視点から生み出した同心円地帯理論は，都市社会学の先駆的業績として名高い。

▷9 ジョージ・ハーバート・ミード（1863～1931）
アメリカのプラグマティスト。1894年からシカゴ大学

哲学部で教鞭をとった。シンボリック相互作用論の基礎を築いただけでなく，準拠集団，社会化，役割取得といった社会学の重要概念も彼が提起したといわれる。理論や科学的方法と現実社会との接続を主張した点でも，シカゴ社会学に多大な影響を与えたと考えられる。

▷10 ▷4 参照。

▷11 ▷4 参照。

▷12 『死のアウェアネス理論と看護』（▷3），*Time for Dying*（▷17），*Status Passage*（原著1971）の3冊である。また，キント，J.，武山満智子訳，1968，『看護婦と患者の死』医学書院もこのプロジェクトの成果である。

▷13 ▷2 参照。

▷14 木下康仁，1999，『グラウンデッド・セオリー・アプローチ』弘文堂

▷15 中野正大・宝月誠編，2003，『シカゴ学派の社会学』世界思想社

▷16 **ポール・ラザースフェルト**（1901〜1976）コロンビア大学を拠点に活躍した社会心理学者・社会学者。数量的な社会調査の理論と実施に多くの業績を残した。なかでも，パネル調査法，潜在構造分析などの調査法を開発したことで知られている。

▷17 Glaser, Barney G. and Strauss, Anselm L., 1968, *Time for Dying*, Aldine.

▷18 ストラウス，A. 他，南裕子監訳，1987，『慢性疾患を生きる』医学書院

して，結果的に複数の論文と3冊のエスノグラフィー，そして1冊の方法論的著作を生み出した。この方法論的著作が，グラウンデッド・セオリー・アプローチ（GTA）を体系化した，『データ対話型理論の発見』である。

GTAとは，社会的相互作用に照準し，人間行動の説明と予測を可能にする統合理論を，厳密にデータに根ざしながら帰納重視で生成する方法論である。これにより作られるグラウンデッド・セオリーは，「実際の仕事に携わっている人たちが直面する状況を理解し，なんらかのコントロールを加えることを可能にする」ものであること——つまりプラグマティックであることが期待される。そうした理論は，データに根ざしつつも，現場の応用者にとって実感でき理解しやすくなければ，実際に応用されることはない。そしてこのような理論を生成する材料は，集められたデータのうちにあることをGTAは前提している。

しかし，対象者の主観的意味づけに迫ろうとするシカゴ学派のフィールド調査では，その知見となる理論や仮説の生成の仕方が明確でなかったため，それは長らく師から弟子への伝承に依存してきた。だが，量的研究における厳密な分析手続きをグレイザーが質的研究にも導入したことで，GTAはこの問題を改善している。つまり方法論としてのGTAは，ストラウスによるシカゴ学派の質的調査の伝統と，グレイザーが持ち込んだコロンビア大学の**ポール・ラザースフェルト**に代表される量的調査の伝統との邂逅により，成立したものであった。

③ 病の軌跡

ストラウスは，以上のような質的研究法を駆使し，病院などで医療社会学的な調査研究をグレイザーらと精力的に実施した。そして，社会的相互作用と社会構造の統合を実証的に描出した。その成果が，『死のアウェアネス理論と看護』における「認識文脈」の理論や，『死にゆく時』の「死への軌跡」と『慢性疾患を生きる』における「病の軌跡」といった「軌跡」理論である。ここでは「病の軌跡」を例に説明しよう。

「病の軌跡」とは，病気の単なる身体的経過ではなく，そうした経過全般を通して発生するさまざまな「労働（work：身体的ケアに限らず回復後の心配といった感情労働を含む）」の総合編成と，そうした労働や編成に関わる人々への影響の総体をいう。この軌跡には時間的スパンがあり，それが長いのか短いのか，遅いのか速いのか，あるいはそもそも時間的予測がつくのかつかないのかについて，患者・医療者・家族の間で，あるいは同じ立場の者同士の間で認識が食い違うことがある。また，その労働が展開する場所によっては，労働の状況が複雑化して，相互作用者のストレスが増大しかねない。

例えば，HIV感染症の病みの軌跡は，1996年の多剤併用療法の確立により，治療体制として免疫細胞の破壊進行とウイルス量増加の抑制に成功したことで

変化した。それまでは，いつ免疫システムが崩壊して死に至ることになるのかと，感染者自身もケアする近親者や医療者も，不安を抱えながら日々過ごしていた。ところが，多剤併用療法により，併用の組み合わせが尽きて HIV が薬剤に対して耐性を持たない限り，理論的には免疫細胞の破壊進行とウイルス量増加の抑制が永久に可能となった。その結果，実際に入院や通院回数が減り，いったんエイズを発症しても回復する者が増加し，さらに絶望的にならずに，以前よりも長いスパンで人生設計を考え直す者も増えた。

▷19　▷18参照。

　また，当初は何種類もの薬剤を4～8時間ごとに服用しなければならず，感染者はその煩わしさや不便さに，医療者は感染者の服薬**アドヒアランス**[20]の悪さに，ストレスを感じた。しかし，今では日に1～2回だけ数種類の薬剤を束ねた少量の錠剤を服用すれば済むようになった。それにより，会社で隠れて服薬するために何度もトイレに行くのを同僚に訝しがられるといった悩ましさが減少した。こうした社会構造と社会的相互作用の相互規定的な変遷により，現在では，HIV 感染者や医療者，またはエイズ関連の活動家やボランティアの間では，HIV 感染症を「慢性疾患」とみなす見方が広がっている。しかし，それでも社会的には，HIV が感染者やその近親者のアイデンティティを揺さぶる力はいまだ強く，「否定的な自己意識を持つか，さもなくば，そうならないための心理的対処方法を身につけなくてはならない」ことは少なくない。

▷20　アドヒアランス
アドヒアランスとは，患者が積極的に治療方針の決定に参加し，その決定に沿って治療を受けることをいう。服薬アドヒアランスの向上は，患者と医療者が，服薬の阻害要因をともに考え，実行可能な服薬プランを定めることで実現するとされる。

　このように，病の軌跡という概念は，病むという現象にかかわる相互作用者たちの行為と認識の個人的・集団的あり方や，その変化・維持の過程――すなわち複雑な「構造的過程」[21]――について，読者に説明と予測を可能にする。そのような構造的過程は，基本的に規則やシステムで一元的に管理できるため，一度把握してしまえば十分であるという考え方がある。だがストラウスは，「慢性疾患の患者が医学的であるなしを問わず，数多くの段階と突発的変化という複雑な問題をかかえながら生きていることを考慮すれば，疾患（そしてその軌跡）の管理という捉え方では不十分である」[22]という。つまりストラウスは，一元的な管理という机上の空論を，「病の軌跡」という複雑な相互作用的現実は上回ると考えている。

▷21　▷17参照。

▷22　▷18参照。

　こうしたダイナミックな現実の構造的過程を，患者とその相互作用者の視点に肉薄して，まずは具体的次元の理論として帰納的に描出すること。そのうえで，類似した構造的過程を示す理論同士を比較考察し，より一般的な構造的過程を説明できる理論を構築すること。そうして初めてリアルで説明力のある社会学的理論が生成できると，ストラウスは考えた。彼の「軌跡」理論は，「死への軌跡」と「病の軌跡」という具体理論の比較検討を経て，より高い一般性を備えた理論である。ストラウスがめざしたのは，医療現場での緻密な質的研究を踏まえ，実証的に社会的相互作用と社会構造の相互規定的な関係を捉えられる，実践的な社会学理論を構築することだったといえよう。　　（山崎浩司）

Ⅴ　研究者紹介

5　ミシェル・フーコー

1　人物

　ミシェル・フーコー（Michel Foucault）は，1926年フランスのポワチエに生まれ，1984年6月にエイズで死去したフランスの哲学者である。西欧精神医学史の研究（『狂気の歴史』）によってパリ大学で博士号を得た。1966年の『言葉と物』は，17世紀を中心とした人文諸学の歴史（フーコーの用語では考古学（アルケオロジー））を扱ったもので，学術書としては異例のベストセラーとなった。そこでの「人間の死」（人間という近代的概念の終焉）という表現は賛否両論を巻き起こしたことで知られる。1970年，コレージュ・ド・フランス教授（「思考諸体系の歴史」担当）に就任し，研究休暇の1977年を除いて，死の直前まで講義を行った（全13巻の講義録として刊行中）。20世紀を代表する思想家の一人とされ，社会学はもちろん，歴史学・人文地理学・政治学・文芸批評などの広範な学問分野に影響を与えた。

2　研究の軌跡

　1960年代には，『狂気の歴史』，『言葉と物』のほかに『臨床医学の誕生』を著している。この時期の研究は，精神医学，医学，人文諸科学といった学問体系における真理がいかに構築されるかを検討する「認識論（エピステモロジー）」と考えられよう。しばしば，C. レヴィ－ストロース，L. アルチュセール，J. ラカン，R. バルトらとともに「構造主義」というレッテルのもとにまとめられる。言語学のモデルをそのまま用いたわけではないが，言語を重視し，言説（ディスクール）の重要性を強調した。

　1970年代のフーコーを代表する著作は『監獄の誕生』と『性の歴史１──知への意志』であり，17世紀以降の西洋近代社会における権力に関する理論として読まれている。権力が，何かを抑圧するという意味での否定的機能だけでなく，人々を主体として作り上げる生産的機能を持つことを強調した。こうした権力観は「規律（ディシプリン）」や「生権力」という用語で表現されているが，権力と主体の結びつきの強調は，「服従する主体」しか認めない保守主義で，社会変革の可能性を否定するニヒリズムであると（左翼的立場からは）批判された。ただし，彼は，権力を全能と見ていたわけではなく，権力への「抵抗」という側面にも注意を向けていた。社会運動への関心や権力に関する理論の練り

▷1　全体像をバランスよく取り上げた入門書としては，グロ，F., 露崎俊和訳，1998,『ミシェル・フーコー』白水社クセジュ文庫がある。

▷2　ここでとりあげる主要著作は以下の通りである。田村俶訳，1975,『狂気の歴史』新潮社（原著1961）；神谷美恵子訳，1969,『臨床医学の誕生』みすず書房（原著1963）；渡辺一民・佐々木明訳，1974,『言葉と物』；田村俶訳，1977,『監獄の誕生──監視と処罰』新潮社（原著1975）；渡辺守章訳，1986,『性の歴史１──知への意志』新潮社（原著1976）

上げという点から，この時期のフーコーは，構造分析という枠組みを超える「ポスト構造主義」の思想家とも見なされる。

『性の歴史』の続刊（『快楽の活用』と『自己への配慮』）が出版されたのは，1984年の死の直前であった。1980年代の著作は，古代ギリシャ・ローマ時代における主体と真理との関係性を考察しており，それまでとは研究主題・時期ともに大きく異なる。しかし，近年の講義録の刊行により，1976～84年の「沈黙」の時期での思考をたどることが可能となりつつある。

以下では，医療社会学に対する影響を理解するため，第一に，医療に関連する研究テーマ別にフーコーの業績を紹介する。次に，権力に関する理論について，医療や身体に関する論点を中心として概説する。

3 医療に関わるテーマ群

○精神病

従来の精神医学史では，18～19世紀の精神医学の進歩によって，犯罪者や浮浪者とともに監禁されていた「狂人」が精神病患者つまり病人として見いだされたとされる。『狂気の歴史』で，これを神話として否定するフーコーは，パリでは1656年からハンセン病施療院が一般施療院として使われたこと，被収容者は犯罪者，狂人，貧民などで，近代市民社会の成立とともに「非理性」として一括して排除された人々であること（「大監禁」）を指摘する。18世紀末以降，一般施療院は病院・精神病院・監獄などに分化した。その精神病院の被収容者を知の対象とした結果，精神医学の理論体系が成立したのである。

知の構築（学問の成立）と権力の営み（監禁の実践）との相互依存を強調する視点は，社会統制の観点から近代精神医療の歴史社会学を試みたA. スカルなどにも影響を与えた。また，講義録の『精神医学の権力』は『狂気の歴史』以後の精神医学を，『異常者たち』は19世紀の精神鑑定を主題に検討している。

○臨床医学と公衆衛生

『臨床医学の誕生』では，個人の身体を知の対象とする臨床医学の認識論的枠組みの始まりは，18世紀末のX. ビシャの病理解剖学に位置づけられ，死体解剖によって形成された医学的まなざしに由来するとされる。このような臨床医学的まなざしは，死（死体解剖）から逆照射されるものとしての疾病を焦点化し，病人の個人的経験としての病気を周縁化したとも考えられる。

また，フーコーは1976～77年の講演（「一八世紀における健康政策」「社会医学の誕生」）において，集団を対象とする医学である公衆衛生や社会医学を医療化の過程として検討している。それは，18世紀初頭のドイツでの国家医学（国力増強のための「内政・治安（ポリス）」の一部），18世紀後半のフランスでの都市医学（子どもや家庭を介入対象に組み込み，都市の環境衛生にも配慮），19世紀初頭のイギリスでの労働力の医学（貧民と労働者の管理）が結びついたものとされる。

▷ 3　Scull, A., 1984, *Decarceration: community treatment and the deviant : a radical view*, 2nd ed., Polity Press; Scull, A., 1989, *Social order/ mental disorder : Anglo-American psychiatry in historical perspective*, University of California Press.

▷ 4　フーコー, M., 慎改康之訳, 2006,『精神医学の権力』筑摩書房；フーコー, M., 慎改康之訳, 2002,『異常者たち』筑摩書房

▷ 5　フーコー, M., 中島ひかる訳, 2000,「一八世紀における健康政策」『ミシェル・フーコー思考集成 6』筑摩書房, pp. 13-29；フーコー, M., 小倉孝誠訳, 2000,「社会医学の誕生」『ミシェル・フーコー思考集成 6』筑摩書房, pp. 277-300；フーコー, M., 中島ひかる訳, 2001,「一八世紀における健康政策」『ミシェル・フーコー思考集成 8』筑摩書房, pp. 6-22（再録だが多少の変更あり）；フーコー, M., 小倉孝誠訳, 2001,「近代テクノロジーへの病院の組み込み」『ミシェル・フーコー思考集成 8』筑摩書房, pp. 90-105

▷6 V-6 参照。

なお、フーコーの影響を受け、20世紀における医学や公衆衛生の知識社会学を試みている者としては、D.アームストロング⁴⁶が知られる。

○ 性（セクシュアリテ）

『知への意志』で、フーコーは、「抑圧の仮説」（近代初期に、ヴィクトリア朝の保守的道徳や禁欲に基づいて、性は権力によって禁止され抑圧されてきたという見方）に対抗して、「性についての言説は、三世紀この方、減少させられるよりは増大させられてきたこと、そしてまた、性についての言説が、タブーや法律上の禁止を伴っていたとしても、それはより根本的な形で、散乱する性的異形性をことごとく確実なものとし、定着させたのだ」と主張している。

近代社会の成立に性が重要な役割を果たすのは、性は、一方では欲望を通じて個人と関わり、他方、生殖を通じて人口とも関わるという二重の位置を占めることで、権力（生権力）の作用におけるかなめの位置にあるためである。

フーコー自身はフェミニズムに関与することはなかったが、生物学的実体としての性（セックス）と区別される言説的構築としての性という観点を明確に提示しており、J.バトラー⁴⁷などのジェンダー研究にも影響を与えた。

▷7 バトラー, J., 竹村和子訳, 1999, 『ジェンダー・トラブル——フェミニズムとアイデンティティの攪乱』青土社

④ 権力に関する理論

○ 知と権力

フーコーは、知と権力に関して、権力が知を抑圧するのではなく、権力は知を生み出す条件であると指摘して、それを「生産的」と表現している。権力の作用による社会秩序を前提に学問体系が成立するという視点は、知を歴史的・社会的な構築とみなす知識社会学の立場と考えられる。

近代の知を相対化する点で、近代科学は漸増的な進歩で成立したのではなく、理論的体系（パラダイム）の革命によって非連続的に変化したと主張する科学史家T.クーンの理論との類似性も指摘される（フーコーの用語ではエピステーメー）⁴⁸。こうした相対主義の立場は、科学の正統性を支える「歴史の進歩」という価値観への異議申し立てと見なされ、今もなお論争を引き起こしている⁴⁹。

○ 規律

『監獄の誕生』で分析される規律の権力は、18世紀に学校・精神病院・病院・監獄などの施設から社会全体に拡大し、規範（ノルム）に人を服従させることで、個人を従順かつ有用にする働きである。法的権力のような合法／違法という二項対立ではなく、規範を中心とするヒエラルキーを基礎にしている点に特色を持つ。また、規律の権力は同じ頃に成立した人間についての知（教育学・精神医学・医学・犯罪学など）と密接に関連する。

人々を一箇所に集めて効率的に監視する諸制度の原型が、J.ベンサムによって発案された一望監視施設（パノプティコン）すなわち、中央の監視塔を取り囲んで独房が配置されるシステムである。この装置は、中央の塔に一人の人間を

▷8 クーン, T., 中山茂訳, 1971, 『科学革命の構造』みすず書房。科学認識論のなかにフーコーを位置づけた著作として、ガッティング, G., 成定薫訳, 1992, 『理性の考古学——フーコーと科学思想史』産業図書

▷9 ソーカル, A.・ブリクモン, J., 田崎晴明他訳2000, 『「知」の欺瞞——ポストモダン思想における科学の濫用』岩波書店；金森修, 2000, 『サイエンス・ウォーズ』東京大学出版会

配置するだけで，周囲の独房に閉じこめられた全員を監視できる．しかし，それ以上に重要な点は，監視される可能性を被収容者が意識することで，実際に監視されているかどうかに関わりなく規律の権力が作動する点である．

パノプティコンのモデルは，監視するまなざしと監視される身体の二重体としての近代的主体の成立を的確に捉えており，権力に関する社会理論に影響を与えた．マクロに作動する国家権力と対比して，個別の状況で働くミクロ権力と呼ばれることもある．

○生権力

フーコーは，『知への意志』において，17世紀以降の西欧の権力を，生きている人間それ自体の生命に関心を払う権力として捉え，個人としての人間を知識と支配の対象にする側面と，集団としての人間の人口を管理する側面との2つの側面を持つと指摘した．生権力は，死を頂点とする君主権力（生殺与奪の権利）との対比のための新語である．

前者の個人を対象とする生権力は，「人間の身体の解剖政治」と呼ばれ，規律を指す．後者の「人口の生政治」は，集合体としての人類に介入する技術・学問の総体である．西欧での中央集権国家の登場とともに，人口に関する知としての統計学が，伝染病統計などを起源にして成立し，国民の健康状態や生産力などの国力を評価する役割を果たした．

支配や社会統制にとどまらず，福祉国家のように，国民の健康に配慮する権力を理解するうえで重要な概念である．なお，生権力・生政治という用語は，政治哲学（A. ネグリ）やフェミニズム（D. ハラウェイ）でも使われるが，フーコーとはかなり異なる意味で用いられている．

○統治性

フーコーにおける統治性は，それまで彼が主題化していなかった国家の次元に着目している点で重要である．1977〜79年の講義録『安全・領土・人口』と『生政治の誕生』において定式化され，人口を主要な標的とし，政治経済学を主要な知の形式とし，安全性（セキュリテ）の装置を本質的な技術的道具とする権力の形式を意味する．

政治経済学の知に基づいて人口に権力を及ぼすという意味では，生権力と同様であるが，統治性においては，安全性の装置，すなわち蓋然性やコストの計算というリスクとその予防の問題系が導入されている．リスク予防と福祉国家の関連性については，フーコーの影響を受けたF. エヴァルトの研究が知られる．こうした方向性は，統治性研究とも呼ばれる．

統治性は，より抽象的に「操行の操行」（人々の行為を導く行為）とも定義され，集団ではなく個人に配慮する統治としての司牧（パストラール）権力をも含む．これは，医者－患者関係での権力性などを理解するうえで重要である．

（美馬達哉）

▷10 Ⅳ-7 参照．

▷11 美馬達哉，2012，『リスク化される身体──現代医学と統治のテクノロジー』青土社

▷12 ネグリ, A.・ハート, M.，水嶋一憲・酒井隆史・浜邦彦・吉田俊実訳，2003，《帝国》 以文社；ハラウェイ, D.，高橋さきの訳，2000，『猿と女とサイボーグ──自然の再発明』青土社

▷13 フーコー, M.，高桑和巳訳，2007，『安全・領土・人口』筑摩書房；フーコー, M.，慎改康之訳，2008，『生政治の誕生』筑摩書房

▷14 Ewald, F., 1991 "Insurance and risk," Burchell, G., Gordon, C. and Miller, P., ed., *The Foucault Effects : Studies in governmental rationality*, Harvest and Wheatsheaf.; Ewald, F., 1986, *L'Etat providence*, Grasset.

▷15 例えば，Petersen A. and Bunton, R., ed., 1997, *Foucault, Health and Medicine*, Routledge.

▷16 フーコー, M.，北山晴一訳，2000，「全体的なものと個的なもの──政治的理性批判に向けて」『ミシェル・フーコー思考集成 8』 筑摩書房，pp. 329-368；フーコー, M.，渥海和久訳，2001，「主体と権力」『ミシェル・フーコー思考集成 9』筑摩書房，pp. 10-32；フーコー, M.，高桑和巳訳，2007，『安全・領土・人口』筑摩書房

Ⅴ 研究者紹介

6 デイヴィッド・アームストロング

1 アームストロングの研究活動

　D. アームストロング（David Armstrong, 1947～）は，現在イギリスにあるキングス・カレッジ，ロンドン・スクール・オブ・メディスンに所属し「医学と社会学」を講じている。医師としての訓練も受けている医療社会学者であるアームストロングは自らの研究関心として，「医学知識の社会学，ヘルスサービスに関する研究，臨床医の行動に影響を与える要素」を挙げている。

　アームストロングの業績のなかで，おそらく最も知られている論文のひとつは，1995年に *Sociology of Health & Illness* 誌に発表された "The rise of surveillance medicine" だろう。1979年から2001年までの期間で同誌に掲載された原著論文544本を対象に，被引用件数を調べたアームストロング自身によれば，この論文は第7位の引用件数であった。

　アームストロングが研究活動を開始したのは1970年代後半と，今から30年ほど前に遡る。最初に公刊された学術論文は，*Social Science and Medicine* 誌掲載の "Decline of the medical hegemony: a review of government reports during the NHS" で，その後，同誌を含め *Medical Education* 誌や *Sociology of Health & Illness* 誌などの学術雑誌に相次いで論文が掲載されている。書籍としては，1980年の *An Outline of Sociology as applied to medicine* が初めての単著である。この本は，今日まで翻訳を含めて広く読まれ続けており，2003年には第5版が出版されている。内容は，医療社会学の基本的概念を初学者にもわかりやすくまとめた教科書的なものである。

　単著ではほかに，1983年に *Political Anatomy of the Body: medical knowledge in Britain in the twentieth century*（『身体の政治的解剖学——20世紀イギリスにおける医学知識』），2002年に *A new history of identity : a sociology of medical knowledge*（『アイデンティティの新しい歴史——医学知識の社会学』）が出版されている。この2冊の出版年には20年の隔たりがあるが，アームストロングの関心は一貫して「医学知識」にある。これまで単著は3冊と少ないが，編著，共著書を含め，学術論文はかなりの数にのぼる。

2 関心領域

　先述した1995年の論文でアームストロングは，「監視医療（Surveillance Medi-

▷ 1 http://www.kcl.ac.uk/depsta/medicine/gppc/armstrong/（2008/04/16）

▷ 2 Armstrong, David, 2003, "The impact of papers in *Sociology of Health and Illness*: a bibliographic study," *Sociology of Health & Illness*, 25, Silver Anniversary Issue: pp. 58-74.

cine)」という概念を提示した。これは M. フーコーのいう「臨床医学」の誕生の後，20世紀になって興隆した新しい医学を考察した論文である。18世紀末から19世紀初頭にかけて現れた「臨床医学」が個々の病人を対象としているのに対し，「監視医療」は将来的に病気になる可能性がある人，すなわちすべての人々を対象にしている。この「監視医療」という概念は，ほぼ同時期に発表された R. バントンと R. バローズの指摘する20世紀後半における新しいヘルスケアシステムのパラダイムと共通した特徴を持つ。どちらも，従来の臨床医学が照準していた「危険性」にとってかわる，「リスクファクター」に基づくヘルスケアシステムの登場を指摘している。

ところでアームストロングが長年研究対象としているものに「一般医による医療（General Practice, GP）」がある。家庭医とも呼ばれる一般医はおもに軽症の患者を扱い，地域住民の疾病予防や健康管理を担っている。GPに関する論文（GPと病院医療，GPとコミュニケーション等を含め）の数は群を抜いて多いが，その他にも，患者の視点，医療者－患者関係，死，慢性疾患や，近年では遺伝カウンセリングの問題についても考察している。このように現在にいたるまで，アームストロングはさまざまな対象について多岐にわたる論文を発表しているが，ここでは1983年の単著 *Political Anatomy of the Body : medical knowledge in Britain in the twentieth century* に注目し，その内容を以下で紹介したい。この著作はアームストロングの一連の研究を理解するうえで非常に重要であり，その後のアームストロングの研究に繋がる基本的な問題関心，視座，研究スタイルといったものがここで確立されている。

③ *Political Anatomy of the Body* (1983)

『身体の政治的解剖学――20世紀イギリスにおける医学知識』と題された1983年のアームストロングの2冊目の著書は，博士学位論文を基にして書かれたもので，索引を含め150頁に満たない小ぶりな本である。同書では，NHS（National Health Service）に代表されるような，一般的には福祉国家の確立ないし大きな政府の確立があったとみなされる20世紀前半の状況において，身体がいかに見られ，記述され，構築されるのかをフーコー派の視点から分析している。

「1世紀以上にわたって個々の身体を微視的視点から分析してきた医学のまなざしは，身体間の未分化な空間へ移行しつつあり，そこでは新しい政治的解剖学が進行している」という認識のもと，アームストロングはその新しい権力がいかに生じたかを考察している。まず示されるのが，隔離と排除に基づくパノプティコン（一望監視施設）的監視装置が，経過観察を重視する新ディスペンサリー（診療所）的監視装置へと移行したことだ。貧民の治療とアドバイス提供のために何世紀にもわたって存在してきたこれまでの診療所とは異なり，

▷3 詳細については II-7 を参照のこと。

▷4 フーコーは『臨床医学の誕生』（神谷美恵子訳，みすず書房，1969年）において，18世紀末から19世紀初めにかけて出現した新しいものの見方に基づく医学知識や実践について考察している。詳細については V-5 を参照のこと。

▷5 Bunton, R. and Burrows, R., 1995, "Consumption and health in the 'epidemiological' clinic of late modern medicine," Bunton, R., Nettleton, S. and Burrows, R., ed., *The Sociology of Health Promotion*, Routledge, pp. 206-222.

▷6 パノプティコンはベンサムが考案した刑務所で，フーコーが『監獄の誕生』（田村俶訳，新潮社，1977年）において，隔離／排除を軸とした規律訓練型の権力システムを典型的に具現しているものとして紹介したことで，よく知られるようになった。

19世紀末から20世紀初頭にかけて登場した新しいディスペンサリーの特徴は，動き回ることを前提とした「社会的な身体」や人々の関係性に照準し，診断に加え経過観察を重視した点である。新ディスペンサリー的監視装置においては，パノプティコン的監視装置が備えていた隔離／排除という特徴は否定されたが，社会秩序を乱す逸脱者の統制という，パノプティコンの役割はむしろ社会全体へと拡大することになる。つまり，パノプティコンのように隔離して秩序を安定させるのではなく，経過観察によるリスクファクターの排除によって秩序を安定させることが目指された。例えば，性病は性行為を禁止するためではなく，性行為による病気の蔓延という秩序の脅威を観察する装置として使われるようになった。イギリス社会衛生審議会は，単にリスクファクターとしての婚外交渉を非難するだけでなく，家庭の維持と強化の必要性を強調するようになる。従来のパノプティコン的監視装置においては，病気は身体内部の病理的異変と定義されていたのだが，新しいディスペンサリー的監視装置においては，患者をとりまく環境や社会的接触，価値観などを含むコミュニティ全体が監視の対象となり，健康は個人の私的なものから社会的なものへと変化した。

また20世紀初頭，誰もが罹患の可能性のある「神経症（neuroses）」の発明（invention）によって，それまで明確に区分されていた「狂気」と「正気」の境界が曖昧であることが明らかになり，狂気は精神的不安定とされるようになった。こうして，それまで狂気を隔離していたアサイラム（精神病院）は，「精神的不安定」者を診察の対象として急速に取り入れた一般の病院と統合されることになる。狂気という逸脱を監視，診察していた19世紀初頭以来の医学のまなざしは，すべての人々へと拡大していく。さらに，子どもは逸脱しやすい不安定な存在として解釈され，継続的な警戒を欠けば不適切な行動に陥る傾向があるとみなされたことで，子どもを起点として親や家庭生活全般へと，ディスペンサリー的監視は浸透していった。

1930年代になると，それまでの新ディスペンサリー（診療所）とは異なるヘルスセンター（保健所）が設立される[47]。社交クラブ，社会活動，行事への参加を通じた患者と家族の状況把握を試みた保健所は，その活動の中にコミュニティを引き入れることに成功する。こうして保健所は予防医学を担う前哨部隊として，患者やその家族を監視するところとなった。

さて，ディスペンサリーを具現化された規律訓練装置とすると，同時期に並存した調査技術は，現実を測ると同時に現実を作るメカニズムであるとアームストロングは指摘する。医学的・社会的調査は19世紀から存在したが，20世紀初頭になると量的方法論が発展し，1920年代以降（戦時下を含め）さまざまな社会調査（例えばリューマチの発症数や労働者階級の家庭の食事に関する調査など）が実施される。さらに，両大戦間には記録技術の精緻化によって，人口に関する知識量は増大した。かくして調査が明らかにしたのは，正常と病気の状態の

▷7　定期的な健康診断を実施した最初の保健所は1920年代に設立されたが，不健康を発見したあとの受け皿がないことを理由にいったん閉鎖されている。それから数年後，以前と同様治療の機能は持たないがアドバイスを提供し，家庭を中心とした健康増進をはかる第二段階の保健所が開設される。

可変性，流動性であり，正常と異常の境界線を動かす可能性であった。アームストロングは「小児科学」「精神医学」「GP」「老年医学」を対象にこの「可能性」の分析を進めた。

　20世紀初頭，臨床医学の誕生によって，子どもに特有の疾病を扱う「小児科学」という専門分野が生まれ，疎開や食料供給についての問題，さらに家族との別離や両親との死別からくるストレスなどの問題が注目されるようになることで，小児科学における重要な再編成が第二次世界大戦中に生じた。それらの問題はもはや，疾病として分類できる問題ではなくなった。その結果，戦時下のコミュニティにおいては子どもを常時観察し，データ保存し，ヘルスケアを組織化することが必須となった。その基底には，「正常な子ども」とは何かという問いと，正常性の基準とは何かという問いの2つが存在した。そしてこれらの問いに答えるために，さらなる調査が要請されたものの，調査によって導き出された平均は正常を意味せず，つまり正常性の定義はほぼ不可能であるにもかかわらず，このような「非評価的」マッピングシステムは維持され，さらに新しい小児科学の礎となった。

　同様に，このような社会調査が生み出したのが，「老年医学」である。20世紀半ば，高齢者を対象に生活実態等を把握するための調査が始まる。老年医学における疾病は揺るぎない実体というより，一連のプロセスであり，診断より予後が重視された。調査によって，病気でも医療サービスを受けない高齢者の存在や，緊急の治療を要しない軽症の疾患をいくつも抱えている高齢者の実態が明らかになったことで，長期にわたる高齢者の監視が必要であるとされ，またそれが正当化された。

　こうして，人間の身体は生まれてから死ぬまで，権力のより複雑でより効率的な監視装置に晒されているとアームストロングは述べる。『身体の政治的解剖学——20世紀英国における医学知識』は，その出版から約20年のときを経て，『アイデンティティの新しい歴史——医学知識の社会学』へと繋がっていく。サブタイトルに表れているように，それはアームストロングが探求し続けた「医学知識の社会学」の集大成であり，『身体の政治的解剖学』において展開した議論をさらに発展させた "creation story for Man" である。ときに「人間（person）」，「患者（patient）」あるいは「身体（body）」と表現される医学の「対象（object）」を指して，アームストロングは「アイデンティティ」という用語を表題に掲げた。多面的かつ絶えず変化するアイデンティティの形成に，医学知識はいかに関わったのか。医学も人文諸学も「身体」に関する言説を生産するという点では等しいとするアームストロングは，「権力は知識を手にし，知識は権力を手にする」ということに対して，きわめて自覚的であろうとする（数少ない）医療社会学者の一人だろう。

（福島智子）

▷8　ここには言説的構築であるヒトの「創造」は，宗教や生物学によってではなく，社会学によって説明されるべき事象であるという意思が表現されている。

V 研究者紹介

7 アーヴィング・ゴッフマン

1 経歴

　アーヴィング・ゴッフマン（Erving Goffman）は，ウクライナからのユダヤ系移民の子として1922年にカナダのアルバータ州マンヴィルで生まれる。シカゴ大学大学院に進学して社会学を専攻し，1949年に修士号を取得後，1949年から1951年にかけて，シェットランド島でフィールドワークに従事する。1953年に，この調査の結果をまとめて，シカゴ大学から博士号を授与される。1954年から1957年に，アメリカ国立精神保健研究所の客員研究員となり，その間，アメリカ連邦立の聖エリザベス病院で1年間のフィールドワークに従事する。1958年から，カリフォルニア大学バークレイ校社会学部で准教授として教鞭を取るようになり（1962年に教授昇進），1968年にペンシルヴァニア大学に移る。1981年には，アメリカ社会学会会長に選出されるが，1982年に胃がんのため61歳の若さで逝去。

　このように，ゴッフマンは，20世紀の半ばにシカゴ大学大学院で社会学を学び，E. C. ヒューズの薫陶を受けている点では，「研究者紹介」で取り上げているE. フリードソン（V-3）やA. ストラウス（V-4）と並んで，シカゴ学派の第3世代に属する社会学者である。ゴッフマン自身も最も影響を受けた社会学者の一人としてヒューズの名を挙げている。

　ゴッフマンが1981年にアメリカ社会学会会長に選出された際に，翌年のアメリカ社会学会大会では会長講演が予定されていた。しかし，1982年の死につながる病気のためそれは果たされなかった。ただし，彼は発表原稿を準備していて，それが大会で代読された[1]。その中で，ゴッフマンは，自身の研究を振り返って，自分は一貫して「相互作用の秩序（interaction order）」の解明と，この分野の研究を社会学の一研究分野として確立することに尽くしてきたと述べている。

2 対面的相互作用の社会学

　ゴッフマンの言う「相互作用」とは，特定の空間に，複数の人間が，お互いに目に見える範囲にいて，関係し合っているということである。彼にとってこのような関係には，それよりも下のレベルの個人の心理や，それよりも上のレベルの集団や社会には還元できないような，独自の「秩序」がある。彼の研究は，特定の場面の特定の側面に焦点を当てて，その「秩序」つまりそのような

▷1 Goffman, E., 1983, "The interaction order," *American Sociological Review*, 48: pp. 1-17.

場を支配する規範やルールやパターンを解明するというものであり，それを著書や論文であくことなく発表し続けた。ただし，ある著書ではある場面のある側面，別の著書では別の場面の別の側面を扱い，しかもそれぞれで別個の分析概念を提示し，著書およびそれが扱っている研究課題やその成果の間のつながりにはほとんど言及することがなく，また，それらの研究を総合して，対面的相互作用一般に関する理論を提示することもなかった。そのため，彼の死後，彼に代わってそれを試みるような研究が現在も続けられている。

以上のような研究歴において，アメリカ社会学界へのデビュー作となった著書が『行為と演技』である。この著書では，対面的相互作用において，それに参加する人々が，そこで何をしているかではなく，そこで何をしているかを自身を含めてその場にいる人々に対してどのように示し合うかに焦点が当てられる。この点で，対面的相互作用は，その場でいろいろな役柄が演じられる舞台に喩えられる。この演劇とのアナロジーから，舞台，舞台裏，役柄などの「演劇術（dramaturgy）」の概念を用いて対面的相互作用が分析されている。

▷2　ゴッフマン，E., 石黒毅訳，1974，『行為と演技──日常生活における自己呈示』誠信書房（原著1959）

時期的にはこれよりも前になるが，ゴッフマンは，対面的相互作用において，それに参加する人々が，お互いの「人格」を尊重し合うという側面に焦点を当て，これをめぐってどのような相互作用が展開されるかをいくつかの論文で考察している。例えば，人前でみっともなく転んだり，恥ずかしい言い間違いをしたりといった，一人前の大人としてふさわしからぬ失態や失敗があった場合，周りの人々はそれを見て見ぬふりをして何事もなかったかのように振る舞う。こうした点で，対面的相互作用は，それに参加する人々の「人格」に，あたかも聖なる崇拝の対象であるかのように敬意を払い，それが毀損された場合はそれを修復するような儀礼的な行動を伴っている。

▷3　これらの論文は，ゴッフマン，E., 浅野敏夫訳，2002，『儀礼としての相互行為──対面行動の社会学』法政大学出版局（原著1967）にまとめられている。

こうした初期の「人格崇拝」への関心は，その後，肯定的な側面についてはゴッフマン自身によって深められたり展開されることはなかったのに対して，「否定的な側面」，つまり対面的相互作用において，「人格」がむしろ否定され，それを傷つけるような相互作用が展開される場面への関心が深められることになる。ゴッフマンの研究が病と医療に関わり，その作品が医療社会学の古典ともいうべきものに位置づけられるようになるのは，この「人格」の否定と毀損に関わる研究においてである。

3　『スティグマの社会学』と『アサイラム』

ゴッフマンは，このテーマを次の2つの著書において追求している。ひとつは『スティグマの社会学』であり，もうひとつは『アサイラム』である。前者では，敬意を払うべき「人格」を十分に，あるいはまったく備えていないと見なされる人々が参加する対面的相互作用を扱っており，後者では，そのような人々を収容し，管理する施設における対面的相互作用を扱っている。

▷4　ゴッフマン，E., 石黒毅訳，2001，『スティグマの社会学──烙印を押されたアイデンティティ』せりか書房（原著1963）

▷5　ゴッフマン，E., 石黒毅訳，1984，『アサイラム──施設被収容者の日常世界』誠信書房（原著1961）

『スティグマの社会学』において，ゴッフマンは「スティグマ（stigma）」という概念を次のように定義している。

> 未知の人が，我々の面前にいる間に，彼に適合的と思われるカテゴリー所属の他の人びとと異なっていることを示す属性，それも望ましくない種類の属性——極端な場合にまったく悪人であるとか，危険人物であるとか，無能であるとか——をもっていることが立証される……ような場合彼はわれわれの心のなかで健全で正常な人から汚れた卑小な人に貶められる。……ことに人の信頼を失わせるそれの働きが非常に広汎にわたるときに，この種の属性はスティグマなのである。⁴⁶

▷6　▷4のpp. 11-12

彼は，このようなスティグマになる属性として次の3つの種類を挙げている⁴⁷。①肉体の持つさまざまな醜悪さ——つまりもろもろの肉体上の奇形。②個人の性格上のさまざまな欠点——精神異常，投獄，麻薬常用，アルコール中毒などの記録から推測される意志薄弱，過度あるいは異常な情欲などとして人々に知覚されるようなもの。③人種，民族，宗教などという集団的スティグマ。

▷7　▷4のpp. 14-15

このうち，①と②が病（と障害）に関わるが，ゴッフマンは，こうした属性を持っている人々が対面的な相互作用において行う情報操作や相互作用が与える彼らのアイデンティティへの影響を，種々の資料によりながら描いていく⁴⁸。

このように，前者の『スティグマの社会学』では，いわば日常生活世界における相互作用を扱っているのに対して，後者の『アサイラム』では，むしろこうした世界から隔絶した収容施設がテーマになっている。ゴッフマンは，この収容施設を「全制的施設（total institution）」と名づけ，次のように特徴づけている。

▷8　医療社会学におけるスティグマに関するゴッフマン以降の研究については [I-7] を参照。

> これらの施設の包括的ないしは全制的性格は外部との社会的交流に対する障壁，ならびに物理的施設設備自体，たとえば施錠された扉・高い塀・有刺鉄線・断崖・水・森・沼沢地のようなもの，に組み込まれている離脱への障碍物によって象徴されている。⁴⁹

▷9　▷5のp. 4

ゴッフマンによれば，「能力を欠き無害と感ぜられる人びとを世話するために設置されている」盲人や何らかの障害のある人のための収容所と，「自分の身の廻りの世話ができず，自己の意志とは関係なく社会に対して脅威を与えると感じられる人びとを世話するために設置された」結核療養所・精神病院・ハンセン病療養所が，欧米社会に見られる「全制的施設」の主要なタイプのうちの2つである。

こうした施設では，被収容者の生活のほぼすべてが同じ場所で，他の収容者

と一緒に送られ，それがあらかじめ決められたスケジュールと規則に従わされ，しかもそれらに従っているかどうかを常時，施設のスタッフによって監視・監督される。ゴッフマンは，こうした収容施設での相互作用の諸側面を種々の資料（そのひとつが先に記した聖エリザベス病院におけるフィールドワーク）によりながら克明に描いていく。特にこうした施設では，被収容者の「人格」，つまり一人前の大人というアイデンティティをシステマティックに破壊するような仕組みがあるという点が強調されている。

なお，『アサイラム』は『スティグマの社会学』と違い，学術雑誌に発表した論文をまとめて1冊の本としたものであり，それもあって「全制的施設」以外のトピックも扱われている。例えば，異常が疑われてから精神病院に収容されるに至るまでの過程における対面的相互作用や，「全制的施設」以外の文脈での医師-患者関係である。

ゴッフマンのこれらの著作は，病者・障害者に対する偏見・差別，障害者や精神病者の施設への隔離・収容が社会問題化していく中で，こうしたトピックを社会学の立場から最初に体系的に扱った研究として，医療社会学の古典ともいうべき地位を獲得している。しかし同時に，病者・障害者の「解放」という立場からは批判の対象ともなる。

というのは，まず，スティグマを貼られた病者や障害者をめぐる対面的相互作用や彼らを収容する施設のあり方自体を道徳的な不正や打倒すべき因習として告発する姿勢はゴッフマンにはまったくない。また，ゴッフマンには，近代社会がそれ以前の社会と比べてどのように異なっているのか，そうした差異の中には，それ以前と比べてかえって悪化している面があるのではないか，という問題意識も欠如している。さらに，対面的な相互作用より上のレベルの社会の仕組みの解明ということに対してはきわめて禁欲的であり，そのため，社会構造上のどのような条件が整えばスティグマや全制的施設の廃絶が可能となるのかというような問いには答えられない。

今日の医療社会学は，第一の批判点ではゴッフマンを引き継ぐべきであろう。しかし，第二，第三の点については，むしろ彼に欠けているところを補っていくべきであろう。ただし，第二の点に関しては，近代医学・医療を徹頭徹尾，異常やスティグマを生産し，人々を，施設においてだけでなく，日常生活世界においても監視・監督する装置としてのみ捉えようとする傾向には警戒すべきである。

（黒田浩一郎）

▷10 このテーマは，『アサイラム』の「精神障害者の精神的関歴」第1章「潜在的患者期」（元になった論文の公刊は1959年）で扱われているが，ゴッフマンは，これ以後もこのテーマを何度か論じている。『儀礼としての相互行為』の第5章「精神的徴候と公共秩序」（元になった論文の公刊は1964年）と，Goffman, E., 1971, "The insanity of place," in *Relations in Public*, Harper Torchbooks: pp. 335-390（元になった論文の公刊は1969年）である。ゴッフマンは，精神疾患の徴候とされるような行動は，対面的相互作用の規則の違反であるとして，それがどのような規則の違反なのかを追及しているが，繰り返し論じている割には，それに成功しているとはいいがたい。これにはゴッフマンの研究方法が関連していると思われる。というのは，ゴッフマンは，自ら当事者にインテンシブ・インタビューを行い，そこから得られた資料を分析するという研究法を一貫して避けているからである。しかし，日常生活世界における，素人による「精神疾患」のカテゴリー付与のプロセスは，この方法以外では，接近が難しい。

さくいん
（＊は人名）

あ

＊アームストロング，D. 51, 76, 155, 198, 200
アーユルヴェーダ 156
アイデンティティ 85-87, 162, 192, 200, 203
iPS細胞 111
赤ひげ 142
アサイラム 202
アシロマ会議 73
＊アトキンソン，P. 86
アドヒアランス 195
＊アブラハム，J. 164
アメリカ精神医学会 31, 96
アラメダ・セブン 80
＊アリエス，P. 38
アルコール 88
＊アルチュセール，L. 196
アルマ・アタ宣言 80, 129
安全性（セキュリテ）199
＊アントノフスキー，A. 113
ES細胞 110
EBM → 根拠に基づく医療 94, 125
医学
　──知識 52, 87, 200, 203
　──的観察 77
　──の科学的中立性 58
　コスモポリタン── 156
　ユナーニ── 156
　臨床── 76, 77-79, 201, 203
　老年── 203
医師 130
　──と看護師の関係 133
　──と連携する専門職 114, 116-118, 130
　──に対する信頼 143
　──への不信 143
医師-看護師ゲーム 133
医師-患者関係 11, 34, 84, 85
　──の三類型 35
意識変容物質 55
移植技術 70
移植ツーリズム 105
医制 149

一次予防 80
一望監視施設（パノプティコン）198, 201, 202
逸脱 31
　──の医療化 90
一般医による医療（GP）201, 203
一般施療院 150, 197
遺伝子
　──化 75
　──組み換え 72
　──検査 74
遺伝的オヤ 106
医は仁術 143
意味づけ 2, 141
移民 175
医薬品 46, 55, 131
　──の臨床試験の実施の基準 166
　一般用── 131
　医療用── 131
　未承認── 47
　無承認無許可── 47
医薬分業 131
医療 130
　──過誤裁判 143
　──過疎地域 142
　──技術 52, 54, 68
　──専門家の知識 87
　──的多元主義 156
　──不信の増大 143
　──への不満 143
　オーダーメイド── 74
　科学的根拠に基づく── 94
　患者中心の── 95
　緩和── 48
　近代── 2, 19, 56, 104, 148
　植民地── 151
　先端── 55, 69
　帝国── 151
　民間── 159
医療化 54
　社会の── 42
医療人類学 84

医療における社会学 51
医療についての社会学 51
院外処方 131
インターセックス 31
院内処方 131
院内薬局 131
インフォーマルケア 138
ウイルス学 54
＊ウィレンスキー，H. L. 169
＊ヴェーバー，M. 38, 118, 144, 181
＊ヴェザリウス，A. 148
well being 129
運動 78, 82, 83
　──不足 79
エアロビクス 45
エイズ 140, 174
HIV感染症 194
HMO（health maintenance organization）155
栄養学 46
栄養機能食品 47
＊エヴァルト，F. 170, 199
AIH 106
AID 106
AA（Alcoholic Anonymous）163
疫学 62
　社会── 25
　素人の── 86
　臨床── 94
SNP（一塩基多型）74
SDM（Shared Decision Making）モデル 36
エスニシティ 128
＊エスピン-アンデルセン，G. 169
＊エドワーズ，R. 106
NHS（国民保健サービス）48
NPO（Non-Profit Organization）161, 162
エピステーメー 198
＊エルツ，R. 38
エンドオブライフケア 48

さくいん

延命 40
オーバー・ザ・カウンター・ドラッグ 131
オーファン・ドラッグ 166
＊荻野吟 127
オタワ憲章 81

か

介護 50, 139
　　高齢夫婦間―― 141
　　老老―― 138
開発原病 173
カイロプラクティック 156
化学療法 54
過食症 32
学校教員 132
がん 50
　　末期―― 140
看護 132
　　――の「専門職化」 133
幹細胞 110
監視 76, 79
　　――医学 76-79
　　――医療 76-79, 151, 200, 201
　　医学的―― 78
患者 78
患者役割 12, 31
　　依存的―― 12
感情
　　――管理 134, 135, 137
　　――規則 134-137
　　――労働 133, 134, 136, 137, 141
感染症 98
肝臓 70
官僚制 181
緩和ケア 48
　　ホスピス―― 48, 49
キーフォーバー＝ハリス修正法 165
危険因子 → リスクファクター 62
危険性 201
技術 69
　　――による社会的存在の創出 70
規制科学 166
犠牲者非難 81, 82
　　――イデオロギー 113

規制の虜 164
軌跡 194
機能主義 193
虐待 141
求助行動 10
QL 50
QOL 50
QoL 50
＊キュブラー＝ロス, E. 48
教育革命 182
狂気 202
規律（ディシプリン） 196, 198
近代資本主義 38
近代社会 25
近代（西洋）医学 3, 19, 54, 56, 68, 85, 87
筋電義手 110
禁欲主義 38
＊クーズ, E. L. 84
＊クーン, T. 198
クオリティ・オブ・ライフ（Quality of Life） 50
　　健康・保健に関連する―― 50
薬 46
クライアント 140
＊クラインマン, A. 84, 157
＊クリスタキス, N. 41
clinical iceberg 問題 84
＊グレイザー, B. 192
＊クレペリン, E. 96
＊クロイツァー, R. C. 157
グローバリズム 172
グローバリゼーション 128, 171, 172
グローバル 151
　　――化 172
　　――・ガバナンス 175
クローン技術 106
＊黒田浩一郎 42, 44, 46
＊クロフォード, R. 42, 82
ケアラー 139
　　エキスパート・―― 141
ゲイ 175
　　――・ライツ・ムーブメント 97
経歴 24
ケインズ主義 168
月経前症候群 33

月経前不機嫌症 97
血友病 161, 163
健康 77, 78, 82
　　――維持・増進行動 44, 45
　　――教育 80
　　――行動 85
　　――雑誌 42, 43
　　――産業 43
　　――至上主義 42, 45, 46
　　――習慣 80
　　――主義 42
　　――状態の自己評価 31
　　――増進 76, 78, 80-83
　　――第一主義 42
　　――追求への批判的まなざし 45
　　――都市 81
　　――日本21 81
　　――の義務 82
　　――の不平等 81, 82
　　――不安 46
　　――ブーム 45
　　――への関心 45, 46
健康食品 43, 46
　　――市場 46
健康保険 13, 176
　　国民―― 32
検査 131
健診 102
言説（ディスクール） 196
権力 30
　　司牧（パストラール）―― 199
　　生―― 196, 199
＊小泉純一郎 170
合意モデル 34
工学 68
合議制アソシエーション 181
高血圧 69
考古学（アルケオロジー） 196
高脂血症 63, 69
高脂肪食 79
公衆衛生 55, 79-82, 151
　　――看護師（保健師） 132
交渉された秩序 154
抗生剤 54
抗生物質 54, 98
　　――の神話 98
構造主義 196

構造的過程 195
公的医療保険 32
公的扶助 176
更年期 158
　——障害 33
＊ゴウブ, W. I. 24
効用尺度 51
高齢者 141
＊ゴーラー, G. 38
国家 2, 146, 147, 188, 189, 191
　近代—— 144, 145
＊コッカーハム, W. C. 152
国境なき医師団 174
＊ゴッフマン, E. 25, 27, 135, 154, 184, 204
＊コッホ, R. 61, 149
コッホの条件 61
個別接種 101
コミュニティケア 138
コメディカル 131
コレラ 173
根拠（エビデンス）94
根拠に基づく医療 → EBM 94
＊コンラッド, P. 29, 64, 66, 67, 86, 90

さ
細菌学 54
細菌感染症 54
再生 110
　——医工学 111
作業療法士 131
＊サケット, D. L. 94
＊サッチマン, E. 10
＊サッチャー, M. 170
＊サドナウ, D. 38
サプリメント 47
サリドマイド事件 164
サルバルサン 98
サルファ剤 98
サロゲートマザー 106
産婆 126
残余ルール 23
　——違反 23
死 38
　——の受容 41
　——のタブー視 38
　——への軌跡 194
　在宅—— 38

自然—— 49
病院—— 38
よき—— 49
GHQ 127
GAD（Gender and development）129
シェフ-ゴウブ論争 24
＊シェフ, T. J. 23
ジェンダー 30, 126
　——規範 139
　——と開発（GAD）イニシアティブ 129
　——平等 127
　——分業 168
　トランス—— 31
＊ジェンナー, E. 92, 100
歯科医師 130
シカゴ学派 192, 204
子宮 70
試験管ベビー 106
自己エスノグラフィー 41
自己責任 83, 87
自己陶冶 83
自然 82, 83
疾患 51
　——普遍概念 58
　急性—— 85
　虚血性心—— 62
　身体—— 24
　病態型—— 63
　慢性—— 79, 82, 83, 85, 201
　リスク型—— 63
質的研究法 192
質で調整した生存年数 51
疾病 84, 203
　——管理 85
　——予防 76, 80, 201
シティズンシップ（市民権）168
死にゆくこと 38
死別 140
　——悲嘆 38
社会医学的調査 77, 78
社会運動 160–163
社会化 30, 124
社会階層 139
社会構造 192
社会秩序 91
社会調査 202, 203

社会的オヤ 106
社会的カテゴリー 30, 52
社会的構築主義 54
社会的再適応評定尺度 112
社会的相互作用 192
社会的反作用パースペクティブ 22
社会的リアリティ（臨床的リアリティ）157
社会的類別カテゴリー 30
社会的連帯性 170
社会統制 30, 49
社会福祉 168
社会保険 176
社会保障制度 168
社会モデル 57
主意主義的行為理論 180
修正主義的 25
集団検診 78
集団接種 101
終末期 39
　——医療 48
　——告知 39
収容施設 206
収斂理論 169
出生前診断 108
種痘 100
＊シュナイダー, J. W. 29, 64, 66, 67, 90
首尾一貫感覚 113
受療行動 10, 12, 13
障害
　——学 71
　——児 107, 141
　——者運動 71
小児科学 203
ジョギング 45
職業 114, 184, 186, 187
食事 78, 82
食品
　機能性—— 47
　自然—— 46
　特定保健用—— 47
　有機—— 46
食品医薬品局 165
助産師 132
女性学 71
女性の健康運動 33
女性の准（半）専門職 132

さくいん

処方箋 *131*
処方薬 *130, 131*
自律 *132*
素人
　——間の照会システム *11, 84*
　——専門家 *87*
　——による「精神疾患」のカテゴリー付与 *207*
　——の信念体系 *85*
　——の知識 *55, 84, 86, 87*
　——の理論 *85*
新遺伝学 *72*
人格 *205*
　——崇拝 *205*
神経症 *202*
神経性食欲不振症 *32*
人口 *151*
新公衆衛生 *81, 83*
　——運動 *80*
人工授精 *70, 106*
人工妊娠中絶 *106, 109*
　選択的—— *108*
人種 *30, 52*
心身二元論 *149*
心臓 *70*
人体実験 *92, 150*
　——論 *178*
信託責任 *181*
新ディスペンサリー *201, 202*
心的外傷後ストレス障害（PTSD） *97*
信念体系 *85, 86*
親密圏 *163*
新優生学 *109*
診療ガイドライン *94*
診療所 *152*
診療放射線技師 *131*
推定同意 *105*
＊スカル, A. *197*
＊スコット, W. R. *155*
＊スザッス, T. S. *35*
＊スタイン, L. I. *133*
スティグマ *25, 86, 206*
＊ステプトー, P. *106*
ステレオタイプ *23*
＊ストラウス, A. *14, 16, 17, 154, 184, 192*
ストレス *78, 83, 112, 139, 203*
　——学説 *55*
ストレッサー *112*
ストレプトマイシン *98*
スピリチュアリティ *49*
性 *52*
聖エリザベス病院 *204, 207*
生活習慣 *80*
聖クリストファー・ホスピス *48*
精子 *70*
生／死の境界 *69, 70*
脆弱性 *113*
正常 *77*
　——性 *76, 77, 203*
生殖 *69, 70*
　——革命 *106*
生殖技術 *106*
　新—— *106*
生殖補助医療・技術 *106*
精神安定剤の処方 *32*
精神医学 *22, 197, 203*
　——の正史 *22*
　反—— *22*
　力動—— *96*
精神医療 *25*
精神科医 *22, 25*
精神疾患 *23, 24, 50, 96*
　——の原因 *25*
　——のラベリング理論 *23*
精神病院 *22, 206*
「成人病」予防 *46*
精神分析学 *96*
精神療法 *96*
　——士 *130*
生前同意 *105*
生物医学 *54, 56, 60, 76, 84*
　——（的）モデル *57, 78, 84*
生物学 *69*
　——的海賊行為（バイオパイラシー） *173*
生命倫理 *178*
　——学 *71*
製薬企業 *164*
西洋医学 *149*
　——に対する不信 *46*
セーフティネット *169*
世界貿易機関（WTO） *174*
セックス *30*
摂食障害 *32*

説明モデル *84, 85, 157*
＊セリエ, H. *112*
セルフケア *10, 11, 83, 87*
セルフヘルプグループ（SHG） *21, 65, 141, 163*
全人的アプローチ *48, 49*
全制的施設 *154, 206*
先端性 *69, 70*
全米研究法 *92*
専門家 *86, 87*
　——の知識 *84, 86, 87*
専門看護師資格 *132*
専門職 *116, 119, 122, 150, 188-191*
　——化 *149*
　——支配 *115, 116, 118-120*
　——セクター *157*
　——の自己規制 *122, 124, 188-190*
　——複合体 *182*
　——倫理 *182*
専門性 *87*
葬儀 *38*
臓器 *70*
　——移植 *69, 70*
　——の移植に関する法律 *104*
　ハイブリッド—— *110*
早期発見／早期治療 *80*
相互交渉モデル *34*
相互作用 *13, 204*
　——儀礼 *135*
　対面的—— *205*
贈与論 *104*
総力戦体制 *169*
ソーシャルワーカー *132*
組織工学 *110*
＊ゾラ, I. K. *11, 42*
＊ソンダース, C. *48*

た

ターミナルケア *48*
体外受精 *70, 106*
　——児 *106*
大監禁 *197*
胎児 *70*
　——診断 *108*
大衆薬 *131*
タイプ A *31*
　——行動パターン *113*

――性格　113
　ダウン症　108
　他界観　38
＊高橋瑞子　127
　多元的医療システム　156
　脱施設化　25, 96
　　　――運動　22
　タバコ　88
　談話療法　96
　血　54
　畜産学　69
　治験審査委員会　166
　知識社会学　198
＊チャーマーズ, K.　85
＊チャールズ, C.　35
　中医学　156
　超音波検査　108
　調査技術　202
　治療
　　　――技術　131
　　　――のニーズ　111
　　不妊――　106
　DSM (Diagnostic and
　　　Statistical Mannual of
　　　Mental Disorders)　31, 96
＊デイヴィソン, C.　86
　帝国主義　173
＊ティトマス, R.　169
＊ティマーマンス, S.　49
　データ対話型理論（グラウンデ
　　ッド・セオリー）　192
＊デカルト, R.　149
　デザイナーベビー　109
＊デュルケーム, E.　38, 114, 115
　伝記の断絶　18, 20
　伝統医療　156
　伝統的出産介助人　129
　天然痘　100
＊トゥイッグ, J.　140
　倒錯的レイピズム　97
　同性愛　31, 97
　統治性　199
　道徳事業　190, 191
　毒物　88
　図書館司書　132
　ドナー　104, 105
　ドラッグ　88-91
　ドラッグストア　131
＊ド・ラ・メトリ, J. O.　149

な

　トランスナショナル企業　172
　TRIPS協定　174

　内省的なエスノグラフィー　41
＊ナイチンゲール, F.　126
　ナイロビ将来戦略　129
＊中曽根康弘　170
　ニーズ　139
　二重権限　153
　二重らせん　72
　二次予防　80
　日米EU医薬品規制調和国際会
　　議　167
　ニューエイジ　158
　ニュルンベルク綱領　178
　人間機械論　149
　人間ドック　55, 102
　認識文脈　194
　ヌアー族　106
　ネオリベラリズム（新自由主
　　義）　164, 170
＊ネグリ, A.　199
　年齢階梯　52
　農学　69
　脳死　70, 104, 105, 158

は

＊ハーヴェイ, W.　148
＊バージェス, E.　192
＊パーソンズ, E.　86
＊パーソンズ, T.　4, 6-10, 13, 34,
　　121, 123, 180, 193
　ハーム・リダクション　91
　バイオテクノロジー企業　73
　バイオハザード　72
　バイオメディカル・アプローチ
　　56
　バイオメディスン　56
　排卵誘発剤　106
＊パストゥール, L.　100
　パターン変数　180
　発病予防/健康増進　80
＊バトラー, J.　198
＊ハラウェイ, D.　199
　パラダイム　56, 198
　パラメディカル　131
　パリ学派（臨床医学派）　148
＊バルト, R.　196
＊バローズ, R.　201
　パンデミック　173

＊バントン, R.　201
＊ピアソン, C.　170
　被験者　68
＊ビシャ, X.　148, 197
　ヒステリー　32
　ヒト・クローン胚作製　111
　ヒトゲノム　73
＊ビュアリー, M.　16-18, 85
＊ヒューズ, E.　114, 115, 125,
　　184-187, 204
　病院　131, 132, 152
　病因論　60
　　確率論的――　54, 60, 70, 80,
　　　151
　　特定――　54, 58, 60, 80, 149
　病気　51, 77, 78
　　――行動　10, 12, 13, 84
　被用者保険　32
　病人役割　10, 13, 180
　病名　39
　　――告知　40
　病理　77
　　――性　52
　広場恐怖症　32
　フィールド調査　193
＊フーコー, M.　25, 76, 145, 150,
　　196, 201
　フェミニズム　32, 33, 71, 107,
　　168, 198
　フォーディズム　171
　　ポスト――　171
　フォーマルケア　138
＊フォックス, R.　179
　不確実性　123
　福祉国家　168
　　残余的――　169
　　制度的――　169
＊プライア, L.　87
　プライマリヘルスケア　129
＊ブラウン, T.　82
＊ブラックウェル, E.　126
＊フランク, A.　19, 20
＊フリードソン, E.　11, 34, 84,
　　116, 118, 119, 121-123, 184,
　　188
＊フリードマン, M.　113
　ブリティッシュ・システム　91
＊ブルーマー, H.　192
　フレクスナー報告　149

＊ブレスロー，L. *80*
＊フレミング，A. *98*
＊フロー，H. W. *98*
文化モデル *57*
分業 *114, 115, 184, 185, 187, 189*
平均寿命 *54*
＊ペイロー，M. *86*
ベヴァリッジ主義 *168*
＊ベッカー，H. *88, 89*
ベトナム帰還兵 *97*
ペニシリン *98*
ベビーM事件 *106*
＊ベル，M. *82*
ヘルシーピープル *80, 81*
healthism *42*
ヘルスセンター（保健所） *202*
＊ベルナール，C. *149*
＊ヘルマン，C. *112*
＊ベンサム，J. *198*
＊ホーウィッツ，A. K. *96, 97*
＊ホームズ，T. *112*
補完代替医療 *158*
保健協力員（推進員） *141*
ポスト構造主義 *197*
ポストコロニアルスタディーズ *172*
ホストマザー *106*
ホスピス *48, 50*
　　──運動 *48, 49*
　　──ケア *48, 49*
母体血清マーカー検査 *108*
母体保護法 *109*
＊ホックシールド，A. *134, 135, 137*
＊ホッパー，S. *86*
＊ホブズボウム，E. *158*
ホメオパシー *156*
＊ホランダー，M. H. *35*
ボランティア *141*
ポリス *197*
＊ポンペ，J. *149*

ま
＊マーシャル，T. H. *168*
マクドナルド化 *71*
マゾヒスティック・パーソナリティ障害 *31, 97*
マネージド・ケア *171*
魔法の弾丸 *98*
＊ミード，G. H. *192*
未熟児 *70*
未生／生の境界 *69, 70*
看取り *41*
民間セクター *157*
民生委員 *141*
民俗セクター *157*
＊メカニック，D. *84*
メタドン置換療法 *90*
メディカルツーリズム *173*
メディケア *105, 155*
メディケイド *105, 155*
免疫
　　──学 *54*
　　──能 *100*
　　──抑制剤 *104*
　個人── *100*
　集団── *100*
モニタリング *77*

や
薬害 *161, 166*
　　── HIV *161, 162*
　　── C型肝炎 *161*
薬学 *68*
　臨床── *132*
薬剤師 *131*
薬局 *131*
病 *2, 76-78, 84*
　　──の語り *18, 20, 21, 85*
　　──の軌跡 *15, 16, 194*
　　──の経験 *85*
＊山中伸弥 *111*
＊ヤング，A. *112*
優生思想 *107, 109*
優生保護法 *109*
輸血 *54*
羊水検査 *108*
ヨガ *45*
予期悲嘆 *140*
予後 *39*
＊吉岡弥生 *127*
予防 *80, 81*
予防接種 *54, 100*

四機能図式 *180*

ら
ライフスタイル *79, 81*
＊ラエンネック，R. T. H. *148*
＊ラカン，J. *196*
＊ラザースフェルト，P. *194*
＊ラプトン，D. *80*
ラベリング *23*
ラロンド報告書 *80*
卵子 *70*
ランダム化比較試験 *93*
理学療法士 *131*
リスク *78, 79, 81, 86, 87, 91, 108, 170, 199*
　　──社会 *71*
　　──の医学 *151*
　　──ファクター *62, 76, 79 -83, 86, 201, 202*
リハビリテーション *12, 50, 131*
リューマチ *50*
良心的支持者 *162, 163*
量的研究 *193*
臨床検査技師 *131*
臨床工学技士 *131*
臨床試験 *68*
臨床治験 *39*
倫理委員会 *183*
＊レイ，R. *112*
＊レヴィ＝ストロース，C. *196*
レヴィレート婚 *106*
＊レーガン，R. *170*
レオタード *45*
レジーム *169*
レシピエント *104, 105*
＊レスリー，C. *156*
レッグウォーマー *45*
労働 *194*
＊ローゼンマン，R. *113*
＊ロック，M. *156*

わ
＊ワーノック，M. *111*
wise woman *126*
＊ワクスマン，S. *98*
ワクチン *100*

執筆者紹介 （氏名／よみがな／生年／現職／業績／執筆担当／医療社会学を学ぶ読者へのメッセージ）　＊は編著者

金子雅彦（かねこ・まさひこ／1963年生まれ）
防衛医科大学校医学教育部准教授
『戦後日本のなかの「戦争」』（共著，世界思想社，2004年）
『社会的コントロールの現在』（共著，世界思想社，2005年）
Ⅳ-3　コラム16
医療を社会システムの一つとしてとらえると，興味深い側面が見えてきます。

工藤直志（くどう・ただし／1976年生まれ）
旭川医科大学医学部講師
『先端医療の社会学』（共著，世界思想社，2010年）
コラム10
この本がきっかけになって，医療社会学に関心を持つ人が少しでも増えれば，と思っています。

＊黒田浩一郎（くろだ・こういちろう／1957年生まれ）
龍谷大学社会学部教授
『〔新版〕現代医療の社会学』（共編著，世界思想社，2015年）
「医療化，製薬化，生物医学化」『保健医療社会学論集』第25巻1号，2014年
Ⅰ-6　Ⅰ-8　Ⅰ-11　Ⅱ-1　Ⅱ-5　Ⅲ-5　Ⅴ-7　コラム1
コラム3　コラム6　コラム15
本書が，保健医療に携わる人々が医療社会学の視点や知見を取り入れることにつながるのを願っています。

佐々木洋子（ささき・ようこ／1979年生まれ）
和歌山県立医科大学教育研究開発センター講師
『医療化のポリティクス――近代医療の地平を問う』（共著，学文社，2006年）
『〔新版〕現代医療の社会学』（共著，世界思想社，2015年）
Ⅰ-2　Ⅰ-3　Ⅰ-4　Ⅰ-7　Ⅱ-4
皆さん一緒に医療社会学を学んでいきましょう。

佐藤哲彦（さとう・あきひこ／1966年生まれ）
関西学院大学社会学部教授
『覚醒剤の社会史――ドラッグ・ディスコース・統治技術』（単著，東信堂，2006年）
『ドラッグの社会学――向精神物質をめぐる作法と社会秩序』（単著，世界思想社，2008年）
Ⅱ-10
イメージや常識にとらわれず，ゆっくり考えていくことが大事だと思います。

佐藤純一（さとう・じゅんいち／1948年生まれ）
龍谷大学客員教授
『健康論の誘惑』（共著，文化書房博文社，2000年）
『文化現象としての癒し』（編著，メディカ出版，2000年）
Ⅱ-2　Ⅱ-3　コラム5　コラム7　コラム8　コラム9
既存の医学知識のディーバンクと相対化――医療社会学の醍醐味を楽しんで下さい。

田代志門（たしろ・しもん／1976年生まれ）
東北大学大学院文学研究科准教授
『研究倫理とは何か――臨床医学研究と生命倫理』（単著，勁草書房，2011年）
『死にゆく過程を生きる――終末期がん患者の経験の社会学』（単著，世界思想社，2016年）
Ⅳ-6　Ⅴ-1　コラム4　コラム17
医療の世界は日々変化しています。今ある枠組みにとらわれることなく，自由に社会学しましょう。

田間泰子（たま・やすこ／1956年生まれ）
大阪公立大学名誉教授
『問いからはじめる家族社会学　改訂版』（共著，有斐閣，2022年）
『助産学講座4　基礎助産学4』（共著，医学書院，2022年）
Ⅲ-4
現代の様々な国における専門職のあり方を見ると，専門職はジェンダーにとらわれずにあってほしいと思います。

＊中川輝彦（なかがわ・てるひこ／1972年生まれ）
熊本大学大学院人文社会科学研究部教授
『病と健康をめぐるせめぎあい――コンテステーションの医療社会学』（共編著，ミネルヴァ書房，2022年）
『〔新版〕現代医療の社会学』（共編著，世界思想社，2015年）
Ⅰ-1　Ⅰ-5　Ⅲ-1　Ⅲ-2　Ⅲ-3　Ⅲ-6　Ⅳ-1　Ⅴ-2　Ⅴ-3
本書を通じて，医療に関する知識だけではなく，社会学的な視点も学んでいただければ，と思います。

福島智子（ふくしま・ともこ／1972年生まれ）
松本大学大学院健康科学研究科教授
「私は部外者それとも『準家族』？――ケア労働者が担うイタリアでの在宅看取り」『ソシオロジ』第64巻1号，2019年
「イタリアにおける在宅死――自宅での介護を可能とする条件に着目して」『保健医療社会学論集』第30巻1号，2019年
Ⅱ-7　Ⅱ-8　Ⅱ-9　Ⅴ-6　コラム2
あなたにとって"健康"とはなんですか？

本郷正武（ほんごう・まさたけ／1973年生まれ）
桃山学院大学社会学部准教授
『HIV/AIDSをめぐる集合行為の社会学』（単著，ミネルヴァ書房，2007年）
「『良心的支持者』としての社会運動参加――薬害HIV感染被害者が非当事者として振る舞う利点とその問題状況』『社会学評論』第62巻1号，2011年
Ⅳ-5
医療現場でみなさんがもった「違和感」を解き明かす導きの糸に本書がなることを願っています。

執筆者紹介 (氏名／よみがな／生年／現職／業績／執筆担当／医療社会学を学ぶ読者へのメッセージ)　　＊は編著者

美馬達哉（みま・たつや／1966年生まれ）
立命館大学先端総合学術研究科教授
『リスク化される身体――現代医学と統治のテクノロジー』（単著，青土社，2012年）
『感染症社会――アフターコロナの生政治』（単著，人文書院，2020年）
Ⅳ-2　Ⅳ-4　Ⅳ-7　Ⅳ-8　Ⅴ-5　コラム11　コラム12　コラム14
社会学にとらわれず，人類学や文芸批評や哲学あるいは脳科学も利用して，医学と医療を考えていきます。

村岡　潔（むらおか・きよし／1949年生まれ）
岡山商科大学客員教授，西本願あそか花屋町クリニック院長
『文化現象としての癒し』（共著，メディカ出版，2000年）
『生命と科学技術の倫理学――デジタル時代の身体・脳・心・社会』（共著，丸善出版，2016年）
Ⅱ-6　コラム13
《メディカル・ファッション》（医療における流行現象）は，私の医療社会学の題材の尽きせぬ泉です。

山崎浩司（やまざき・ひろし／1970年生まれ）
静岡社会健康医学大学院大学教授
『医療・介護のための死生学入門』（共著，東京大学出版会，2017年）
『死生学のフィールド』（編著，放送大学教育振興会，2018年）
Ⅰ-10　Ⅲ-7　Ⅴ-4
医療社会学は，現代の生老病死の現象解明に鋭い切れ味を発揮します。現前する新たな世界を堪能してください。

横山葉子（よこやま・ようこ／1977年生まれ）
慶應義塾大学政策・メディア研究科特任講師
「アトピーの子を持つ母親が補完・代替医療を選ぶまで――補完・代替医療選択に関わる母親の認識」『奈良女子大学社会学論集』第12号，2005年
「Shared Decision Making 成立の促進要因――小児アトピー性皮膚炎患児の親の事例から」『保健医療社会学論集』第19巻1号，2008年
Ⅰ-9
医療社会学の視点から医療をみることの大切さ，おもしろさを感じていただけましたら幸いです。

	やわらかアカデミズム・〈わかる〉シリーズ
	よくわかる医療社会学

2010年10月20日	初版第1刷発行	〈検印省略〉
2024年1月20日	初版第11刷発行	
		定価はカバーに表示しています

編著者	中　川　輝　彦
	黒　田　浩一郎
発行者	杉　田　啓　三
印刷者	江　戸　孝　典

発行所　株式会社　ミネルヴァ書房
607-8494 京都市山科区日ノ岡堤谷町1
電話代表 (075) 581-5191
振替口座 01020-0-8076

©中川・黒田, 2010　　　共同印刷工業・新生製本

ISBN978-4-623-05821-1

Printed in Japan

やわらかアカデミズム・〈わかる〉シリーズ

よくわかる社会学	宇都宮京子編	本体	2400円
よくわかるメディア・スタディーズ	伊藤　守編	本体	2500円
よくわかる環境社会学	鳥越皓之・帯谷博明編	本体	2400円
よくわかる宗教社会学	櫻井義秀・三木　英編	本体	2400円
よくわかる国際社会学	樽本英樹著	本体	2800円
よくわかる現代家族	神原文子・杉井潤子・竹田美知編著	本体	2500円
よくわかる社会心理学	山田一成・北村英哉・結城雅樹編著	本体	2500円
よくわかる文化人類学	綾部恒雄・桑山敬己編	本体	2400円
よくわかるNPO・ボランティア	川口清史・田尾雅夫・新川達郎編	本体	2500円
よくわかる統計学 Ⅰ 基礎編	金子治平・上藤一郎編	本体	2400円
よくわかる統計学 Ⅱ 経済統計編	御園謙吉・良永康平編	本体	2800円
よくわかる憲法	工藤達朗編	本体	2500円
よくわかる刑法	井田良ほか著	本体	2500円
よくわかる会社法	永井和之編	本体	2500円
よくわかる法哲学・法思想	深田三徳・濱真一郎編	本体	2600円
よくわかる国際法	大森正仁編	本体	2800円
よくわかる労働法	小畑史子著	本体	2500円
よくわかる社会保障	坂口正之・岡田忠克編	本体	2500円
よくわかる公的扶助	杉村　宏・岡部　卓・布川日佐史編	本体	2200円
よくわかる現代経営	「よくわかる現代経営」編集委員会編	本体	2400円
よくわかる企業論	佐久間信夫編	本体	2600円
よくわかる学びの技法	田中共子編	本体	2200円
よくわかる卒論の書き方	白井利明・高橋一郎著編	本体	2500円

ミネルヴァ書房

https://www.minervashobo.co.jp/